儿科常见疾病诊治与护理技能

主编◎赵春兰　王丽丽　罗健林
　　　滕慧慧　朱文灵　张伟强

黑龙江科学技术出版社
HEILONGJIANG SCIENCE AND TECHNOLOGY PRESS

图书在版编目(CIP)数据

儿科常见疾病诊治与护理技能 / 赵春兰等主编. -- 哈尔滨:黑龙江科学技术出版社,2023.10(2024.3 重印)
ISBN 978-7-5719-2160-6

Ⅰ.①儿… Ⅱ.①赵… Ⅲ.①小儿疾病-常见病-诊疗②小儿疾病-常见病-护理 Ⅳ.①R72②R473.72

中国国家版本馆CIP数据核字(2023)第197121号

儿科常见疾病诊治与护理技能
ERKE CHANGJIAN JIBING ZHENZHI YU HULI JINENG

作　　者	赵春兰　王丽丽　罗健林　滕慧慧　朱文灵　张伟强	
责任编辑	蔡红伟	
封面设计	张顺霞	
出　　版	黑龙江科学技术出版社	
	地址:哈尔滨市南岗区公安街70-2号　邮编:150007	
	电话:(0451)53642106　传真:(0451)53642143	
	网址:www.lkcbs.cn	
发　　行	全国新华书店	
印　　刷	三河市金兆印刷装订有限公司	
开　　本	787mm×1092mm　1/16	
印　　张	20.25	
字　　数	474千字	
版　　次	2023年10月第1版	
印　　次	2024年3月第2次印刷	
书　　号	ISBN 978-7-5719-2160-6	
定　　价	68.00元	

《儿科常见疾病诊治与护理技能》
编委会

主　编

赵春兰	临沂市人民医院
王丽丽	诸城龙城中医医院
罗健林	梅州市东山医院
滕慧慧	昌乐齐城中医院
朱文灵	烟台市芝罘区妇幼保健院
张伟强	武警烟台特勤疗养中心

副主编

李　薇	天津市武清区人民医院
宋源源	江苏省徐州市肿瘤医院
常春利	交城县医疗集团人民医院
王亚楠	首都医科大学附属北京儿童医院
宋立梅	临沂市中医医院
杨亚松	济南市妇幼保健院
钟艳青	潍坊市人民医院
翟允鹏	济南市儿童医院
许晓辰	济南市儿童医院
张　伟	莱西市孙受卫生院
王雪蕾	青岛大学附属医院
魏彦华	青岛大学附属医院
胡亚龙	青岛大学附属医院

前　言

随着科学技术的迅速发展,医学儿科学的基础和临床都取得了长足的进步,无论是病因学、发病机制及诊断,还是治疗与护理等方面都得到了前所未有的深入研究和广泛实践。随着医学模式的转变,传统医学观念的更新,儿科学的许多诊治技术和原则也发生了很大的变化,为此编撰一本融汇儿科学新进展、新信息和新观念的参考书,势在必行。为适应现代临床儿科的需要,我们编撰了这本《儿科常见疾病诊治与护理技能》。

本书详细阐述了儿科常见疾病的诊治与护理两个大方面的内容,在诊治和护理上给出了很多新观念和新方法,儿科常见的疾病主要是围绕新生儿、小儿呼吸系统、小儿消化系统、小儿循环系统、小儿神经系统、小儿血液系统等疾病分别详细介绍目前临床最新的诊疗技术与护理操作技能,在儿童发育的关键期发生的所有相关的疾病均是目前儿童生长发育期间的关键问题,部分疾病将有所涉猎。儿科临床诊治先从疾病的发生、诊断及治疗措施开始讲述,儿科临床护理则先从儿科常见护理问题、操作、方法或注意事项进行介绍,然后还包括了最常用的护理措施。本书结构框架完整,内容涵盖全面,实用性强,适合基层临床儿科人员和进修人员参考阅读。

本书在编撰过程中参阅了大量国内外权威专著及近年来的相关文献资料,内容较为全面,科学实用,条理清晰,层次分明,也同样能够满足儿科学教学和科研工作的需要。同时向所引文献作者表示衷心感谢。

由于编者水平所限,书中不妥之处在所难免,欢迎广大读者批评指正。

编　者

目　　录

第一章　新生儿疾病

第一节　新生儿窒息

新生儿窒息是指新生儿出生后无自主呼吸或呼吸抑制而导致低氧血症、高碳酸血症和代谢性酸中毒,是引起新生儿死亡和儿童伤残的重要原因之一。

一、病因及发病机制

(一)病因

凡是影响胎盘或肺气体交换的任何因素均可引起窒息。主要与胎儿在宫内所处的环境及分娩过程等密切相关。

1.孕母的因素

孕母有慢性或全身性疾病,如心、肺功能不全,糖尿病,高血压,严重贫血等;妊娠并发症如妊娠高血压综合征等;孕妇吸烟或被动吸烟、吸毒、年龄<16岁或≥35岁及多胎妊娠等。

2.胎盘因素

前置胎盘、胎盘早剥或胎盘老化等。

3.脐带因素

脐带脱垂、绕颈、打结或过短等。

4.胎儿因素

早产儿、巨大儿;先天性畸形:如食管闭锁、肺膨胀不全、先天性心脏病等;羊水、黏液或胎粪吸入阻塞呼吸道;宫内感染等。

5.分娩因素

宫缩乏力、头盆不称、胎位不正等,使用高位产钳、胎头吸引、臀助产术等,产程中麻醉药、镇痛药或催产素使用不当等。

(二)发病机制

1.呼吸改变

胎儿或新生儿缺氧初期,呼吸代偿性加深加快,如缺氧未及时纠正,随即转为呼吸停止、心率减慢,称原发性呼吸暂停。此时患儿肌张力存在,血压稍升高,循环尚好,但有发绀。此阶段若病因解除,经清理呼吸道和物理刺激即可恢复自主呼吸。若缺氧持续存在,则出现喘息样呼吸,继而出现呼吸停止,称继发性呼吸暂停。此时肌张力消失,心率和血压持续下降,此阶段如无外界正压呼吸帮助,则无法恢复自主呼吸而死亡。

2.各器官缺血缺氧改变

缺氧和酸中毒可引起机体内血液重新分布,肺、肠、肾、肌肉和皮肤等非生命器官血管收缩,血流量减少,以保证生命器官如脑、心和肾上腺等的血流量。如缺氧持续存在,无氧代谢使代谢性酸中毒进一步加重,体内储存糖原耗尽,脑、心肌和肾上腺的血流量也减少,导致心肌功能受损,心率和动脉血压下降,生命器官供血减少,脑损伤发生。非生命器官血流量则进一步减少而导致各脏器受损。

二、临床表现

(一)胎儿缺氧(宫内窒息)

早期有胎动增加,胎心率≥160/min;晚期则胎动减少,甚至消失,胎心率<100/min;羊水被胎粪污染呈浅绿色、黄绿色甚至棕黄色。

(二)新生儿窒息诊断和分度

Apgar评分是一种简易的临床评价新生儿有无窒息及其程度的方法,由麻醉科医生Apgar博士首先提出而命名。内容包括皮肤颜色、心率、对刺激的反应、肌张力和呼吸5项指标;每项0~2分,共10分,8~10分为正常,4~7分为轻度窒息,0~3分为重度窒息。分别于生后1min、5min和10min进行,如新生儿需复苏,15min、20min仍需评分。

2013年中国医生协会新生儿科医生分会,制订了新生儿窒息诊断标准:①产前具有可能导致窒息的高危因素。②1min或5min Apgar评分≤7分,仍未建立有效自主呼吸。③脐动脉血pH<7.15。④排除其他引起地Apgar评分的病因。以上第②~④项为必要条件,第①项为参考指标,即存在第②~④项情况即可诊断本病。

(三)多器官受损表现

窒息可造成多器官受损,不同组织细胞对缺氧的易感性不同,其中脑细胞最敏感,其次为心肌、肝和肾上腺;而纤维、上皮及骨骼肌细胞耐受性较高。

1.中枢神经系统

缺氧缺血性脑病和颅内出血。

2.呼吸系统

羊水或胎粪吸入综合征、急性呼吸窘迫综合征及肺出血等。

3.心血管系统

持续性肺动脉高压和缺氧缺血性心肌损害,表现为心律失常、心力衰竭、心源性休克等。

4.泌尿系统

肾衰竭和肾静脉血栓形成等。

5.代谢方面

低血糖或高血糖、低钙及低钠血症等。

6.消化系统

应激性溃疡、坏死性小肠结肠炎及黄疸加重或时间延长等。

三、实验室检查

对宫内窒息的胎儿,可通过羊膜镜了解羊水胎粪污染程度或胎头露出宫口时取头皮血做血气分析,评估宫内窒息程度;出生后应检测动脉血气分析、血糖、电解质、血尿素氮和肌酐等各项生化指标。

四、治疗

出生后应立即进行复苏及评估,而不能延迟至1min Apgar评分后再进行。

(一)ABCDE 复苏方案

采用目前国际公认的 ABCDE 复苏方案。A 清理呼吸道、B 建立呼吸、C 维持正常循环、D 药物治疗、E 评估。前 3 项最重要,其中 A 是根本,B 是关键,评估始终贯穿于整个复苏过程中。

(二)复苏程序

1.最初复苏步骤(要求在生后 30s 内完成)

(1)保暖:婴儿娩出后立即置于预热的开放式抢救台上。

(2)减少散热:用温热干毛巾揩干头部及全身。

(3)摆好体位:肩部以布卷垫高 2~3cm,使颈部轻微伸仰。

(4)清理呼吸道:立即吸净口、咽和鼻腔的黏液,吸引时间不应超过 10s。

(5)触觉刺激:经上述处理后婴儿仍无呼吸,可拍打足底 1~2 次或摩擦背部皮肤刺激呼吸。

2.建立呼吸

(1)触觉刺激后如出现正常呼吸,心率>100/min,皮肤红润或仅手足发绀可予以观察。

(2)如无规律呼吸或心率<100/min,应立即用复苏气囊进行面罩正压通气。30s 后重新评估,处理同前,如无规律性呼吸或心率<100/min,需进行气管插管正压通气。

3.维持正常循环

如气管插管正压通气 30s 后,心率<60/min,应同时进行胸外心脏按压。用双拇指或中食指按压胸骨中下 1/3 交界处或双乳头与前正中线交界处,频率为 100~120 次/min,按压深度儿童(1 岁至青春期)至少为胸部前后径的 1/3,大约 5cm,婴儿(不足 1 岁,新生儿除外)为至少为胸部前后径的 1/3,大约 4cm。

4.药物治疗

(1)肾上腺素:经胸外心脏按压 30s 后,心率仍<60/min,应立即给予 1∶10000 肾上腺素 0.1~0.3mL/kg,静脉注射或气管滴入,5min 后可重复 1 次。

(2)扩容剂:应用肾上腺素 30s 后,如心率<100/min,并有血容量不足表现时,给予生理盐水扩容,剂量为每次 10mL/kg,于 10min 以上缓慢静脉滴注。

(3)碳酸氢钠:经上述处理无效,确定有严重代谢性酸中毒,可给予 5% 碳酸氢钠 3~5mL/kg,加等量 5% 葡萄糖液,缓慢静脉滴注。

(4)多巴胺或多巴酚丁胺:扩容后有循环不良者可加用多巴胺或多巴酚丁胺每分钟 5~20μg/kg,静脉滴注。使用时应从小剂量开始,根据病情逐渐增加剂量,最大不超过每分钟 20μg/kg。

(5)纳洛酮:仅用于其母产前 6h 内用过吗啡类麻醉或镇痛药所致新生儿呼吸抑制时,每次 0.1mg/kg,静脉或气管内注入。

(三)复苏后监护与转运

复苏后仍需监测体温、心率、呼吸、血压、尿量、肤色及窒息引起的多器官损伤,如并发症严重,需转运到 NICU 治疗,转运中需注意保暖、监测生命指标和给予必要的治疗。

五、预防

加强围产期保健,发现高危妊娠及时处理。加强胎儿监护,避免宫内窒息。大力培训产、儿科医护人员,完善复苏设备,推广 ABCDE 复苏技术。

六、护理问题

(一)不能进行有效呼吸

不能进行有效呼吸与肺动脉收缩、肺血管阻力增加、肺血流减少,羊水胎粪吸入,中枢神经系统受损有关。

(二)心输出量减少

心输出量减少与肺水肿、肺动脉收缩、液体转移到组织间隙、心肌受损有关。

(三)组织灌注改变

组织灌注改变与低血容量、缺血有关。

(四)体温异常

体温异常与缺氧、体温调节中枢受损有关。

(五)感染

本病有感染的危险与免疫功能低下、吸入污染的羊水有关。

(六)焦虑

家长的焦虑与患儿的病情及担心预后有关。

七、护理措施

(一)常规护理

(1)准备好新生儿复苏的物品、药品及人员。

(2)患儿入室后置于新生儿辐射台上,便于操作和病情观察,保持皮温在 36.5～37℃。辐射台上覆盖保鲜膜,减少不显性失水。

(3)给予心电监护,密切观察患儿肌张力、哭声、眼神等病情变化,及时发现患儿有无呼吸暂停、抽搐等症状。

(4)根据患儿血气分析采取低流量吸氧或经鼻持续正压气道通气辅助呼吸或气管插管呼吸机辅助呼吸。

(5)保持呼吸道通畅,及时清理呼吸道分泌物,必要时给予雾化吸入、呼吸治疗。

(6)重度窒息患儿禁食 3d,严密观察患儿有无腹胀,观察呕吐物及粪便性状,警惕坏死性小肠结肠炎的发生。

(7)及时留取尿标本,严格记录 24h 出入量。

(8)定时复查头颅 B 超,加强早期教育及智力开发。

(二)心肺复苏

患儿一旦发生窒息,立即进行心肺复苏。

1.程序

(1)A(air way):建立畅通的呼吸道。

保暖;仰卧位,肩部略垫高;擦干羊水;吸净黏液,因胃食管反流奶汁吸入者,应彻底清理呼吸道,吸出胃内奶汁及黏液。负压 6.7～10.7kPa、吸痰时间≤5～10s。

（2）B(breathing)：建立呼吸。

触觉刺激：吸净分泌物后如无呼吸给予触觉刺激，可拍打或弹足底或托背。

简易呼吸器加压给氧：无自主呼吸，心率<100 次/min 者，频率 40～60 次/min，氧气流量≥5L/min，胸廓起伏好，吸呼比 1∶2。

气管插管加压给氧：无自主呼吸或面罩加压给氧无效者。

（3）C(circulation)：建立正常循环，保证心搏出量。

指征：气管插管正压通气 30s 后心率<60 次/min。

方法：①按压胸骨体中下 1/3 交界处；②拇指法或双指法按压；③按压频率为 100～120 次/min；④按压胸廓下陷的深度为胸廓前后径 1/3；⑤按压与通气之比为 3∶1。

（4）D(drug)：药物治疗，纠正酸中毒。

建立有效的静脉通路；静脉或气管内注入 1∶10000 肾上腺素 0.1～0.3mL/kg；纠正酸中毒用 5%碳酸氢钠 3～5mL/kg；产前 4～6h 母亲应用吗啡类麻醉或镇静剂者，给予纳洛酮 0.1mg/kg，静脉或气管内注入。

（5）E(evaluation)：每完成一个步骤，应予以评价，以决定下一步骤的操作。

2.复苏后监护

持续床旁心电监护，严密监测患儿的生命体征及 SpO_2，观察患儿面色、皮肤及甲床颜色的变化，以及神经反射、意识、瞳孔、肌张力、抽搐、吸吮力、颅内压及大小便等情况，并做好记录。

第二节　新生儿肺透明膜病

新生儿肺透明膜病又称新生儿呼吸窘迫综合征，是由于缺乏肺表面活性物质，呼气末肺泡萎陷，致使出生后不久出现进行性加重的呼吸窘迫和呼吸衰竭。主要见于早产儿，胎龄愈小，发病率愈高。

一、病因与发病机制

肺表面活性物质由肺泡Ⅱ型上皮细胞分泌，于孕 18～20 周开始产生，缓慢增加，35～36 周迅速增加达到肺成熟水平。肺表面活性物质覆盖在肺泡表面，可降低其表面张力，防止呼气末肺泡萎陷，保持功能残气量，稳定肺泡内压，减少液体自毛细血管向肺泡渗出。

由于肺表面活性物质不足或缺乏，肺泡萎陷，肺泡难以充分扩张，潮气量和肺泡通气量减少，导致 CO_2 潴留（呼吸性酸中毒）。肺通气量减少，而肺血流相对正常，通气/血流值降低，引起缺氧，导致代谢性酸中毒。缺氧及混合性酸中毒使肺毛细血管通透性增高，导致肺间质水肿和纤维蛋白沉着于肺泡表面形成嗜伊红透明膜，加重气体弥散障碍，加重缺氧和酸中毒，进而抑制肺表面活性物质合成，形成恶性循环。

二、临床表现

生后 2～6h（严重者生后即刻）出现呼吸窘迫，表现为呼吸急促（>60/min）、发绀、鼻翼扇动、吸气性三凹征和明显的呼气呻吟。呼吸窘迫呈进行性加重是本病特点。严重时呼吸浅表，呼吸节律不整、呼吸暂停及四肢松弛。体格检查可见胸廓扁平,听诊呼吸音减低,可闻及细湿啰音。恢复期由于肺动脉压力降低,易出现导管水平的左向右分流即动脉导管开放。表现为喂养困难,呼吸暂停,水冲脉,心率增快或减慢,心前区搏动增强,胸骨左缘第2肋间可听到收缩期或连续性杂音,严重者可出现心力衰竭。一般生后第2、3天病情严重,由于3d后肺表面活性物质的合成和分泌自然增加,4~5d达正常水平,故3d后病情将明显好转。并发颅内出血及肺炎者病程较长。

三、实验室检查

(一)泡沫试验

(1)将患儿胃液1mL加95%,酒精1mL,振荡15s,静置15min后沿管壁有多层泡沫表明肺表面活性物质多可除外呼吸窘迫综合征,无泡沫表明肺表面活性物质少可考虑为呼吸窘迫综合征,两者之间为可疑。

(2)卵磷脂/鞘磷脂(L/S)值:羊水或患儿气管吸引物中L/S≥2提示"肺成熟",1.5~2为可疑,<1.5为"肺未成熟";肺表面活性物质中其他磷脂成分的测定也有助于诊断。

(3)血气分析:PaO_2、pH下降及$PaCO_2$增高。

(二)X线检查

X线检查是目前确诊呼吸窘迫综合征最佳方法。X线胸片有特征性表现:毛玻璃样改变、支气管充气征、重者呈"白肺"。动态拍摄X线胸片有助于诊断及治疗效果的评估。

四、诊断

典型的临床表现和X线胸片即可确诊,必要时可做泡沫试验。如出生12h后出现呼吸窘迫,一般不考虑本病。

五、治疗

应采取综合急救措施使患儿度过极期,目的是保证通换气功能正常,待患儿自身肺表面活性物质产生增加,呼吸窘迫综合征得以恢复。机械通气和应用肺表面活性物质是治疗的重要手段。

(一)一般治疗

监测生命体征,注意保温,保证液体和营养供应,纠正酸中毒,若合并感染,依据细菌学培养和药敏结果选择相应抗生素治疗。

(二)氧疗和辅助通气

1.吸氧

根据发绀程度选用鼻导管、面罩或头罩吸氧,因早产儿易发生氧中毒,故以维持PaO_2在6.7~9.3kPa(50~70mmHg)和经皮血氧饱和度85%~93%为宜。

2.通气

持续气道正压或常频机械通气。

(三)肺表面活性物质替代疗法

肺表面活性物质目前已常规用于预防或治疗呼吸窘迫综合征,可明显降低呼吸窘迫综合征的病死率及气胸发生率,同时可改善肺顺应性和通换气功能,降低呼吸机参数。

六、预防

加强高危妊娠和分娩的监护及治疗,预防早产。对孕 24～34 周需提前分娩或有早产迹象的胎儿,出生 48h 前给予孕母肌肉注射地塞米松或倍他米松。对胎龄 24～34 周的早产儿,生后 30min 内可常规应用肺表面活性物质,若条件不允许也应争取 24h 内应用。

七、护理问题

(一)呼吸困难

呼吸困难与肺泡表面物质缺乏有关。

(二)体温不稳定

体温不稳定与早产及保温不当有关。

(三)感染

本病有感染的危险与早产免疫功能差、损伤性操作及人工气道有关。

八、护理措施

(一)常规护理

执行早产儿及新生儿一般护理常规。

(二)保暖

(1)维持室内温度 24～26℃,环境相对湿度 55%～65%,维持患儿适中温度。

(2)对体温不升,体温较低者,应缓慢复温。根据胎龄、日龄、出生体重选择暖箱或辐射台保暖,调节合适的暖箱箱温及湿度。

(三)置胃管

置胃管,常规留取胃液,做胃液泡沫振荡试验。

(四)保持呼吸道通畅

(1)及时清理呼吸道分泌物。

(2)取舒适卧位,头稍后仰,颈下垫软枕,保持气道通畅。

(五)吸氧

合理用氧,监测吸入氧浓度,维持血氧饱和度在 87%～95% 之间。

1.头罩用氧

氧流量＞5L/min,防止 CO_2 潴留在头罩内。病情好转后可逐步转为暖箱内吸氧。

2.鼻塞持续气道正压(简称 CPAP)辅助通气

维持呼气末正压(简称 PEEP)0.04～0.05kPa(4～5cmH$_2$O),选择大小适宜的鼻塞,制作保护垫,注意保护鼻部及上唇皮肤,防止压伤;每 1～2h 定时松解鼻塞,观察鼻中隔、上唇局部皮肤颜色变化,以防坏死。及时倾倒冷凝水,保持气路通畅。操作过程中动作轻柔、迅速,避免损伤口、鼻腔黏膜。

3.机械通气

用 CPAP 后病情加重,保持呼吸机正常运转,气管插管固定良好,及时清理气道分泌物,及时倾倒冷凝水,保持气路通畅。

(六)应用肺泡表面活性物质(pulmonary surfactant,PS)的护理

1.早期给药

每次 100mg/kg 左右;如 FiO_2＞0.4 或平均动脉压(简称 MAP)＞0.08kPa(8cmH_2O),应重复给药,间隔时间 10～12h。

2.PS 溶解方法

PS 应冷藏低温保存,药房取回后,放于手心或预热好的辐射台上让其复温蓬松,取无菌注射用水 1.5～2mL 注入瓶内,松开针头与空针乳头连接处解除瓶内压力,便于溶解。取下针头,将药物稳妥放于药物振荡器上,振荡数分钟直至药物完全溶解。

3.给药方法

用 PS 前先彻底清理呼吸道;将溶解好的 PS 经从气管导管侧面穿刺缓慢注入,分仰卧位、左侧位、右侧位均等注入,同时借助机械正压通气使 PS 充分扩散至肺泡。给药后 6h 内尽量不吸痰。

(七)严密观察病情

持续 24h 心电监护,观察患儿体温、面色、呼吸、心率、肌张力、大小便、胸廓起伏情况,注意有无肺出血倾向。随时观察病情动态变化,定期对患儿进行评估,密切关注检查化验结果,做好护理记录,病情变化时及时通知医生。

(八)保证营养供给

必要时给予鼻饲或静脉营养。

第三节 新生儿黄疸

新生儿黄疸是因胆红素在体内聚积引起的皮肤或其他器官黄染。分为生理性和病理性黄疸两种。新生儿血中胆红素＞$120\mu mol/L(7mg/dL)$可出现肉眼可见的黄疸。部分病理性黄疸可引起胆红素脑病(核黄疸),严重者病死率高,存活者多留有后遗症。

一、新生儿胆红素代谢特点

(一)胆红素生成过多

新生儿胆红素是血红素的分解产物,约 80% 来源于血红蛋白,20% 来源于肝脏和其他组织中的血红素及骨髓中红细胞前体。新生儿每日生成的胆红素为 8.8mg/kg,成人则为 3.8mg/kg;胎儿时期血氧分压低,红细胞数量代偿性增加,出生后氧分压升高,大量的红细胞破坏,且新生儿红细胞寿命短(早产儿低于 70d,足月儿约 80d,成人为 120d),血红蛋白的分解速度是成人的 2 倍。

(二)清蛋白结合胆红素能力不足

胆红素进入血循环,与清蛋白联结后,运送到肝脏进行代谢。与清蛋白结合的胆红素,不能透过细胞膜及血脑屏障引起细胞和脑组织损伤。刚出生的新生儿常有不同程度的酸中毒,可减少胆红素与清蛋白联结。早产儿胎龄越小,清蛋白含量越低,其结合胆红素的量也越少。

(三)肝细胞处理胆红素能力差

未结合胆红素进入肝细胞后,与 Y、Z 蛋白结合,经胆汁排至肠道。新生儿出生时肝细胞内 Y 蛋白含量极少,肝细胞内尿苷二磷酸葡萄糖醛酸基转移酶含量也低,因此,生成结合胆红素的量较少。出生时肝细胞将结合胆红素排泄到肠道的能力暂时低下,早产儿尤为明显,可出现暂时性肝内胆汁淤积。

(四)肠肝循环特殊

成人肠道内的结合胆红素,被细菌还原成尿胆原及其氧化产物,大部分随粪便排出,小部分被结肠吸收后,由肾脏排泄和经门静脉至肝脏重新转变为结合胆红素,再经胆管排泄,即胆红素的"肠肝循环"。新生儿出生时肠腔内具有 β－葡萄糖醛酸苷酶,可将结合胆红素转变成未结合胆红素,加之肠道内缺乏细菌,导致未结合胆红素的产生和吸收增加。此外,胎粪含 80～180mg 的胆红素,如排泄延迟,可使胆红素吸收增加。

当新生儿饥饿、缺氧、脱水、酸中毒、头颅血肿或颅内出血时,更易出现黄疸或使原有黄疸加重。

二、新生儿黄疸分类

(一)生理性黄疸

由于新生儿胆红素代谢特点,50%～60%的足月儿和 80%的早产儿出现生理性黄疸,其特点为:一般情况良好,足月儿出生后 2～3d 出现黄疸,4～5d 达高峰,5～7d 消退,最迟不超过 2 周;早产儿黄疸多于出生后 3～5d 出现,5～7d 达高峰,7～9d 消退,最长可延迟到 4 周。足月儿血清胆红素 $<205\mu mol/L$(12mg/dL),早产儿 $<255\mu mol/L$(15mg/dL)。每日血清胆红素升高 $<85\mu mol/L$(5mg/dL)。

(二)病理性黄疸的特点

符合以下任何一项者即可诊断为病理性黄疸。

1.出现过早

生后 24h 内出现。

2.程度过重

血清胆红素足月儿 $>221\mu mol/L$,早产儿 $>257\mu mol/L$,每日血清胆红素升高 $>85\mu mol/L$。

3.持续时间长

足月儿黄疸时间超过 2 周,早产儿超过 4 周。

4.黄疸退而复现

5.血清结合胆红素 $>34\mu mol/L$

三、常见的病理性黄疸

(一)新生儿溶血病

新生儿溶血病是指母、子血型不合引起的同族免疫性溶血。ABO 血型不合最为常见,Rh 血型不合较少见。

1.病因及发病机制

ABO 溶血主要发生在母亲为 O 型而胎儿为 A 型或 B 型的情况下。母亲不具有的胎儿显性红细胞 A 或 B 血型抗原(由父亲遗传)通过胎盘进入母体(分娩时),刺激母体产生相应抗体,当再次怀孕(其胎儿 ABO 血型与上一胎相同),不完全抗体(IgG)进入胎儿血循环,与红细胞相应抗原结合,形成致敏红细胞,被单核-吞噬细胞系统破坏引起溶血。由于自然界存在 A 或 B 血型物质如某些植物、寄生虫、伤寒疫苗、破伤风及白喉类毒素等,O 型母亲在第一次妊娠前,已接受过 A 或 B 血型物质的刺激,血中抗 A 或抗 B(IgG)效价较高,因此怀孕第 1 胎时抗体也可进入胎儿血循环引起溶血。

Rh 溶血是母亲 Rh 阴性(缺乏 D 抗原),而胎儿红细胞具有 D 抗原(Rh 阳性),母亲所产生的 DIgG 抗体在进入胎儿身体后即产生免疫性溶血。由于自然界无 Rh 血型物质,Rh 溶血病一般不发生在第 1 胎。当 Rh 阴性母亲既往输过 Rh 阳性血或有流产或人工流产史,因其怀孕前已被致敏,故第 1 胎可发病。

2.临床表现

症状轻重取决于溶血程度,ABO 溶血病相对较轻,Rh 溶血病临床表现相对较重,严重者甚至死胎。

(1)黄疸:多数 ABO 溶血病的黄疸在出生后第 2～3d 出现,而 Rh 溶血病一般在 24h 内出现并迅速加重。血清胆红素以未结合胆红素升高为主,如溶血严重可造成胆汁淤积,结合胆红素升高。

(2)贫血:程度不一,重症 Rh 溶血病患儿出生后即可有严重贫血或伴心力衰竭。如患儿抗体持续存在,贫血可持续至出生后 3～6 周。

(3)肝脾大:Rh 溶血病患儿多有不同程度的肝脾增大,ABO 溶血病很少发生。

(4)并发症:严重者可出现胆红素脑病。

3.实验室检查

(1)血型及血常规检查:母、子血型不合,患儿红细胞数和血红蛋白明显降低。

(2)改良直接抗人球蛋白试验:改良 Coombs 试验,测定患儿红细胞上结合的血型抗体,为确诊试验。

(3)抗体释放试验:测定患儿红细胞上结合的血型抗体,也为确诊试验。

(4)游离抗体试验:测定患儿血清中来自母体的血型抗体。用于估计是否继续溶血和换血效果,但不是确诊试验。

4.诊断

既往有不明原因的死胎、流产、新生儿有重度黄疸和贫血的孕妇及其丈夫均应进行 ABO 和 Rh 血型检查进行产前诊断;出生后诊断可根据母子血型不合,新生儿早期出现黄疸,改良 Coombs 或抗体释放试验阳性即可确诊。

5.治疗

(1)产前治疗:进行血浆置换、宫内输血等方法治疗,孕妇于预产期前 1～2 周口服苯巴比妥。

(2)新生儿治疗。

1)光照疗法:未结合胆红素在光的作用下,转变成水溶性异构体,经胆汁和尿液排出。一般选用波长 425～475nm 的蓝光,日光灯或太阳光也有一定疗效。使用蓝光治疗光疗箱以单面光 160W、双面光 320W 为宜,双面光优于单面光;上、下灯管距床面距离分别为 40cm 和 20cm;光照时,婴儿双眼用黑色眼罩保护,以免损伤视网膜,除会阴、肛门部用尿布遮盖外,其余均裸露,持续照射时间以不超过 3d 为宜。光疗可出现发热、腹泻和皮疹等不良反应,但多不严重,可继续光疗,光疗时皮肤呈青铜色即青铜症,此时应停止光疗,青铜症可自行消退。此外,光疗时应适当补充水分及钙剂。

2)药物治疗:为减少胆红素脑病的发生,输血浆每次 10～20mL/kg 或清蛋白每次 1g/kg。使用肝酶诱导剂苯巴比妥每日 5mg/kg,也可加用尼可刹米每日 100mg/kg,分 2～3 次口服,共 4～5d。纠正代谢性酸中毒,应用 5% 碳酸氢钠提高血 pH,以利于未结合胆红素与清蛋白联结。

3)换血疗法:选择合适血型,一般选用脐静脉或其他较大静脉进行换血,换血量为患儿血量的 2 倍(150～180mL/kg),目的是换出部分血中游离抗体、致敏红细胞和胆红素,纠正贫血。

(二)新生儿肝炎综合征

多由病毒引起的以皮肤黄染、粪便颜色变浅和肝大为临床特征的慢性感染性疾病。起病隐匿,重者可发展成肝硬化、肝衰竭而死亡。

1.病因

多数为胎儿宫内感染或分娩时感染引起,常见有乙型肝炎病毒、巨细胞病毒、风疹病毒、单纯疱疹病毒、肠道病毒及 EB 病毒等。

2.临床表现

胎儿早期感染可致多发性畸形、死胎及流产,妊娠后期及新生儿期感染,其黄疸常发生在出生后数天或 3～4 周,逐渐加重,可伴有呕吐、厌食或体重不增,粪便可由黄色转变为灰白色,尿色变深,肝大、肝功能损害。

3.实验室检查

肝功能检查:丙氨酸氨基转移酶(ALT)、直接和未结合胆红素均升高。甲胎蛋白测定为阳性。病原学检查可确定病原。

4.治疗

包括营养、保肝、短期激素疗法及根据病原学检查选择敏感药物治疗等。

(三)新生儿胆管闭锁

新生儿胆管闭锁是新生儿期阻塞性黄疸的常见原因。

1.病因

病因尚不明确,多数因在宫内病毒感染导致出生后进行性胆管炎、胆管纤维化和胆管闭锁。

2.临床表现

出生时多数正常,一般于出生后 1～3 周或更晚出现黄疸,呈进行性加重;粪便逐渐变为白色,尿色如茶;肝脏进行性肿大伴肝功能损害,逐渐发展为肝硬化。

3.治疗

强调早发现、早手术,提高成活率。

四、护理问题

(一)体液不足

体液不足的危险与光照使失水增加有关。

(二)皮肤完整性受损

皮肤完整性受损与光照疗法引起结膜炎、皮疹、腹泻致尿布疹有关。

(三)感染

本病有感染的危险与机体免疫功能低下有关。

(四)知识缺乏

家长缺乏黄疸的护理知识。

五、护理措施

(一)评估

观察了解皮肤黄染的情况,估计血清胆红素以判断其发展速度。

(二)蓝光治疗

蓝光治疗是一种通过荧光灯照射治疗新生儿黄疸的辅助治疗方法,目的是使血中非结合胆红素经光照后分解成水溶性胆红素,从胆汁及尿中排出。

(1)用物需要准备蓝光箱、蓝光毯、护眼罩、尿布、记录单。

(2)在蓝光箱内加水湿化,接通电源预热。调节箱内温度至 30～32℃,相对湿度为 50%,调节上下灯管,使灯管至患儿的距离为 33～50cm。

(3)了解患儿诊断、日龄、体重、黄疸的范围和程度及胆红素检查结果。测患儿生命体征 1 次,进行皮肤清洁,剪短指甲,防止抓伤皮肤,戴护眼罩,系好尿布,裸体置于蓝光箱中,记录开始时间。经常巡视检查眼罩及尿裤是否松脱,禁止给光疗患儿涂爽身粉及透明油剂,禁止放物品遮挡光线。

(4)严密观察病情变化,发现异常情况及时报告医生。

1)每 2h 记录特护 1 次,监测箱温及体温变化,每 4h 测体温 1 次或根据病情、体温情况随时测量。

2)观察黄疸消退程度、胆红素值变化。

3)注意有无呕吐与尿便情况(包括性质、次数和量)。在治疗过程中出现轻度腹泻,如排深绿色稀便、泡沫多、尿色深黄等,属于正常反应,可随病情好转而消失。

4)观察皮肤有无皮疹和颜色改变。

5)密切观察患儿的精神状态、肌张力。

(5)保证足够液体摄入,2 次喂奶期间可喂水 1 次,不能经口喂养者要保证静脉补液量,详细记录出入量,每天测量体重。

(6)若单面光照,每 2h 改变体位 1 次,俯卧时需有专人看护,避免口鼻压迫影响呼吸;双面光照可以不翻身,但要注意骨突处皮肤的受压情况,并给予积极处理。

(7)记录蓝光灯使用时间。一般蓝光灯管使用 800h 后需要更换新灯管,光纤灯泡使用2000h 更换 1 次。每天清洁灯箱、灯管及反射板,保持灯箱、灯管及反射板清洁。

(8)结束后测体重,沐浴,检查皮肤有无损伤及眼部感染情况,记录灯管照射时间。

(三)喂养

精心喂养。护理人员应按需调整喂养方式,如少量多次、间歇喂养等,保证奶量摄入。

(四)观察

(1)严密观察生命体征、神经系统,主要观察患儿哭声、吸吮力和肌张力,从而判断有无胆红素脑病的发生。

(2)观察大小便次数、量及性质,促进大便及胆红素排出。

(五)纠正酸中毒

及时纠正酸中毒,根据不同补液内容调节相应速度,切忌快速输入高渗性药物,以免血—脑脊液屏障暂时开放,使已与清蛋白结合的胆红素进入脑组织。

(六)其他措施

让家长了解病情,取得家长的配合。母乳性黄疸暂停喂母乳,待黄疸消退后再恢复母乳喂养。红细胞葡萄糖－6－磷酸脱氢酶缺陷者,需忌食蚕豆及其制品,患儿衣物保管时勿放樟脑丸,注意治疗药物的选用,以免诱发溶血。发生胆红素脑病者,应注意后遗症的出现,给予康复治疗和护理。

第四节　新生儿败血症

新生儿败血症是指病原体侵入新生儿血液循环,并在其中生长、繁殖、产生毒素而造成的全身性感染性疾病,其发病率占活产儿的 1‰～10‰,病死率为 13%～50%。

一、病因和发病机制

(一)病原菌

在我国以葡萄球菌最多见,其次为大肠埃希菌等革兰阴性杆菌。近年来随着 NICU 的发展,静脉留置针、气管插管和广谱抗生素的广泛应用以及极低出生体重儿存活率明显提高,表皮葡萄球菌、绿脓杆菌、克雷白杆菌、肠杆菌等机会致病菌,产气荚膜梭菌、厌氧菌以及耐药菌株所致的感染有增加趋势。空肠弯曲菌、幽门螺杆菌等已成为新的致病菌。

(二)解剖生理特点

非特异性免疫功能和特异性免疫功能均差,如新生儿皮肤黏膜柔嫩易损伤,屏障功能差;脐残端未完全闭合,离血管近,细菌易进入血液;呼吸道纤毛运动差;胃液酸度低,胆酸少,杀菌力弱,肠黏膜通透性高;血脑屏障功能不全均有利于细菌侵入血循环。新生儿体内 IgG 含量低,尤其早产儿含量更低易感染;IgM 和 IgA 分子量较大,不能通过胎盘等。

(三)感染途径

1.出生前感染

孕母有感染时,致病菌可通过血行感染胎儿。

2.出生时感染

分娩时,因胎膜早破、产程延长,细菌上行污染羊水,胎儿吞下或吸入羊水后感染;助产过程消毒不严引起感染。此型感染发病较早,多在出生后 3d 内,多为革兰阴性杆菌感染。

3.出生后感染

主要的感染途径,细菌经脐部、皮肤、黏膜、呼吸道或消化道等侵入血液,尤以脐部多见。此型发病多较晚,多为革兰阳性球菌。

二、临床表现

新生儿败血症缺乏特异性表现。根据发病时间分早发型和晚发型。

(一)分型及特点

1.早发型

出生后 7d 内起病;感染发生在出生前或出生时,多为母亲垂直传播引起,病原菌以大肠埃希菌等革兰阴性杆菌为主;常呈暴发性多器官受累,病死率高。

2.晚发型

出生 7d 后起病;感染发生在出生时或出生后,由水平传播引起,病原菌以葡萄球菌、机会致病菌为主;常有脐炎、肺炎或脑膜炎等感染,病死率较早发型低。

(二)共同表现

1.一般表现

早期症状、体征常不典型,可出现反应差、嗜睡、发热或体温不升、不吃、不哭、体重不增等症状。

2.提示败血症可能的表现

(1)黄疸:有时是败血症的唯一表现,表现为黄疸迅速加重、消退延迟或退而复现。

(2)肝脾大:出现较晚,一般为轻至中度肿大。

(3)出血倾向:皮肤黏膜瘀点、瘀斑,严重者消化道出血、肺出血等。

(4)休克:面色苍灰,皮肤呈大理石样花纹,血压下降,尿少或无尿,硬肿症出现常提示预后不良。

(5)其他:如胃肠功能紊乱、中毒性肠麻痹、呼吸暂停及发绀。

3.并发症

可合并肺炎、脑膜炎、坏死性小肠结肠炎、化脓性关节炎和骨髓炎等。

三、实验室检查

(一)周围血常规

白细胞总数升高>20×10^9/L 或降低<5×10^9/L,中性粒细胞中杆状核细胞所占比例≥0.20,出现中毒颗粒或空泡,血小板计数<100×10^9/L 有诊断价值。

(二)病原学检查

包括直接涂片检菌、血培养、局部感染灶分泌物培养、脑脊液培养等。阳性结果有助于诊断,阴性结果也不能排除败血症。

(三)急相蛋白

C 反应蛋白、触珠蛋白、α—酸性糖蛋白等在感染初期可增加,感染控制后迅速下降。

四、诊断

新生儿败血症临床表现常不典型,症状无特异性,根据病史中有高危因素、临床症状体征、周围血常规改变、C 反应蛋白增高等可考虑本病发生。病原菌或病原菌抗原的检出是本病的确诊依据。

五、治疗

(一)抗生素治疗

1.早期用药

对于临床上高度怀疑败血症的新生儿,不必等待血培养结果即应使用抗生素。

2.静脉、联合用药

病原菌未明确前可结合当地菌种流行病学特点和耐药菌株情况选择两种抗生素联合使用,病原菌明确后可根据药敏试验选择用药,药敏不敏感但临床有效者可暂不换药。

3.足疗程

经抗生素治疗后病情好转,血培养为阴性应继续治疗 5～7d;血培养阳性,疗程至少需 10～14d;有并发症者应治疗 3 周以上。

4.注意药物不良反应

1 周以内的新生儿,尤其是早产儿肝肾功能未发育完善,给药次数宜减少,给药间隔时间宜延长。氨基糖苷类抗生素因可致肾毒性和耳毒性目前已不主张在新生儿期内使用。

(二)处理严重并发症

(1)休克时输新鲜血浆或全血,每次 10mL/kg;应用多巴胺或多巴酚丁胺,每分钟 5～20μg/kg。

(2)纠正酸中毒和低氧血症。

(3)减轻脑水肿。

(三)支持、对症治疗

注意保温,供给足够能量和液体,维持血糖和血电解质在正常水平。

(四)清除感染灶

及时处理脐、皮肤、黏膜和其他部位的感染灶。

(五)免疫疗法

(1)静脉注射免疫球蛋白,每日 300～500mg/kg,连用 3～5d。

(2)重症患儿可行换血疗法,换血量 100～150mL/kg。

(3)中性粒细胞明显减少者可输粒细胞 1×10^9/kg。

(4)血小板减低者输血小板 0.2～0.4U/kg。

六、预防

加强孕期保健,防治孕妇感染;严格无菌操作,提高助产技术,如有相关病史可于产后应用抗生素;加强新生儿护理,防止脐炎发生。

七、护理问题

(一)体温过高

体温过高与细菌及毒素感染有关。

(二)体温过低

体温过低与细菌及毒素感染有关。

（三）黏膜完整性受损

黏膜完整性受损与长期使用抗生素引起鹅口疮、肠道菌群紊乱造成腹泻，继而引起臀红有关。

（四）潜在并发症

潜在并发症为化脓性脑膜炎，与新生儿感染、新生儿血－脑屏障差有关。

八、护理措施

（1）入院后给予全套心电监护，遵医嘱立即抽取血培养，及早明确病原菌。

（2）配合医生行腰椎穿刺，留取脑脊液培养。腰椎穿刺后患儿给予去枕平卧 6h，禁食 1 次。

（3）监测体温变化，发热者给予物理降温，体温不升者置辐射暖台保暖，末梢循环差时给予暖水袋保暖，使用时注意暖水袋的使用安全。

（4）供给足够的营养和水分，增强患儿的机体抵抗力。提倡母乳喂养，给予鼻饲、经口喂养、静脉补充热量及水分。

（5）注意皮肤及口腔黏膜卫生，病情允许时每天洗澡，更换柔软宽松的衣服，注意褶皱部位及臀部皮肤的清洁保护，给予制霉素甘油涂口。

（6）败血症患儿不能实施经外周静脉穿刺中心静脉置管（简称 PICC 置管术），抗生素输入疗程较长，需计划性选用周围静脉穿刺，抗生素使用时按时、按量、现配现用。

（7）密切观察病情变化，出现以下情况立即报告医生，并积极配合抢救。

1）巩膜、皮肤黄染加重，尿色深黄，粪便色白，或黄疸减退后又复现。

2）面色青灰，体温升高，喷射性呕吐，前囟饱满，阵发性尖叫，烦躁不安，眼神凝视，肌张力增高。

3）呼吸困难加重，烦躁，发绀或呼吸暂停。

4）发现其他部位新的感染灶，如耳流脓、局部水肿、肢体活动受限等。

5）注意出血倾向，如皮肤黏膜出血点、瘀斑的变化、呕吐咖啡色样物及便血等。

6）严重败血症可出现中毒性肠麻痹，表现为腹胀、肠鸣音减低。

（8）加强喂养，保持皮肤清洁，预防感染，减少探访，按时预防接种。

第五节　新生儿低血糖

新生儿低血糖症是新生儿期常见病，多发生于早产儿、足月小样儿、糖尿病母亲婴儿及新生儿缺氧窒息、硬肿症、感染败血症等。低血糖持续发作可引起严重的中枢神经损害，使脑细胞能量代谢障碍，脑细胞肿胀、软化、坏死，出现智力低下、脑瘫等神经系统后遗症。新生儿低血糖的临床表现为反应差或烦躁、喂养困难、哭声异常、肌张力低下、易激惹、惊厥、呼吸暂停等。

一、病史

了解患儿胎龄、日龄、体重、分娩史及 Apgar 评分情况，以及开奶时间、奶量、喂奶间隔时间。询问患儿母亲是否有糖尿病。

二、临床表现

观察患儿有无嗜睡、淡漠或激惹、颤抖、眼球震颤、肌张力异常、惊厥等神经系统症状，是否有呼吸暂停、面色苍白、哭声异常。了解喂奶情况。

三、社会和心理评估

评估家长对本病的了解程度和对患儿的关注程度及家庭经济状况。

四、辅助检查

生化法测定全血血糖低于 2.2mmol/L，糖代谢障碍性疾病血糖可持续低于正常值。试纸法测血糖简便易行，但因可能存在误差，仅作为筛查及动态监测手段。

五、护理问题

(一)营养失调

营养摄入量低于机体需要量，与摄入不足有关。

(二)活动无耐力

活动无耐力与供需失调有关。

六、护理措施

(一)喂养

出生后能进食者尽早喂养，早期、多次、足量喂养，首选母乳喂养，如尚无母乳时，可给予10％葡萄糖口服；吸吮功能差者给予鼻饲喂养，同时给予非营养性吸吮。早产儿或窒息患儿尽快建立静脉通路，保证葡萄糖输入。

(二)监测

静脉泵入葡萄糖，严格执行输注量及速度，密切监测血糖，根据血糖值及时调整输注量及泵入速度，并及时记录。

(三)观察

密切观察病情变化，注意患儿神志、哭声、呼吸、肌张力及抽搐情况，有无震颤、多汗、呼吸暂停等，监测体温、心率、脉搏、呼吸及氧饱和度，及早发现低血糖的早期临床表现。根据患儿缺氧程度，合理给氧，发现呼吸暂停及时给予刺激，恢复呼吸。

(四)记录

每天记录出入量和体重。

(五)注意保暖

加强保暖，保证正常体温，减少能量消耗。新生儿病室室温保持在 24～26℃，相对湿度50％～60％，保证空气流通和新鲜，保证患儿体温维持在 36～37℃。

(六)控制感染

严格执行新生儿重症监护病房(简称 NICU)消毒隔离制度。

(七)其他措施

向患儿家长介绍本病的有关知识，取得患儿家长的理解。

第六节　新生儿气胸

肺部疾病使肺泡及小支气管破裂形成气胸。一般常见于肺部感染、肺出血以及肺组织萎陷。临床表现为呼吸困难、发绀、气急、双侧或单侧胸廓饱满,呼吸音模糊、不对称或消失。

一、病史

了解窒息抢救史,Apgar 评分,是否有胎粪污染情况,病情变化时是否患儿在进行机械通气。

二、临床表现

轻者无症状,有严重的肺实质性疾病(如呼吸窘迫综合征、胎粪吸入综合征)而接受机械通气的婴儿,张力性气胸可危及生命。表现为发绀、突然烦躁不安、气促、呼吸困难,严重者可出现呼吸暂停,患侧胸廓饱满、呼吸音降低、心脏移位。可有心率、血压变化:小量积气时,心率增快,血压升高;严重积气时则血压下降,心动过缓,严重张力性气胸时可突然心跳停止。

三、社会和心理评估

评估家长对本病的了解程度和对患儿的关注程度,评估家庭经济状况。

四、辅助检查

(一)光导纤维光源透照

暗室内光导纤维光源透照单侧胸腔阳性,强有力地提示胸腔内有游离气体。

(二)胸部 X 线摄片

可见纵隔移位,受累肺被压缩,相应部位可见高透亮影。张力性气胸时除患侧肺被压缩外,尚有膈下移。

(三)血气分析

PaO_2 降低,$PaCO_2$ 升高。

五、护理问题

(一)气体交换受损

气体交换受损与肺部有效气体交换面积减少有关。

(二)清理呼吸道无效

清理呼吸道无效与呼吸困难、无力排痰有关。

(三)感染

本病有感染的可能,与机体免疫力低下、有创操作有关。

(四)营养失调

低于机体营养需要量,与摄入困难、消耗增加有关。

六、护理措施

(一)常规护理

按新生儿疾病护理常规进行护理。

(二)保持呼吸道通畅

取半卧位,头罩给氧,持续监测生命体征,保持呼吸道通畅。

(三)胸穿抽气与胸腔闭式引流

协助医生根据胸片情况进行胸穿抽气,严密观察患儿双侧胸廓起伏情况、面色及血氧饱和度,并做好记录。胸穿抽气后呼吸困难改善不明显者,医生立即行胸穿并安置胸腔闭式引流管,加强胸腔闭式引流护理。

1.保持管道密闭和无菌

操作前检查引流装置是否密封,胸壁伤口引流管周围用油纱布包盖严密;更换引流瓶时,必须先双重夹闭引流管,以防空气进入胸膜腔;严格执行无菌操作规程,防止感染。

2.体位

半卧位,以利于呼吸和引流。

3.维持引流通畅

(1)水封瓶液面应低于引流管胸腔出口平面 60cm。引流瓶不可高于患儿胸腔,以免引流液反流入胸膜腔造成感染。

(2)定时挤压引流管,30~60min 挤压 1 次,以免管口被血凝块堵塞。挤压方法为用止血钳夹住排液管下端,两手同时挤压引流管,然后打开止血钳,使引流液流出。检查引流管是否通畅,水柱是否随呼吸上下波动,如水柱无波动,患儿出现胸闷气促,气管向健侧偏移等肺受压症状,应疑为引流管被血块堵塞,立即挤捏或使用负压间断抽吸引流管,促使其通畅,并通知医生。

4.妥善固定

运送患儿时双钳夹管,一起移动,防止脱管。

5.观察记录

观察引流液的量、颜色、性状、水柱波动范围,并准确记录。术后开始时为血性,以后颜色为浅红色,不易凝血。若引流量多,颜色为鲜红色或红色,性质较黏稠,易凝血,则疑为胸腔内有活动性出血。每天更换水封瓶。做好标记,记录引流量。

6.脱管处理

若引流管从胸腔滑脱,立即用手捏闭伤口处皮肤,消毒后用凡士林纱布封闭伤口,协助医生做进一步处理。如引流管连接处脱落或引流瓶损坏,立即双钳夹闭胸壁导管,按无菌操作规程更换整个装置。

7.拔管指征

48~72h 后,引流量明显减少且颜色变淡,X 线胸片示肺膨胀良好、无漏气,患儿无呼吸困难即可拔管。方法:在患儿呼气相时拔管,迅速用凡士林纱布覆盖,宽胶布密封,胸带包扎 1d。

8.拔管后观察

患儿有无胸闷,呼吸困难,切口漏气、渗液、出血,皮下气肿等症状。

(四)翻身

每 4~6h 翻身 1 次,动作轻柔,观察全身皮肤情况,保持清洁干燥。

（五）加强基础护理

保证营养供给及足够的液体量，使用输液泵，准确输入抗生素，耐心喂养。

第七节　先天性肥厚性幽门狭窄

先天性肥厚性幽门狭窄是由于幽门环肌增生肥厚使幽门管腔狭窄引起的不全梗阻，一般出生后 2～4 周发病。

一、病史

了解患儿呕吐出现时间、呕吐的程度及进展情况。评估患儿的营养状况及生长发育情况，了解家族中有无类似疾病发生。

二、临床表现

（1）呕吐是该病早期的主要症状，每次喂奶后数分钟即有喷射性呕吐，呈进行性加重。呕吐物常有奶凝块，不含有胆汁，少数患儿因呕吐频繁致胃黏膜渗血而使呕吐物呈咖啡色。呕吐后即有饥饿感。

（2）进行性消瘦因呕吐、摄入量少和脱水，患儿消瘦，出现老人貌、皮肤松弛、体重下降。

（3）偶可见上腹部膨隆，有自左向右移动的胃蠕动波，右上腹可触及橄榄样肿块，是幽门狭窄的特有体征。

三、社会和心理评估

了解家长对患儿手术的认识水平及对治疗护理的需求。

四、辅助检查

（一）X 线钡餐检查

透视下可见胃扩张，胃蠕动波亢进，钡剂经过幽门排出时间延长，胃排空时间也延长，幽门前区呈鸟嘴状。

（二）B 超

其典型声源图改变为幽门环肌增厚，>4mm。

（三）血气分析及电解质测定

可表现为低氯、低钾性碱中毒。晚期脱水加重，可表现为代谢性酸中毒。

五、护理问题

（一）窒息

本病有窒息的危险与呕吐有关。

（二）营养失调

低于机体营养需要量与频繁呕吐、摄入量少有关。

（三）体液不足

体液不足与呕吐、禁食、术中失血失液、胃肠减压有关。

(四)组织完整性受损

组织完整性受损与手术切口、营养状态差有关。

(五)其他问题

切口感染、裂开或延期愈合。

六、护理措施

(一)术前准备

1.术前禁食

胃肠减压,保持有效引流。根据血生化结果,遵医嘱补液,纠正脱水及电解质紊乱;根据患儿营养状况给予静脉高营养治疗,每天检查患儿皮下脂肪及皮肤弹性情况,定期测量体重。

2.遵医嘱

使用抗生素,雾化、吸痰、保持呼吸道通畅,有效预防和控制肺部感染,完善相关检查,为手术创造有利条件。

(二)麻醉苏醒期护理

1.体位

去枕平卧,头偏向一侧,肩下垫软枕,保持呼吸道通畅。

2.及时清理

备吸痰器于床旁,及时清理呼吸道分泌物,给氧,心电监护监测生命体征至平稳。

(三)胃管相关护理

保持胃管引流通畅,每班检查标记,观察胃管有无脱出、阻塞,每班用生理盐水或温开水冲洗胃管 1 次,观察引流物的颜色、性质和量,并做好记录;口腔护理 1 次/d。术后(一般 12～24h,十二指肠黏膜有破损者胃管需留置 48～72h)遵医嘱拔除胃管。开始口服葡萄糖水 5～15mL,每 2h 1 次,喂 2～3 次后如无呕吐,可给予等量牛奶或母乳,以后逐渐增加奶量至 24h 需要量。每次喂奶后,竖抱患儿轻拍其背部,排出胃内积气。由于术后幽门水肿尚未消退,仍有少量呕吐,但 1～2 周后多能恢复正常。

(四)伤口护理

(1)尽量避免患儿哭闹,保持伤口敷料干燥,密切观察伤口敷料渗血、渗液情况,激光照切口部位 2 次/d,遵医嘱使用抗生素预防伤口感染。

(2)监测体温。

(3)遵医嘱使用镇痛药物缓解伤口疼痛,注意观察效果及不良反应,及时对症处理。雾化吸入治疗 2 次/d,防止肺炎的发生。

(4)术后静脉补充足够的热量及蛋白质,保持有效胃肠减压,避免患儿哭闹、烦躁,必要时给予镇静剂,促进伤口愈合。如出现切口感染或切口裂开者,应立即通知医生紧急处理。

第八节　先天性巨结肠

先天性巨结肠又称赫希施普龙病,是一种较为多见的肠道发育畸形。主要是因结肠的肌层、黏膜下层神经丛内神经节细胞阙如,引起该肠段平滑肌持续收缩,呈痉挛状态,形成功能性肠梗阻;而近端正常肠段因粪便滞积,剧烈蠕动而逐渐代偿性扩张、肥厚形成巨大的扩张段。

一、病史

了解患儿出现便秘腹胀的时间、进展情况及家长对患儿排便异常的应对措施。评估患儿生长发育有无落后,询问家族中有无类似疾病发生。

二、临床表现

(一)首次排便

新生儿首次排胎粪时间延迟,一般于生后 48～72h 才开始排便,或需扩肛、开塞露通便后才能排便。

(二)顽固性便秘

大便几天 1 次,甚至每次都需开塞露塞肛或灌肠后才能排便。

(三)呕吐、腹胀

由于是低位性、不全性、功能性肠梗阻,故呕吐、腹胀出现较迟,腹部逐渐膨隆呈蛙腹状,一般为中度腹胀,可见肠型,肠鸣音亢进,儿童巨结肠左下腹有时可触及粪石块。

(四)全身营养状况

病程长者可见消瘦、贫血貌。

(五)直肠指检

直肠壶腹部空虚感,在新生儿期,拔出手指后有爆发性肛门排气、排便。

三、社会和心理评估

评估较大患儿是否有自卑心理、有无因住院和手术而感到恐惧,了解家长对疾病知识的认识程度和经济支持能力,了解家长对患儿的关爱程度和对手术效果的认知水平。

四、辅助检查

(一)钡剂灌肠造影

显示狭窄的直肠、乙状结肠、扩张的近端结肠,若肠腔内呈鱼刺状或边缘呈锯齿状,表明伴有小肠结肠炎。

(二)腹部 X 线立位平片

结肠低位肠梗阻征象,近端结肠扩张。

(三)直肠黏膜活检

切取一小块直肠黏膜及肌层做活检,先天性巨结肠者神经节细胞阙如,异常增生的胆碱能神经纤维增多、增粗。

(四)肛管直肠测压法或下消化道动力测定

当直肠壶腹内括约肌处受压后,正常小儿和功能性便秘小儿其括约肌会立即出现松弛反应。巨结肠患儿未见松弛反应,甚至可见压力增高,但对 2 周内的新生儿应用此法可出现假阴性结果。

五、护理问题

(一)舒适的改变

舒适的改变与腹胀、便秘有关。

（二）营养失调

低于机体营养需要量与食欲缺乏、肠道吸收功能障碍有关。

（三）感染

本病有感染的危险与手术切口、机体抵抗力下降有关。

（四）体液不足

体液不足与术中失血失液、禁食、胃肠减压有关。

（五）其他问题

巨结肠危象。

六、护理措施

（一）术前准备

1.术前评估

评估腹胀情况及伴随症状，根据病情采取回流灌肠或肛管排气等方法缓解腹胀，观察营养改善情况，指导进少量高营养食物。注意严格执行回流灌肠护理常规，有效预防灌肠并发症。注意观察有无小肠结肠炎表现及感染中毒性休克，并做相应处理。

2.完善相关检查

监测体温，预防呼吸道感染，指导术前禁食、禁饮时间及注意事项。

（二）麻醉苏醒期护理

1.体位

去枕平卧，头偏向一侧，肩下垫软枕，保持呼吸道通畅。

2.及时清理

备吸痰器于床旁，及时清理呼吸道分泌物，给氧，心电监护监测生命体征至平稳。

（三）管道护理

1.保持尿管引流通畅

防止扭曲、受压、脱落；每天更换尿袋，并用无菌生理盐水冲洗膀胱 $1\sim2$ 次/d，且尿袋位置低于耻骨联合；观察体温及尿液的颜色、性质和量，并做好记录。如出现尿路感染的临床表现时应立即报告医生。拔除尿管后应观察排尿情况，如排尿困难，根据情况做相应处理。

2.保持胃管引流通畅

每班检查标记，观察胃管有无脱出、阻塞，每班用生理盐水或温开水冲洗胃管 1 次，观察引流物的颜色、性质和量，并做好记录；口腔护理 1 次/d。观察腹部体征情况，肛门有无排气、排便，如发现腹痛、腹胀、呕吐、便秘、高热等肠梗阻或吻合口瘘表现时要立即通知医生并配合处理。

（四）肛门护理

（1）观察肛门处有无渗血，保持肛周皮肤清洁干燥，排便后用 1/1000 苯扎溴铵清洗肛门，再喷洁悠神保护。

（2）用氧气吹肛门 $4\sim6$ 次/d，每次 15min 左右；肛周皮肤红肿者，可涂紫草油。

（3）有结肠夹者，应向家长讲解结肠夹过早脱落将造成的危害，并嘱其稳妥固定，臀部下垫小软垫，使结肠夹悬空，避免接触床面引起肠穿孔。如过早脱落，患儿有腹膜炎表现，应立即通知医生。

(五)饮食指导

腹部不胀,拔除胃管排便后,遵医嘱开始进水→流质饮食→软食→普通饮食;并观察进食后有无腹胀、呕吐、腹痛等情况。

(六)其他

指导术后 2 周开始扩肛,坚持 6 个月,门诊定期随访。

第二章　小儿呼吸系统疾病

第一节　急性上呼吸道感染

急性上呼吸道感染,简称上感,俗称"感冒",是由各种病原体引起的上呼吸道黏膜急性感染,是小儿时期最常见的疾病。主要侵犯鼻、鼻咽和咽部。如呼吸道的某一局部炎症特别突出,即按该炎症部位命名,常称为"急性鼻咽炎""急性咽炎""急性扁桃体炎",也可统称为上呼吸道感染。该病四季均可发生,但冬、春季多见。

一、病因

急性上感90%以上由病毒引起,主要有呼吸道合胞病毒、流感病毒、副流感病毒、腺病毒、鼻病毒、柯萨奇病毒等。小儿病毒感染后可继发细菌感染,最常见的是溶血性链球菌,其次为肺炎双球菌、流感嗜血杆菌等。肺炎支原体也可引起上感。

婴幼儿时期由于上呼吸道的解剖生理特点和免疫特点,容易患呼吸道感染,患有维生素 D 缺乏性佝偻病、营养不良、贫血等疾病的体弱儿更易感染。室内空气污浊、气候骤变、护理不当等往往是本病的诱发因素。

二、临床表现

(一)一般类型上感

症状轻重程度相差很大,与年龄、病原体及机体抵抗力有关。一般年长儿症状较轻,以呼吸系统局部症状为主,婴幼儿症状重,以全身症状为主,局部症状不显著。

婴幼儿多骤然起病,高热、精神不振、烦躁,常伴有呕吐、腹泻、腹痛,甚至发生高热惊厥。若为肠痉挛所致,腹痛多为脐周阵发性疼痛,无压痛;若并发肠系膜淋巴结炎,则腹痛持续存在。年长儿以鼻咽部症状为主,常于受凉后1~3d出现流涕、鼻塞、喷嚏、咽部不适、咽痛、轻度干咳与不同程度的发热,可伴有头痛、食欲减退、乏力、全身酸痛等。

体检可见咽部充血,扁桃体肿大,颌下淋巴结肿大、触痛。肠道病毒感染患儿可出现不同形态的皮疹。肺部听诊呼吸音正常。

病程一般为3~5d,若体温持续不退或病情加重,应考虑感染可能侵袭其他部位。

(二)两种特殊类型上感

1.疱疹性咽峡炎

病原体为柯萨奇 A 组病毒,好发于夏秋季。急起高热、咽痛、流涎、厌食、呕吐等。检查可见咽部充血,咽腭弓、悬雍垂、软腭等处有2~3mm 大小的疱疹,周围有红晕,疱疹破溃后形成小溃疡。患儿因疼痛而影响进食、吞咽。病程1周左右。

2.咽-结膜热

病原体为腺病毒,春夏季发病多,可在集体儿童机构中流行。以发热、咽炎、结膜炎为临床特征。多呈高热、咽痛，一侧或双侧眼结膜炎致眼部刺痛、流泪、结膜充血，颈部、耳后淋巴结肿大，有时伴消化道症状。病程 1～2 周。

三、并发症

上呼吸道炎症可向邻近器官蔓延，并发中耳炎、鼻窦炎、咽后壁脓肿、颈淋巴结炎、喉炎等。并发急性中耳炎者，多高热不退，因耳痛哭闹不安、摇头、抓耳，早期鼓膜充血，以后穿孔流出浆液或脓液，治疗不及时可影响听力。咽后壁脓肿时可出现拒食、吞咽困难、言语不清、头向后仰、张口呼吸等症状，检查可见咽部充血、咽后壁呈半圆形突起。喉炎易致呼吸困难或窒息的发生。

年幼及体弱患儿，上呼吸道感染亦可向下发展，引起支气管炎及肺炎。年长儿患 A 组 β－溶血性链球菌感染引起的上呼吸道感染时，可并发急性肾小球肾炎、风湿热等变态反应性疾病。

四、实验室检查

病毒感染者白细胞计数正常或偏低，淋巴细胞相对增高；鼻咽分泌物病毒分离、抗原及血清学检测可明确病原。细菌感染者血白细胞计数及中性粒细胞可增高，咽拭子培养可有病原菌生长。链球菌引起者于感染 2～3 周后血中抗链球菌溶血素（ASO）滴度增高。胸部 X 线检查无异常改变。

五、诊断与鉴别诊断

根据临床表现一般不难诊断，但需与以下疾病鉴别。

(一)流行性感冒

由流感病毒、副流感病毒引起。有明显的流行病史，局部症状较轻，全身症状较重。常有高热、头痛、四肢肌肉酸痛等，病程较长。

(二)急性传染病早期

上呼吸道感染常是各种传染病的前驱症状，如麻疹、流行性脑脊髓膜炎、猩红热等，应结合流行病史、临床表现及实验室资料等综合分析，并观察病情演变加以鉴别。

(三)急性阑尾炎

伴腹痛者应注意与急性阑尾炎鉴别。腹痛常发生于发热之前，腹痛部位以右下腹为主，呈持续性，有固定压痛点、反跳痛及腹肌紧张等体征，白细胞及中性粒细胞增高。

在排除上述疾病后，尚需对上呼吸道感染的病因进行鉴别，以便指导治疗。

六、治疗

治疗原则是支持疗法和对症处理为主，注意预防并发症。

(一)一般治疗

患儿应卧床休息，室内保持空气清新、流通，多饮水，宜进清淡易消化食物。

(二)抗感染治疗

1.抗病毒药物

大多数上呼吸道感染由病毒引起，可试用三氮唑核苷，每日 10～15mg/kg，口服或静脉点滴，或 2mg 含服，每 2h 1 次，每日 6 次，3～5d 为一疗程。

2.抗生素

细菌感染者可选用抗生素治疗,常选用青霉素类、头孢菌素类、复方新诺明及大环内酯类抗生素。若证实为链球菌感染,或既往有风湿热、肾炎病史者,青霉素疗程应为 10～14d。

(三)对症治疗

(1)体温过高者可立即头部冷湿敷、枕冰袋,在颈部、腋下及腹股沟处放置冰袋,或用温水、酒精擦浴,冷盐水灌肠等。也可给予退热剂,如口服对乙酰氨基酚或布洛芬等。

(2)发生高热惊厥者可予以镇静、止痉等处理。

(3)咽痛可给予润喉含片或超声雾化吸入,鼻塞严重时应先清除鼻腔分泌物后用 0.5% 麻黄碱液滴鼻。

(4)中药如银翘散、板蓝根等有一定治疗效果。

七、预防

主要靠加强体格锻炼以增强抵抗力;提倡母乳喂养,均衡膳食;避免去人多拥挤及通风不良的场所;积极防治佝偻病、营养不良及贫血等各种慢性病。

八、护理问题

(一)体温过高

与上呼吸道感染有关。

(二)潜在并发症

高热惊厥。

(三)口腔黏膜改变

与鼻塞、发热等引起口腔黏膜干燥、损伤有关。

九、护理措施

(一)降低体温

急性期患儿应卧床休息,保持室内空气新鲜,温、湿度适宜。多饮水,给予富营养、易消化的流质或半流质清淡饮食,少食多餐。注意观测体温,必要时采取物理方法或药物降温,并做好降温后护理。遵医嘱应用抗感染药,并观察用药后的效果。

(二)预防与监测惊厥

密切观察患儿病情变化,保持安静,警惕高热惊厥的发生,尤其对有高热惊厥史的患儿更应注意。当患儿出现兴奋、烦躁不安、惊跳等惊厥先兆时,应立即通知医生,遵医嘱给予镇静止惊。

(三)做好口腔及鼻腔的清洁护理

及时为患儿清理鼻腔分泌物,保证呼吸道通畅,防止分泌物阻塞鼻腔影响患儿呼吸。给小儿少量多次喂服温开水,保持口腔清洁,婴幼儿可用棉签蘸生理盐水清洗口腔,年长儿可用淡盐水或复方硼酸溶液漱口。

十、健康教育

(一)预防宣教

增加营养,加强体格锻炼,气候变化时注意增减衣服,避免受凉。在上呼吸道感染的高发季节避免到人多拥挤的公共场所。用食醋熏蒸法对居室进行空气消毒,或给易感患儿服用板蓝根、金银花、连翘等中药预防。对有原发疾病反复发生上呼吸道感染的小儿应积极治疗原发疾病。尽量减少居室环境污染及被动吸烟对小儿的危害。

(二)康复指导

指导家长对患儿进行家庭护理,如注意休息、多饮水、饮食宜清淡、居室空气要新鲜等。还要向家长介绍如何观察并发症的早期表现,一旦出现,要及时与医护人员取得联系,以便进行妥善处理。

第二节　急性支气管炎

急性支气管炎是指支气管黏膜的急性炎症,气管常同时受累,以咳嗽、肺部可闻及易变的干、湿啰音为临床特征。大多数继发于上呼吸道感染,亦常为肺炎的早期表现。是儿童时期常见的呼吸道疾病,婴幼儿多见。

一、病因

凡能引起上呼吸道感染的病原体皆可引起支气管炎,但多数是在病毒感染基础上继发细菌感染。较常见的细菌有肺炎链球菌、溶血性链球菌。特异性体质、免疫功能失调、营养不良、佝偻病、鼻窦炎等患儿常易反复发生支气管炎。

二、临床表现

起病可急可缓,多先有上呼吸道感染症状,之后主要表现为咳嗽,初为干咳,以后有痰,当呼吸道痰液积聚时,可出现痰鸣。无热或发热 38℃ 左右,2～4d 即退。婴幼儿症状较重,常有发热、精神不振、食欲缺乏或呕吐、腹泻等。

肺部呼吸音粗糙,或有散在干、湿啰音。啰音的特点是易变,常在体位改变或咳嗽后随分泌物的排出暂时减少或消失,这是与肺炎听诊的鉴别要点。

婴幼儿可发生一种特殊类型的支气管炎,称为喘息性支气管炎。临床特点为:①年龄多见于 3 岁以下,虚胖,有湿疹或过敏史的患儿。②常继发于急性上呼吸道感染之后,体温正常或有低热,伴咳喘,一般无中毒症状。③听诊两肺布满哮鸣音及少量粗湿啰音,呼气相延长,肺部叩诊呈鼓音。④本病有反复发作倾向,随年龄增长,发病次数逐渐减少,程度减轻,最后自愈,但少数反复发作多次后可发展为支气管哮喘。

三、实验室检查

由病毒引起的急性支气管炎,周围血白细胞总数正常或稍高;由细菌引起者,白细胞数及中性粒细胞数均增高。胸部 X 线检查多无异常改变或有肺纹理增粗、肺门阴影增浓。

四、诊断及鉴别诊断

急性支气管炎根据呼吸道症状、体征,结合实验室检查一般即可诊断。重症支气管炎与肺炎早期难以鉴别,但肺炎以发热、咳嗽、气促、呼吸困难和肺部固定的细湿啰音,肺部 X 线检查可见点、片状阴影为其临床主要特征。如鉴别确有困难者,可按肺炎处理。同时还应注意与支气管异物等疾病相鉴别。

五、治疗

治疗原则是控制感染和对症治疗。

(一)一般治疗

与上呼吸道感染相同,多饮水,经常变换体位使呼吸道分泌物易于咳出,保持呼吸道通畅。

(二)控制感染

病毒感染时采用抗病毒药物治疗。对体弱儿或有发热、痰多而黄、白细胞增多时须考虑为细菌感染,则使用抗生素,如青霉素、头孢菌素、大环内酯类、复方磺胺甲基异噁唑。

(三)对症治疗

一般不用镇咳药物,以免抑制咳嗽反射,影响痰液排出。常用口服祛痰剂如复方甘草合剂、氨溴索。喘息者可吸入沙丁胺醇或口服氨茶碱,喘息严重者可短期使用泼尼松,每日 1mg/kg。

六、预防

加强营养,适当开展户外活动,进行体格锻炼,增强机体对气温变化的适应能力。根据气温变化增减衣服,避免受凉或过热。在呼吸道疾病流行期间,不要让小儿到公共场所,以免交叉感染。积极预防营养不良、佝偻病、贫血和各种传染病,按时预防接种,增强机体的免疫能力。

七、护理问题

(一)清理呼吸道无效

与痰液黏稠不易咳出、气道分泌物堆积、小儿不会咳痰等有关。

(二)体温过高

与细菌或病毒感染炎症反应有关。

八、护理措施

(一)保持呼吸道通畅

(1)患儿应保持安静,注意休息,取舒适体位,卧床时使头胸部稍抬高,经常更换体位,拍背并鼓励有效咳嗽,利于排出呼吸道分泌物。

(2)保持室内空气新鲜,若痰液黏稠,应适当提高病室湿度,维持在 55%～65%,以湿化空气,或给予雾化吸入,利于痰液咳出。

(3)鼓励患儿多喝水,必要时由静脉补充,使痰液稀释易于排出。给予易消化、营养丰富的饮食。

(4)对哮喘性支气管炎的患儿,注意观察有无缺氧症状,必要时给予氧气吸入。

(二)维持正常体温

体温不高,不需要特殊处理。密切观察体温变化,若体温＞38.5℃时,给予物理降温或药物降温,防止发生惊厥。

九、健康教育

(1)向家长讲解本病的相关知识和预后,减轻家长的心理负担。

(2)向家长介绍本病的护理方法和预防知识。

(3)指导家长给小儿加强营养,适量开展户外活动,增强体质,增加机体抵抗力,根据气温变化增减衣服。在呼吸道疾病流行期间,不带小儿到公共场所,以免交叉感染。

(4)积极预防营养不良、佝偻病、贫血和各种传染病。

(5)小儿患上呼吸道感染后,不滥用抗生素。

第三节　支气管哮喘

支气管哮喘简称哮喘,是儿童期最常见的慢性呼吸道疾病。哮喘是由嗜酸性粒细胞、肥大细胞、T淋巴细胞、中性粒细胞及气道上皮细胞等多种细胞和细胞组分共同参与的气道慢性炎症性疾病,引起气道高反应,导致可逆性气道阻塞。其临床主要表现是反复发作性喘息、气促、胸闷或咳嗽等症状,常在夜间和/或清晨发作或加剧,多数患儿可经治疗缓解或自行缓解。该病随病程延长可产生气道不可逆性狭窄和气道重塑,因此,早期防治至关重要。近年来本病发病率呈上升趋势。

一、临床表现

起病可急可缓,婴幼儿发病前1~2d往往有上呼吸道感染,起病较缓;年长儿大多在接触过敏原后发作,起病较急。咳嗽和喘息呈阵发性发作,以夜间和清晨为重。发作前可有干咳、打喷嚏、流泪等先兆,接着咳大量白黏痰,伴喘息和呼气性呼吸困难。

体检可见桶状胸,吸气时出现"三凹征",叩诊鼓音,听诊呼吸音减弱,呼气相延长,可闻及哮鸣音。重症患儿,气道广泛堵塞,呼吸困难加剧,呼吸音明显减弱,哮鸣音可消失。

若哮喘急剧严重发作,经合理应用拟交感神经药物哮喘仍不能缓解,称作哮喘持续状态。表现为烦躁不安、咳嗽、喘息、呼吸困难和大汗淋漓,甚至出现端坐呼吸、语言不连贯、严重发绀和意识障碍等,这是支气管哮喘最危险的征兆,可致患儿死于呼吸衰竭。

临床表现可因引起哮喘发作的变应原而异。上感诱发者,发热、肺部干湿啰音、血常规升高;吸入变应原引起者,鼻痒、流涕、喷嚏、干咳、喘憋;食物诱发者,无发热、颜面水肿、呕吐、腹痛、皮疹,进食后数分钟出现。

支气管哮喘的并发症有肺炎、肺不张、气胸和纵隔气肿等。

二、实验室检查

(一)血常规

外周血嗜酸性粒细胞>300×10^6/L,痰中亦可发现嗜酸性粒细胞增加。若合并感染白细胞计数可增高。

(一)X线检查

正常或肺过度充气,透亮度增高,偶见纵隔气肿和气胸。

(三)肺功能检查

肺功能检查主要用于5岁以上的患儿,其目的是确定是否存在气流受限,确定支气管收缩的可逆性,监测病情变化,判断气流梗阻情况及对治疗反应。常用指标有1s用力呼气容积/用力肺活量(FEV1/FVC)和呼气峰流速(PEF),其中FEV1/FVC<70%提示气流受阻,吸入支

气管扩张剂 15～20min 后增加 15％或更多表示为可逆性气流受阻,是诊断哮喘的有力依据。

(四)过敏原检测

有助于寻找过敏原,常用皮肤试验。

三、诊断

凡符合下列条件,并排除其他引起喘息的疾病,即可诊断。

(一)婴幼儿哮喘的诊断标准

(1)年龄＜3 岁,喘息发作≥3 次。

(2)发作时双肺闻及呼气相哮鸣音,呼气相延长。

(3)具有特应性体质,如湿疹、过敏性鼻炎。

(4)父母有哮喘等过敏史。

(5)除外其他引起喘息的疾病。

(二)儿童哮喘的诊断标准

(1)年龄＞3 岁,喘息反复发作。

(2)发作时双肺闻及以呼气相为主的哮鸣音,呼气相延长。

(3)支气管舒张剂有明显疗效。

(4)父母有哮喘等过敏史。

(5)除外其他引起喘息、胸闷和咳嗽的疾病。

(三)咳嗽变异性哮喘的诊断标准

(1)咳嗽持续或反复发作＞1 月,常在夜间和/或清晨发作,运动或遇冷空气后加重,痰少,临床上无感染征象,或经较长时间抗生素治疗无效。

(2)支气管舒张剂治疗可使咳嗽发作缓解(基本诊断条件)。

(3)有个人或家族过敏史,过敏原检测阳性可作辅助诊断。

(4)气道呈高反应性特征,支气管激发试验阳性(辅助诊断条件)。

(5)排除其他原因引起的慢性咳嗽。

四、治疗

哮喘的治疗目标:①尽可能控制或消除哮喘症状,并维持最轻的症状,甚至无症状。②使哮喘发作次数减少,甚至不发作。③肺功能正常或接近正常。④防止发生不可逆的气流受限。⑤能参加正常活动,包括体育锻炼。⑥所用药物不良反应减至最少。⑦防止因哮喘死亡。

治疗原则为坚持长期、持续、规范、个体化的原则。急性发作期应快速抗感染、平喘,缓解症状;慢性缓解期应长期抗感染、降低气体高反应性、避免诱发因素和加强自我保健。

(一)一般治疗

卧床休息,呼吸困难者可取半卧位或坐位,避免接触过敏原。

(二)控制发作

1.支气管扩张剂

(1)β_2受体激动剂:可刺激 β_2 肾上腺素能受体,诱发 cAMP 的产生,使支气管平滑肌松弛和肥大细胞膜稳定。常用药物有沙丁胺醇(舒喘灵)、特布他林(喘康速)等。可采用吸入、口服等方式给药,其中吸入治疗具有用量少、起效快、不良反应少等优点,是首选的药物治疗方法。

(2)茶碱类药物:具有解除支气管痉挛、抗感染、抑制肥大细胞和嗜碱性粒细胞脱颗粒及刺激儿茶酚胺释放等作用。常用药物有氨茶碱、缓释茶碱等。

(3)抗胆碱药物:抑制迷走神经释放乙酰胆碱,使呼吸道平滑肌松弛。常用药物有溴化异丙托品等。

2.糖皮质激素

能增加 cAMP 的合成,阻止白三烯等介质的释放,预防和抑制气道炎症反应,降低气道反应性,是目前治疗哮喘最有效的药物。因长期使用可产生众多不良反应,故应尽可能用吸入疗法,如布地奈德气雾吸入。吸入法的局部不良反应有口咽部念珠菌感染、声音嘶哑、上呼吸道不适,可通过应用储物罐、吸药后用清水漱口减轻局部刺激。对重症持续发作或其他平喘药物难以控制的反复发作的患儿,可给予口服泼尼松或静脉注射甲基泼尼松龙短期治疗,症状缓解后即停药。

3.抗生素

儿童哮喘主要是由病毒引发的,抗生素不作为常规应用,患儿如同时发生下呼吸道细菌感染则选用敏感的抗生素。

(三)哮喘持续状态的治疗

1.吸氧

危重哮喘患儿因存在低氧血症,需用面罩或双鼻导管进行高浓度吸氧,初始氧浓度以 40% 为宜,流量 4～5L/min。

2.补液、纠正酸中毒

可用 1/5 张含钠液纠正失水,防止痰液过黏形成痰栓;用碳酸氢钠纠正酸中毒。

3.糖皮质激素

应尽早应用。病情严重时不能以吸入治疗代替全身糖皮质激素治疗,以免延误病情。

4.应用支气管扩张剂

可用吸入型 β_2 受体激动剂、氨茶碱、抗胆碱能药物或肾上腺素。

5.给予镇静剂

如水合氯醛灌肠,慎用或禁用其他镇静剂。

6.机械呼吸

指征为:①严重的持续性呼吸困难。②呼吸音减弱,随之哮鸣音消失。③呼吸肌过度疲劳而使胸廓活动受限。④意识障碍,甚至昏迷。⑤吸入 40% 氧气而发绀仍无改善。⑥ $PaCO_2 \geqslant$ 8.6kPa(65mmHg)。

五、预防

长期正确使用糖皮质激素气雾剂治疗是预防复发的关键。提高患儿对疾病的认识,配合防治,避免接触过敏原,预防感冒,积极参加体育锻炼,增强体质,以提高患儿生活质量。

六、护理问题

(一)低效性呼吸形态

与支气管痉挛、气道阻力增加有关。

(二)气体交换受损

与肺部炎症有关。

(三)清理呼吸道无效

与痰液黏稠不易咳出,呼吸道分泌物过多、黏稠,患儿体弱,无力排痰有关。

(四)体温过高

与上呼吸道感染和/或病毒或细菌感染有关。

(五)咳嗽、胸痛

与支气管炎症有关。

(六)舒适度减弱

咽痛、鼻塞与上呼吸道炎症有关。

(七)营养失调

低于机体需要量与摄入不足、消耗增加有关。

(八)潜在并发症

热性惊厥、心力衰竭、中毒性脑病、中毒性肠麻痹等。

(九)焦虑

与担心疾病预后有关。

(十)知识缺乏

患儿及家属缺乏疾病病因、治疗及护理的相关知识。

七、护理措施

(一)一般护理

1.环境

为患儿提供安静、舒适的环境,室内空气清新,室温 18～22℃,湿度 50％～60％,避免有害气体及强光刺激,定时通风但避免空气对流。

2.口鼻腔护理

保持口腔卫生,婴幼儿进食后可喂适量温开水,年长儿在晨起、餐后、睡前漱口。及时清除鼻腔分泌物和干痂,保持鼻孔周围皮肤的清洁,可用凡士林、液体石蜡等涂抹鼻翼部的黏膜及鼻下皮肤,减轻分泌物的刺激。嘱患儿不要用力擤鼻,以免炎症经咽鼓管向中耳发展引起中耳炎。

3.促进舒适

被褥轻暖,穿衣不要过多,内衣宽松,勤换尿布,保持皮肤清洁。鼓励多饮水,经常更换体位,使痰液稀释,易于咳出。

(二)发热护理

密切监测体温变化,每 4h 测量 1 次体温并准确记录。如为超高热或有热性惊厥史者须 1～2h 测量 1 次。退热处置 30min 后复测体温,注意观察有无新的症状或体征出现,防止惊厥发生或体温骤降。如有虚脱表现,应予保暖,饮热水,严重者给予静脉补液,必要时遵医嘱给予药物降温。

(三)呼吸道管理

1.氧疗

出现烦躁、口唇发绀等缺氧表现时应及早给氧，改善低氧血症。根据缺氧严重程度可以选择鼻导管、面罩、头罩等给氧方法。鼻导管给氧，氧流量 0.5～1L/min，氧浓度不超过 40%；缺氧明显者用面罩或头罩吸氧，氧流量 2～4L/min，氧浓度 50%～60%；常规给氧后仍难以纠正低氧血症者可使用无创正压通气；出现呼吸衰竭，应使用有创通气。对氧疗患儿应至少每 4h 监测 1 次体温、脉搏、呼吸和血氧饱和度，吸氧过程中应经常检查导管是否通畅，患儿缺氧症状是否改善，发现异常及时处理。定时进行血气分析，及时调整氧流量，保持 PaO_2 在 70～90mmHg(9.3～12.0kPa)。

2.卧位

患儿采取坐位或半卧位，以利于呼吸。保持呼吸道通畅，头适度后仰，开放气道，经常更换体位，肺不张时予健侧卧位，以利于分泌物排出。

3.雾化吸入和吸痰

哮喘发作时遵医嘱给予平喘雾化，联合吸入糖皮质激素及 β_2 受体激动剂。对痰液多而无力咳出者，及时吸痰。吸痰不能过频，否则可刺激黏液产生过多。反复喘息或咳嗽，且规范治疗无效怀疑患有其他疾病者，应考虑行支气管镜检查，以进一步明确诊断，护士需做好相关配合工作。

4.胸部物理治疗

包括体位引流、叩背和胸壁振动。适用于伴有并发症的重症肺炎患儿，可以促进患儿排出支气管分泌物，改善通气和血液灌注功能，维持正常的功能残气量。做胸部物理疗法前最好先做雾化吸入治疗，稀释痰液并随时准备吸痰。体位引流是通过体位的改变，依靠重力作用将分泌物从特定的肺段中引流到气管，然后通过咳嗽或吸痰将分泌物排出。在实施体位引流前，护士需评估重点引流的肺叶。在进餐和鼻饲后 1h 内不能实施体位引流，以免引起胃内容物反流导致误吸。通常在体位引流的同时进行叩背和胸壁振动。叩背是指护士有节奏地用屈曲的手掌或叩击器叩击在做体位引流肺段的胸壁，每个肺段拍 3～5min，避开锁骨、肩胛骨、脊椎或游离肋骨。叩背时嘱患儿做深呼吸，在吸气末开始振动直至呼气末，也可采用叩背排痰机，可以达到同样效果。

(四)饮食护理

给予富含蛋白质、维生素及易消化的饮食，少量多餐。给婴儿进食时应耐心，抬高患儿头部或抱起，呛咳重者用滴管或小勺缓慢喂食，以免进食用力或呛咳加重病情。如婴儿因鼻塞而妨碍吸吮，可在哺乳前 15min 用 0.5% 麻黄碱液滴鼻，通畅鼻腔，以利吸吮。发热患儿应注意增加喂水频次，入量不足者遵医嘱静脉补液。对重症患儿应准确记录 24h 出入量，根据患儿病情与药物性质严格控制静脉输液速度，以免发生循环负荷过重等不良反应。

(五)心理护理

鼓励患儿将不适的感受及时告诉医护人员，尽量满足患儿的合理要求。向患儿家属讲解疾病相关知识、治疗过程、诱因及预后，指导他们以正确的态度对待患儿，发挥患儿的主观能动性，采取有效措施缓解患儿的恐惧心理。

(六)病情观察

(1)观察患儿生命体征、神志、面色、呼吸、心音及心率变化,呼吸频率加快是婴儿呼吸困难的第一征象,年龄越小越明显。呼吸增快的判定标准(平静时观察 1min):小于 2 月龄≥60 次/min;2～12 个月≥50 次/min;1～5 岁≥40 次/min;大于 5 岁≥30 次/min。严重气道梗阻时,几乎听不到呼吸音,称闭锁肺(silentlung),是病情危重的征象。若出现发绀及呼吸困难应及时吸氧,配合医生处理。

(2)注意咳嗽的性质、口腔黏膜改变及有无皮疹等,早期发现麻疹、猩红热、百日咳、流行性脑脊髓膜炎等急性传染病。注意观察咽部有无充血、水肿、化脓,疑有咽后壁脓肿时,应及时报告医生,同时注意防止脓肿破溃,脓液流入气管引起窒息。有可能发生惊厥的患儿应加强巡视,密切观察体温变化,床边设置床档防坠床发生,备好急救物品及药品。

(3)观察有无心力衰竭、肺水肿、颅内压增高、中毒性肠麻痹、脓胸及脓气胸等相关并发症的发生。当患儿出现烦躁不安、呼吸>60 次/min,心率>180 次/min,心音低钝,奔马律,肝在短时间内急剧增大时,提示发生心力衰竭,应及时报告医生配合抢救,措施包括减慢输液速度,准备强心剂、利尿剂等;若患儿咳粉红色泡沫样痰为肺水肿的表现,可给予患儿吸入经 20%～30%酒精湿化的氧气,但每次吸入不宜超过 20min;密切观察患儿的意识、瞳孔、囟门及肌张力等变化,出现烦躁或嗜睡、惊厥、昏迷、呼吸不规则、肌张力增高等提示颅内高压;观察患儿有无腹胀、肠鸣音减弱或消失、呕吐物的性质、便血等,以便及时发现中毒性肠麻痹及胃肠道出血;若患儿出现剧烈咳嗽、呼吸困难、烦躁不安、面色青紫、胸痛及一侧呼吸运动受限等,提示出现了脓胸、脓气胸,及时配合医生给予胸穿或胸腔闭式引流。

八、健康指导

(1)居家环境应整洁、宽敞、采光好,采用湿式清扫,经常通风,家庭成员避免在儿童居室内吸烟,保持室内空气新鲜。

(2)合理喂养,提倡母乳喂养,及时添加辅食,保证蛋白质和维生素摄入,营养均衡避免偏食。

(3)户外运动,多晒太阳,预防佝偻病。加强体格锻炼,增强体质,提高呼吸系统抵抗力与适应环境能力。随气候变化及时增减衣服,出汗后及时更换衣服。

(4)呼吸道感染:高发季节避免带儿童去人多拥挤、空气不流通的公共场所。体弱儿童建议注射流感疫苗,增加对感染的防御能力。指导家属处理呼吸道感染的方法,使患儿在疾病早期能得到及时控制。定期体检,按时预防接种。

(5)当病情稳定、感染得到控制时可应用呼吸功能康复护理指导训练技术,包括缩唇呼吸、前倾体位和控制性腹式呼吸,增加呼吸肌的随意运动,改善氧气吸入和二氧化碳排出,提高患儿的心肺功能和体力活动能力。

(6)哮喘患儿指导呼吸运动,介绍用药知识和预防哮喘发作的方法,指导家属确认哮喘发作诱因。避免接触可能的过敏原,去除各种诱发因素(如寒冷刺激、食入鱼虾等),教会患儿及家属对疾病进行自我监测,辨认哮喘发作的早期征象、发作表现及掌握适当的处理方法;教会患儿和家属选用长期预防与快速缓解的药物,正确、安全用药,掌握正确的吸入方法,掌握不良反应的预防和处理对策,及时就医。

第四节　急性支气管肺炎

一、概述

支气管肺炎又称小叶性肺炎，为小儿最常见的肺炎，是威胁我国儿童健康的严重疾病，无论是发病率还是病死率均高于发达国家。

二、病因

国内小儿肺炎分离的病原菌主要是肺炎链球菌、流感嗜血杆菌、金黄色葡萄球菌、表皮葡萄球菌、克雷白杆菌、不动杆菌、枸橼酸杆菌及肠道杆菌等。近年来，一些无致病性或致病性不强的细菌逐渐成为小儿肺炎的重要病原菌。肺炎链球菌、金黄色葡萄球菌和流感嗜血杆菌是重症肺炎的重要病因。在一些研究中人们还发现化脓性链球菌和肠道革兰阴性菌也能引起严重肺炎。国内认为各种病毒性肺炎的总发病数有增多趋势。发达国家的小儿肺炎病原以病毒为主，发展中国家小儿肺炎病原以细菌为主。

支气管肺炎的病理形态分为一般性和间质性两大类。

(一)一般性支气管肺炎

主要病变散布在支气管壁附近的肺泡，支气管壁仅黏膜发炎。肺泡毛细血管扩张充血，肺泡内水肿及炎性渗出，浆液性纤维素性渗出液内含大量中性粒细胞、红细胞及病菌。病变通过肺泡间通道和细支气管向周围邻近肺组织蔓延，呈小点片状的灶性炎症，而间质病变多不显著。后期肺泡内巨噬细胞增多，大量吞噬细菌和细胞碎屑，可致肺泡内纤维素性渗出物溶解吸收、炎症消散、肺泡重新充气。

(二)间质性支气管肺炎

主要病变表现为支气管壁、细支气管壁及肺泡壁的充血、水肿与炎性细胞浸润，呈细支气管炎、细支气管周围炎及肺间质炎的改变。病毒性肺炎主要为间质性支气管肺炎。

肺炎时，由于气体交换面积减少和病原微生物的作用，可发生不同程度的缺氧和感染中毒症状。中毒症状如高热、嗜睡、昏迷、惊厥以及循环衰竭和呼吸衰竭，可由毒素、缺氧及代谢异常(如代谢性酸中毒、稀释性低钠血症)引起。缺氧是由呼吸功能障碍引起的，包括外呼吸及内呼吸功能障碍两方面。外呼吸功能障碍可使肺泡通气量下降，通气/血流比率失调及弥散功能障碍，结果导致低氧血症，甚至出现二氧化碳潴留。内呼吸功能障碍导致组织对氧的摄取和利用不全，以及电解质酸碱失衡，可引起多系统功能障碍。危重患儿可发生心力衰竭和呼吸衰竭、微循环障碍甚至并发弥散性血管内凝血。

三、临床表现

(一)一般症状

起病急骤或迟缓。骤发的有发热、拒食或呕吐、嗜睡或烦躁、喘憋等症状。发病前可先有轻度的上呼吸道感染数日。早期体温多在 38～39℃，亦可高达 40℃ 左右，大多为弛张型或不规则发热。

（二）呼吸系统症状及体征

咳嗽及咽部痰声，一般早期就很明显。呼吸增快，可达 40～80 次/min，呼吸和脉搏的比例自 1：4 上升为 1：2 左右。常见呼吸困难，严重者呼气时有呻吟声、鼻翼扇动、三凹征、口周或甲床发绀。有些患儿头向后仰，以使呼吸通畅。

胸部体征早期常不明显，或仅有呼吸音变粗或稍减低。以后可听到中、粗湿啰音，有轻微的叩诊浊音。数天后，可闻细湿啰音或捻发音。病灶融合扩大时，可听到管状呼吸音，并有叩诊浊音。

WHO 儿童急性呼吸道感染防治规划特别强调呼吸增快是肺炎的主要表现。呼吸急促指：幼婴＜2 月龄，呼吸≥60 次/min；2～12 月龄，呼吸≥50 次/min；1～5 岁，呼吸≥40 次/min。重症肺炎征象为激惹或嗜睡、拒食、胸壁吸气性凹陷及发绀。这为基层医务人员和初级卫生保健工作者提供简单可行的诊断依据，值得推广。

（三）其他系统的症状及体征

较多见于重症患儿。

1.消化道症状

婴幼儿患肺炎时，常伴发呕吐、腹泻、腹痛等消化道症状。有时下叶肺炎可引起急性腹痛，应与腹部外科疾病（急腹症）鉴别。

2.循环系统症状

较重肺炎患儿可出现脉搏加速，心音低钝。可有充血性心力衰竭的征象。有时四肢发凉、口周灰白、脉搏微弱，则为末梢循环衰竭。

3.神经系统症状

常见烦躁不安、嗜睡，或两者交替出现。婴幼儿易发生惊厥，多由于高热或缺钙所致。如惊厥的同时有明显嗜睡或烦躁，意识障碍，甚至发生强直性肌痉挛、偏瘫或其他脑征，则可能并发中枢神经系统病变如脑膜脑炎、中毒性脑病等。

4.并发症

早期正确治疗者并发症很少见。

支气管肺炎最多见的并发症为不同程度的肺气肿或肺不张，可随肺炎的治愈而逐渐消失。长期肺不张或反复发作的肺炎，可导致支气管扩张或肺源性心脏病。细菌性肺炎应注意脓胸、脓气胸、肺脓肿、心包炎及败血症等。有些肺炎还可并发中毒性脑病。少数重症肺炎患儿还可并发弥散性血管内凝血、胃肠出血或黄疸、噬血细胞综合征等。有些肺炎患儿迅速发展成呼吸衰竭而危及生命。有些严重肺炎患儿可致水电解质紊乱和酸碱失衡，尤需注意并发低钠血症、混合性酸中毒和乳酸酸中毒。

四、辅助检查

（一）X 线检查

可表现为非特异性小斑片状肺实质浸润阴影，以两肺下野、心膈角区及中内带较多。常见于婴幼儿。小斑片病灶可部分融合在一起成为大片状浸润影，甚至可类似节段或大叶性肺炎的形态。可产生肺不张或肺气肿。在小儿肺炎中肺气肿是早期常见征象之一。可出现肺间质改变的 X 线征象，肺门周围局部的淋巴结大多数不肿大或仅呈现肺门阴影增深，甚至肺门周围浸润。胸膜改变较少,有时可出现一侧或双侧胸膜炎或胸腔积液的现象。

(二)血常规

细菌性肺炎患儿白细胞总数大多增高,一般可达$(15\sim30)\times10^9/L$,偶可高达$50\times10^9/L$。中性粒细胞达$60\%\sim90\%$。病毒性肺炎时,白细胞数多低下或正常。

(三)C反应蛋白

在细菌感染,C反应蛋白(CRP)的阳性率可高达96%,并随感染的加重而升高。同时,CRP还有助于细菌、病毒感染的鉴别。一般来说,病毒感染的患儿CRP值较低。

(四)血气分析、血乳酸盐和阴离子间隙(AG)测定

对重症肺炎有呼吸衰竭者,可以依此了解缺氧与否及严重程度、电解质与酸碱失衡的类型及程度,有助于诊断治疗和判断预后。

(五)病原学检查

1.细菌直接涂片镜检和细菌分离鉴定

需要注意的是,咽拭子和鼻咽分泌物中分离到的菌株只能代表上呼吸道存在的细菌,并不能代表下呼吸道感染的病原。胸腔积液在化脓性胸膜炎患儿的培养阳性率较高。肺泡灌洗术所取标本采用防污、刷检等技术,能更好地反映下呼吸道病原。也可以使用细菌核酸的检测发现细菌。

2.病毒病原

可使用鼻咽分泌物的PCR测定、免疫荧光测定法、固相免疫测定等。

(六)血清学检查

1.双份血清

适用于抗原性较强,以及病程较长的细菌感染性疾病的诊断。通常采取双份血清,如果$S2/S1\geqslant4$倍升高,则可确定为现症感染。

2.单份血清

包括特异性IgM和特异性IgG检测。IgM产生得较早,消失得快,所以能代表现症感染,临床使用较广泛。特异性IgG产生的较晚,不能作为早期诊断,但在疾病的某一时期单份血的IgG达到一定的水平,也可认为是现症感染。如肺炎衣原体特异性IgG效价$\geqslant1:512$,即可认为是现症感染。

五、诊断

根据急性起病、呼吸道症状及体征,一般临床诊断不难。必要时可做X线检查。气管分泌物细菌培养、咽拭子病毒分离有助于病原学诊断。其他病原学检查包括抗原和抗体检测。

六、鉴别诊断

在婴儿时期,常需与肺结核及其他引起呼吸困难的病症鉴别。

(一)肺结核

鉴别时应重视家庭结核病史、结核菌素试验以及长期的临床观察。肺结核X线大多见肺部病变明显而临床症状较少,两者往往不成比例。

(二)发生呼吸困难的其他疾病

如喉部梗阻,一般患儿有嘶哑、哮吼、吸气性呼吸困难等症状。如患儿呼吸加深,应考虑是

否有酸中毒。支气管哮喘的呼吸困难以呼气相为主。婴儿阵发性心动过速虽有气促、发绀等症状,但有发作性心动过速的特点,可借助于心电图检查。

七、治疗

(一)一般治疗

1.护理

环境要安静、整洁。要保证患儿休息,避免过多治疗措施。室内要经常通风换气,使空气比较清新,并须保持一定温度(20℃左右)、湿度(相对湿度以60％为宜)。烦躁不安常可加重缺氧,可给镇静剂。但不可用过多的镇静剂,避免咳嗽受抑制反使痰液不易排出。避免使用呼吸兴奋剂,以免加重患儿的烦躁。

2.饮食

应维持足够的入量,给予流食,并可补充维生素,应同时补充钙剂。对病程较长者,要注意加强营养,防止发生营养不良。

(二)其他治疗

1.抗生素疗法

细菌性肺炎应尽量查清病原菌后,至少要在取过体液标本做相应细菌培养后,开始选择敏感抗生素治疗。一般先用青霉素类治疗,不见效时,可改用其他抗生素,通常按照临床的病原体诊断或培养的阳性病菌选用适当抗生素。对原因不明的病例,可先联合应用两种抗生素。目前,抗生素,尤其头孢菌素类药物发展很快,应根据病情、细菌敏感情况、患儿的经济状况合理选用。

儿童轻症肺炎首先用青霉素或第一代头孢菌素或氨苄西林。以上无效时改用哌拉西林或舒他西林或阿莫西林克拉维酸钾等。对青霉素过敏者用大环内酯类。疑为支原体或衣原体肺炎,首先用大环内酯类。

院内获得性肺炎及重症肺炎常由耐药菌引起,选用抗生素如下:①第二代或第三代头孢菌素,必要时可选用碳青霉烯类;②阿莫西林克拉维酸钾或磷霉素;③金黄色葡萄球菌引起的肺炎,选用万古霉素、利福平,必要时可选用利奈唑胺;④肠杆菌肺炎宜用第三代头孢菌素或头孢哌酮舒巴坦,必要时可选用碳青霉烯类,或在知情同意后联合氨基糖苷类。

抗生素应使用到体温恢复正常后5~7d。停药过早不能完全控制感染;不可滥用抗生素,否则易引起体内菌群失调,造成致病菌耐药和真菌感染。

2.抗病毒疗法

如临床考虑病毒性肺炎,可试用利巴韦林,其为广谱抗病毒药物,可用于治疗流感、副流感病毒、腺病毒以及RSV感染。更昔洛韦目前是治疗CMV感染的首选药物。另外,干扰素、聚肌胞注射液及左旋咪唑也有抗病毒作用。奥司他韦是神经氨酸酶抑制剂,可用于甲型和乙型流感病毒的治疗。

3.免疫疗法

大剂量免疫球蛋白静脉注射对严重感染有良好治疗作用,可有封闭病毒抗原、激活巨噬细胞、增强机体的抗感染能力和调理功能的作用。要注意的是,选择性IgA缺乏者禁用。但由于其价格昂贵,不宜做常规治疗。

4.对症治疗

包括退热与镇静、止咳平喘的治疗、氧疗等。对于有心力衰竭者,应早用强心药物。部分患儿出现腹胀,多为感染所致的动力性肠梗阻(麻痹性肠梗阻),一般采用非手术疗法,如禁食、胃肠减压等。弥散性血管内凝血(DIC)的治疗包括治疗原发病,消除诱因,改善微循环,抗凝治疗,抗纤溶治疗,血小板及凝血因子补充,溶栓治疗等。在积极治疗肺炎时应注意纠正缺氧酸中毒、改善微循环、补充液量等。

5.液体疗法

一般肺炎患儿可口服保持液体入量,不需输液。对不能进食者,可进行静脉滴注输液。总液量以 60~80mL/(kg·d)为宜,婴幼儿用量可偏大,较大儿童则应相对偏小。有明显脱水及代谢性酸中毒的患儿,可用 1/3~1/2 等渗的含钠液补足累积丢失量,然后用上述液体维持生理需要。有时,病程较长的严重患儿或在大量输液时可出现低钙血症,有手足搐搦或惊厥,应由静脉缓慢注射 10%葡萄糖酸钙 10~20mL。

6.激素治疗

一般肺炎不需用肾上腺皮质激素。严重的细菌性肺炎,用有效抗生素控制感染的同时,在下列情况下可加用激素:①中毒症状严重,如出现休克、中毒性脑病、超高热(体温在 40℃以上持续不退)等;②支气管痉挛明显,或分泌物多;③早期胸腔积液,为了防止胸膜粘连也可局部应用。以短期治疗不超过 5d 为宜。一般静脉滴注氢化可的松 5~10mg/(kg·d)或甲泼尼龙 1~2mg/(kg·d)或口服泼尼松 1~2mg/(kg·d)。用激素超过 5~7d 者,停药时宜逐渐减量。病毒性肺炎一般不用激素,毛细支气管炎喘憋严重时,也可考虑短期应用。

7.物理疗法

对于啰音经久不消的患儿宜用光疗、电疗。

8.并发症的治疗

肺炎常见的并发症为腹泻、呕吐、腹胀及肺气肿。较严重的并发症为脓胸、脓气胸、肺脓肿、心包炎及脑膜炎等。如出现上述并发症,应给予针对性治疗。

八、预防

(一)加强护理和体格锻炼

婴儿时期应注意营养,及时增添辅食,培养良好的饮食及卫生习惯,多晒太阳,防止佝偻病的发生。从小锻炼身体,室内要开窗通风,经常在户外活动。

(二)预防急性呼吸道感染及呼吸道传染病

对婴幼儿应尽可能避免接触呼吸道感染的患儿,注意防治容易并发严重肺炎的呼吸道传染病,如百日咳、流感、腺病毒及麻疹等。对免疫缺陷性疾病或应用免疫抑制剂的患儿更要注意。

(三)疫苗接种

RSV 疫苗和腺病毒疫苗均处于研发阶段,流感疫苗较成功。流感嗜血杆菌和肺炎链球菌疫苗可有效预防上述两种细菌感染。

九、预后

取决于患儿年龄、肺部炎症能否及时控制、感染细菌的数量、毒力强弱及对抗生素的敏感程度、患儿机体免疫状况以及有无严重并发症等。年龄越小,肺炎的发病率和病死率越高,尤其是新生儿和低体重儿。在营养不良、佝偻病、先天性心脏病、麻疹、百日咳或长期支气管炎的基础上并发肺炎,则预后较差。肺炎并发脓气胸、气道梗阻、中毒性脑病、心力衰竭和呼吸衰竭时,也使预后严重。

十、护理问题

(一)清理呼吸道无效

与呼吸道分泌物增多、黏稠及排痰功能差有关。

(二)气体交换受损

与肺部充血,水肿、渗出造成的通气和换气功能障碍有关。

(三)体温过高

与肺部感染有关。

(四)营养失调

低于机体需要量与高热、食欲下降、呕吐、腹泻等有关。

(五)潜在并发症

心力衰竭,中毒性肠麻痹、中毒性脑病,脓胸、脓气胸,肺大疱等。

(六)知识缺乏

家长缺乏小儿肺炎护理和预防知识。

十一、护理措施

(一)保持呼吸道通畅

1.环境护理

居室应定时开窗通风,每次 15～20min,保持室内空气新鲜,室温 18～22℃,湿度 55%～65%。将不同病原体肺炎患儿分室收治,护理患儿时应戴口罩,护理前后要洗手,并定期进行空气消毒,避免交叉感染。

2.供给水分

鼓励患儿多饮水,以降低痰液的黏稠度,促进毒素排出及降低体温。

3.变换体位及拍背

卧床期间应常为患儿变换体位,定时为患儿翻身、拍背,将五指并拢,稍向内合掌,由下向上,由外向内轻拍患儿背部,对年长患儿可同时指导并鼓励其咳嗽,促进分泌物排出。

4.超声雾化吸入

对痰液黏稠者可采用超声雾化吸入 2～4 次/d,每次 20min,以稀释痰液,利于排痰。雾化吸入时可遵医嘱加入抗感染药及祛痰药。

5.协助治疗

遵医嘱使用抗感染药物及对症治疗药物,以消除肺部炎症,减少炎性分泌物产生,促进分泌物排出,保持呼吸道通畅。并观察药物的疗效与不良反应。

6.吸痰

及时清除患儿口鼻分泌物,对于痰多黏稠、咳嗽无力的患儿,可用电动负压吸引器吸痰。吸痰动作应轻、快,间断进行,每次 10～15s,防止损伤呼吸道黏膜及发生缺氧。吸痰不能过频,防止因刺激呼吸道黏液产生增多。

7.观察与评价

观察患儿呼吸、咳嗽、咳痰情况,是否有气促、痰鸣、烦躁、发绀等表现,评价护理的效果。

(二)改善缺氧状况

1.急性期患儿应卧床休息

尽量避免哭闹,以减少氧的消耗。应采取半卧位或头抬高位,并经常变换体位,以利于呼吸,促进排痰,减轻肺淤血,防止肺不张。及时清除呼吸道分泌物,保持呼吸道通畅。

2.遵医嘱给氧

一般采用鼻导管给氧,氧气流量为 0.5～1L/min,氧气浓度不超过 40%。新生儿、婴幼儿及鼻腔分泌物多者可用面罩、头罩或氧帐给氧,氧流量为 2～4L/min,氧浓度为 50%～60%。也可采用氧气吸入与雾化吸入相结合,即"雾化吸氧"的方式,既湿化了氧气,又稀释了痰液。对呼吸衰竭患儿可遵医嘱使用人工呼吸机给氧。

3.密切观察

监测患儿呼吸频率的变化,观察给氧后烦躁、呼吸困难、发绀等缺氧状况是否改善。

(三)做好发热患儿的护理

监测体温变化并警惕高热惊厥的发生。当体温超过 38.5℃时,可采用物理降温或药物降温。

(四)维持适当营养

应给予患儿高热量、高蛋白、易消化的饮食,并要少量多餐,防止过饱影响呼吸、加重心脏负担。增加复合 B 族维生素及维生素 C 的补充。必要时给予鼻饲或静脉补充营养。

(五)密切观察病情,预防及监测并发症

1.预防并监测心力衰竭

患儿可采取半卧位休息,要保持安静,减少刺激,必要时遵医嘱给予镇静剂,控制输液速度,液体滴速不应高于 5mL/(kg·h)。如患儿突然出现烦躁不安、面色苍白、呼吸加快、心率加快、肝脏迅速增大等表现时,应及时报告医生,同时减慢输液速度,备好强心、利尿药物,协助医生进行抢救。

2.监测脓胸、脓气胸

密切观察患儿病情变化,若体温持续不退或退而复升,咳嗽加剧、咳大量脓痰、呼吸困难加重,患侧呼吸运动受限、烦躁不安、面色发绀等,警惕脓胸、脓气胸或肺大疱的发生,应及时通知医生并配合医生进行处理。

3.监测肠麻痹、消化道出血

观察有无腹胀、肠鸣音减弱等中毒性肠麻痹的表现,有无呕血、黑便等消化道出血的表现。一旦出现应遵医嘱给予补钾、腹部热敷、肛管排气、禁食、胃肠减压等相应处理。

4.监测中毒性脑病

观察患儿神志及瞳孔变化,若出现意识障碍、惊厥、呼吸不规则、前囟隆起等颅内压增高的表现,应立即通知医生并配合治疗。

十二、健康教育

(一)预防宣教

肺炎无特效的预防方法,但是充足的营养、适当的休息和锻炼、良好的家庭护理对预防肺炎都是有益的。按时接种各种疫苗(如麻疹疫苗),还可预防继发性肺炎的发生。在气候变化时要为小儿增减衣物,呼吸道传染病高发季节不到人多拥挤的公共场所,减少感染发生。

(二)康复指导

(1)根据家长的认知能力,采取适当的方式向患儿家长介绍肺炎的相关知识,如肺炎的病因、主要表现、治疗及护理要点、疾病预后等。

(2)向家长解释给患儿翻身、变换体位拍背的意义,并为患儿家长示范拍背的方法,使家长能与护理人员配合。

(3)告知家长正确用药、坚持用药的重要性。在治疗过程中应按剂量用药、按时用药、按疗程用药才能保证疾病的彻底治愈。

(4)恢复期患儿应避免过度疲劳,指导家长为患儿做好活动与休息的时间安排,以免病情反复。

(5)指导正确喂养,给患儿多喝水,饮食宜清淡、富营养,易消化,多吃蔬菜和水果,并要少量多餐。

第五节　细菌性肺炎

一、概述

肺炎是指终末气道、肺泡和肺间质的炎症,可由病原微生物、理化因素、免疫损伤、过敏及药物所致。细菌性肺炎是一种累及肺泡的炎症,出现肺泡水肿、渗出、灶性炎症,偶可累及肺间质和胸膜。

肺炎是儿童的主要常见病,也是儿童死亡的主要病因。据 WHO 估计 2000－2003 年期间,全世界每年约有 200 万 5 岁以下儿童死于肺炎,占该人群总死亡数的 19%,目前全球平均每 15s 就有一名儿童死于肺炎。肺炎一直是我国儿童主要的死亡原因,近几十年来,我国儿童肺炎病死率不断下降,据 2000 年统计,我国儿童肺炎病死率由 1991 年的 1512.7/10 万下降至2000 年的 773.6/10 万,但仍为儿童死亡的第一病因,占总死亡的 19.5%。

二、病因病理

(一)病因

儿童肺炎的病原复杂,各国研究结果存在差异。这可能是由不同国家地理位置、经济水平、研究病例所选儿童年龄组及检测方法、判断标准不同引起的。一般认为,发展中国家小儿社区获得性肺炎(CAP)以细菌病原为主,由于细菌感染的检测受检测方法和获取标本的限制,其比例难以确定。目前多以发达国家小儿 CAP 细菌病原谱作为参考:常见细菌病原包括肺炎链球菌、流感嗜血杆菌(包括 b 型和未分型流感嗜血杆菌)、金黄色葡萄球菌、卡他莫拉菌,此外还有表皮葡萄球菌、结核分枝杆菌、肠杆菌属细菌等。肺炎链球菌是各年龄段小儿 CAP 的首位病原菌,不受年龄的影响;流感嗜血杆菌好发于 3 个月～5 岁小儿;而肠杆菌属、B 族链球菌、金黄色葡萄球菌多见于 6 个月以内婴儿。

混合感染:儿童 CAP 混合感染率为 8%～40%,年龄越小,混合感染的概率越高。2 岁以内婴幼儿混合感染病原主要是病毒与细菌,在肺炎初始阶段首先为病毒感染,这也是小儿 CAP 病原学有别于成人的一个重要特征。而年长儿则多是细菌与非典型微生物的混合感染。

(二)病理改变

1.支气管肺炎

细菌性肺炎主要病理变化以一般性支气管炎肺炎表现为多见:炎性改变分布在支气管壁附近的肺泡,肺泡内充满炎性渗出物,经肺泡间通道和细支气管向邻近肺组织蔓延,形成点片状灶性病灶,病灶可融合成片,累及多个肺小叶。

2.大叶性(肺泡性)肺炎

病原体先在肺泡引起炎症,经肺泡间孔向其他肺泡扩散,使部分肺段或整个肺段、肺叶发生炎症改变;表现为肺实质炎症,通常不累及支气管。致病菌多为肺炎链球菌。但由于抗生素的广泛使用,典型的大叶性肺炎病理改变已很少见。

3.间质性肺炎

以肺间质为主的炎症,主要表现支气管壁、细支气管壁和肺泡壁水肿、炎性细胞浸润及间质水肿。当细支气管管腔被渗出物及坏死细胞阻塞,可见局限性肺气肿或肺不张。因病变仅在肺间质,故呼吸道症状较轻,异常体征较少。间质性肺炎以病毒性肺炎为多见,在细菌性肺炎中少见。

三、临床表现

不同细菌感染引起的肺炎临床表现差别较大,取决于病原体及宿主免疫状态。轻症仅表现呼吸系统症状,重症累及神经、循环、消化及全身各系统。

(一)一般表现

起病或急或缓。非特异性的症状包括发热、寒战、头痛、易怒、烦躁不安。常有前驱上呼吸道感染史。新生儿及婴幼儿常缺乏典型症状或体征,不发热或发热不高,咳嗽及肺部体征均不明显,常表现为拒奶、呛奶、呕吐、呼吸急促或呼吸困难。

(二)呼吸系统表现

1.症状

特异的肺部症状包括咳嗽、咳痰,脓性痰,伴或不伴胸痛;严重者有鼻翼扇动、三凹征、呼吸急促、呼吸困难,偶尔呼吸暂停等。早期为干咳,渐有咳痰,痰量多少不一。痰液多呈脓性,金葡菌肺炎较典型的痰为黄色脓性;肺炎链球菌肺炎为铁锈色痰;肺炎杆菌肺炎为砖红色黏冻样;铜绿假单胞菌肺炎呈淡绿色;厌氧菌感染常伴臭味。抗菌治疗后发展至上述典型的痰液表现已不多见。咯血少见。

2.肺部体征

早期不明显,仅有呼吸音粗或稍减低,之后可听到中、粗湿啰音。肺实变时有典型的体征,如叩诊浊音、语颤增强、支气管呼吸音、湿啰音等;伴胸腔积液或脓胸时,根据量多小可有不同的表现,如胸痛、叩诊浊音、语颤减弱、呼吸音减弱等。

部分有胸痛,累及胸膜时则呈针刺样痛。下叶肺炎刺激膈胸膜,疼痛可放射至肩部或腹部,后者易误诊为急腹症。

3.肺炎并发症

延误治疗或病原菌致病力强,可引起并发症。常见并发症有:脓胸、脓气胸、肺脓肿、肺大疱、化脓性心包炎、败血症。任何细菌性肺炎均可能出现气胸和肺大疱,但最常见的还是金葡菌肺炎。肺脓肿在链球菌和流感嗜血杆菌肺炎中极少见,常见于金葡菌肺炎和厌氧菌菌血症。

(三)肺外表现

1.消化系统症状

个别患儿尤其婴幼儿,可能有胃肠不适,包括恶心、呕吐、腹泻、腹胀或疼痛。重症出现胃肠功能衰竭的表现:腹胀显著者,称为中毒性肠麻痹;呕吐咖啡色样液体、症状突出者,称为应激性溃疡。下叶肺炎引起急性腹痛,与急腹症鉴别。

2.循环系统症状

重症肺炎患儿可心率加快,心音低钝。心力衰竭:患儿突然呼吸加快>60 次/min;心率增快达 180 次/min,与体温升高、缺氧不相称;骤发极度烦躁,明显发绀,面色发灰,指(趾)甲微血管充盈时间延长;心音低钝,奔马律,颈静脉怒张;肝脏迅速增大;少尿或无尿,颜面眼睑或双下肢水肿。

3.重症革兰阴性杆菌肺炎可发生微循环衰竭

面色及全身皮肤苍白,四肢发凉、发花,足跟毛细血管再充盈时间延长,眼底动脉痉挛,静脉迂曲扩张,尿量减少,多在休克前发生。

4.神经系统症状

患儿突然异常安详、淡漠或嗜睡,出现意识障碍,昏睡、谵妄甚至昏迷、惊厥。呼吸不规则和瞳孔不等大提示脑疝。脑脊液除压力增高外,余无异常。

(四)肺外感染灶

细菌性肺炎患儿可同时合并肺外器官感染、皮肤软组织感染、脑膜炎、感染性心内膜炎、心包炎、骨髓炎等。

四、辅助检查

(一)外周血检查

1.白细胞

细菌性肺炎白细胞总数及中性粒细胞多增多,核左移,胞质可见中毒颗粒。重症患儿可见白细胞降低。

2.C 反应蛋白(CRP)

细菌性肺炎时多明显升高。

3.血沉(ESR)

重症肺炎增快。

(二)病原学检查

1.细菌培养

血或胸腔积液、肺穿刺液、肺组织活检培养是确定肺炎病原菌的金标准。经纤维支气管镜或人工呼吸道吸引的下呼吸道标本、经防污染毛刷采集的下呼吸道标本由于污染少,培养结果参考价值高。

2.痰标本的采集

尽量在抗生素治疗前采集标本;尽量采用吸痰管留取深部痰液;2h 内送检;实验室镜检筛选合格标本(鳞状上皮细胞<10 个/低倍视野,多核白细胞>25 个/低倍视野,或两者比例<1:2.5)。

3.有意义的痰培养

①合格痰标本培养优势菌中度以上生长(≥+++);②合格痰标本细菌少量生长,但与涂片镜检结果一致(肺炎链球菌、流感嗜血杆菌、卡他莫拉菌);③3d 内多次培养到相同细菌。

4.无意义痰培养

①痰培养有上呼吸道正常菌群的细菌(如草绿色链球菌、表皮葡萄球菌、非致病奈瑟菌、类白喉杆菌等);②痰培养为多种病原菌少量(<+++)生长。痰标本由于存在污染或正常定植菌问题,需结合临床判断培养结果意义。

5.病原体抗原、核酸检测

可采用免疫学和分子生物学方法,如对流免疫电泳、乳胶凝集试验、点状酶联免疫吸附试验等检测细菌的特异性抗原,对诊断有一定参考价值。

(1)病原体抗体检测适用于抗原性较强、病程较长的细菌性肺炎,如链球菌肺炎、支原体肺炎。恢复期血清抗体滴度较发病初期升高 4 倍以上具有诊断意义,用于回顾性诊断。

(2)聚合酶链反应(PCR)或特异性基因探针检测病原体核酸。

(三)X 线检查

细菌性肺炎特征性影像学改变是节段性或肺叶的不规则浸润影、实变。大叶性肺炎是细菌性肺炎最具特点的改变,也可见多叶同时受累。出现胸腔积液、肺大疱或肺脓肿强烈提示细菌性肺炎。葡萄球菌肺炎特点是影像学短期内进展迅速,在婴幼儿尤其明显。A 组链球菌肺炎可能起初表现为弥散性间质浸润,之后发展为肺叶或肺段实变。革兰阴性杆菌肺炎常呈下叶支气管肺炎型,易形成多发性小脓腔。厌氧菌肺炎也可出现肺脓肿或气液平。小婴儿由于免疫力低,感染无法局限于一叶肺,X 线常为支气管肺炎表现。

五、诊断

根据典型的临床症状和体征肺炎诊断不难。诊断中注意以下问题。

(一)病原体诊断

病原体的分离及其药敏结果对治疗意义重大,临床上尽量提高病原体阳性分离率,包括应用抗生素前采样培养,首选无菌部位培养(血、胸腔积液、肺穿刺液等),或者支气管灌洗液送培养。痰标本取深部气管分泌物,同时考虑到痰标本可能高达 30%存在正常定植菌及污染可能,必须结合培养结果和临床表现综合分析,必要时反复培养。咽拭子和鼻咽分泌物培养只能代表上呼吸道存在的细菌,并不代表下呼吸道病原。国内外报道最高大约只有 50%的细菌性肺炎可以确诊病原体诊断,而血培养的阳性比例只有 10%~15%,胸腔积液阳性比例只有大约30%。

(二)肺炎的并发症诊断

细菌性肺炎可能的并发症及常见病原菌。

1.肺部并发症

细菌性肺炎易合并脓胸、脓气胸、肺大疱等肺部并发症,治疗过程中一旦出现发热反复或突发的呼吸困难、胸痛、烦躁、发绀,要考虑并发症可能。

2.重症肺炎常合并多个肺外器官受累

(1)肺炎相关性脑病的早识别:高颅内压伴脉搏减慢有重要的早期诊断价值。婴幼儿发生呕吐较早,多见于晨起时,可呈喷射状,须与平时易吐奶者相鉴别。因颅内压增高,年长患儿诉头痛重,但常因患儿迅速转入意识障碍使得医生无法获得该主诉。重症肺炎并发脑病症状患儿一般不宜做腰穿检查,以免脑疝形成。

(2)注意机体内环境紊乱造成肺炎病情恶化,包括有效循环血量、酸碱平衡、水电解质、血糖等状态有无异常。肺炎患儿除可能发生呼吸性酸中毒、乳酸性酸中毒外,还可能发生低钠血症、呼吸性碱中毒、低钾血症、高血糖等。

(3)注意休克和DIC的早识别:重症肺炎常存在代谢性酸中毒、电解质紊乱等,加之呕吐、腹泻,有效循环血量更加不足,血液高凝,可能发生休克和DIC。小婴儿有效血容量不足时,需要从病史、体征和辅助检查等方面综合判断,对扩容治疗的反应是重要的验证手段。心率和呼吸增快机制的分析:应避免静止、简单地只用呼吸、心率绝对值作为判断呼吸衰竭和心力衰竭主要指标,也要避免以单次的血气或床边多普勒超声心动测定数值作为呼吸衰竭、心力衰竭的唯一判断指标。应结合整体情况全面分析、动态评价。

六、鉴别诊断

(一)病毒性肺炎

以婴幼儿多见,常有流行病学接触史,发病前常有上呼吸道症状,多数有喘息。胸片早期以肺纹理增粗为主,后期亦可出现片状浸润,外周血白细胞正常、稍升高(<1500/mm³)或降低。CRP正常或稍升高。抗生素治疗无效。

(二)肺结核

肺结核多有全身中毒症状,如午后低热、盗汗、乏力等;胸片示肺上叶尖后段和下叶背段,可有空洞或肺内播散;痰中找到结核分枝杆菌可确诊,血抗结核抗体、胸腔积液 γ-干扰素、血T-SPOT可协助诊断。

(三)急性肺脓肿

早期与肺炎链球菌肺炎症状相似。但后期肺脓肿患儿咳大量脓臭痰,影像学可见脓腔及气液平。

(四)肺癌

多无急性感染症状。肺癌常伴阻塞性肺炎,抗感染治疗效果差。纤维支气管镜、肺穿刺活检病理、痰脱落细胞学检查可确诊。

(五)非感染性肺病

如哮喘、异物吸入、吸入性肺损伤、自发性气胸、肺间质纤维化、肺嗜酸性粒细胞浸润症、肺水肿、肺不张、肺血管炎等。

(六)肺外疾病

如白血病浸润、充血性心力衰竭、代谢性酸中毒代偿性呼吸急促(如糖尿病酮症酸中毒)。

七、治疗

(一)一般治疗

1.室内环境

保持室内安静,温度 20℃左右,湿度 60%。

2.保持呼吸道通畅

及时清除上呼吸道分泌物,变换体位以利排痰。

3.加强营养

易消化富含蛋白质维生素饮食,不能进食者给予静脉营养。

(二)病原治疗

考虑到高达 50% 患儿查不出病原菌,同时细菌培养及药敏试验存在滞后性。所以,对儿童肺炎的治疗仍多为经验性选择。

有效和安全是选择抗生素的首要原则,选择依据是感染严重度、病程、患儿年龄、原先抗生素使用情况和全身脏器(肝、肾)功能状况等。学龄前儿童社区获得性肺炎(CAP)以病毒感染多见,不建议常规给予抗生素。对怀疑细菌性肺炎的患儿,选择抗生素应覆盖最常见病原菌,包括肺炎链球菌、流感嗜血杆菌和金黄色葡萄球菌及非典型微生物,轻症肺炎可在门诊给予口服抗生素,不强调抗生素联合使用。3 个月以下小儿有沙眼衣原体肺炎可能;而 5 岁以上者肺炎支原体肺炎、肺炎衣原体肺炎比率较高,故均可首选大环内酯类;4 个月至 5 岁尤其重症者,必须考虑肺炎链球菌肺炎,应该首选大剂量阿莫西林或阿莫西林＋克拉维酸,备选有头孢克洛、头孢羟氨苄、头孢丙烯、头孢呋辛、头孢地尼、头孢噻肟、头孢曲松、新一代大环内酯类抗生素等。如考虑金葡菌肺炎,应首选苯唑西林、氯唑西林,万古霉素应该保留为最后的选择而不宜一开始就无区分地选用。

重度 CAP 应该住院治疗,重度肺炎视具体情况可选用下列方案之一:①阿莫西林加克拉维酸或氨苄西林加舒巴坦;②头孢呋辛、头孢曲松或头孢噻肟;考虑细菌合并支原体或衣原体肺炎,可以联合使用大环内酯类＋头孢曲松/头孢噻肟。

轻度院内感染性肺炎(HAP)伴有危险因素存在或重度 HAP,应考虑厌氧菌、产超广谱β—内酰胺酶(ESBLs)革兰阴性肠杆菌、铜绿假单胞菌、真菌等可能,初始经验选用广谱抗生素,但同时必须注意个体化。肠杆菌科细菌(大肠埃希菌、肺炎克雷白杆菌、变形杆菌等),不产ESBLs 者首选头孢他啶、头孢哌酮、头孢吡肟、替卡西林＋克拉维酸、哌拉西林＋三唑巴坦等,产 ESBLs 菌首选亚胺培南、美罗培南、帕尼培南。厌氧菌肺炎首选青霉素联用克林霉素或甲硝唑,或阿莫西林、氨苄西林。真菌性肺炎首选氟康唑(针对隐球菌、念珠菌、组织胞浆菌等)、伊曲康唑(针对曲霉菌、念珠菌、隐球菌),备选有两性霉素 B 及其脂质体、咪康唑等。伏立康唑、卡泊芬净等儿科尚无足够经验。

(三)肺部并发症的治疗

一旦引流液明显减少,应考虑尽早停止胸腔引流,对于金黄色葡萄球菌脓胸、肺炎链球菌肺炎或流感嗜血杆菌脓胸患儿,通常的引流时间为 3～7d。脓胸患儿需延长抗生素疗程,并随诊;比较成人,儿童脓胸需要手术行脓胸剥离术的比例低。肺大疱通常无须特殊治疗。

(四)对症治疗

1.心力衰竭的治疗原则

镇静、吸氧、利尿、强心,应用血管活性药物。呋塞米(速尿)静脉用,减轻体内水钠潴留,减轻心脏前负荷。强心药可选用快速洋地黄制剂(如地高辛或毛花苷 C)静脉缓注,但考虑到由于存在缺氧、心肌损害、离子紊乱等因素,洋地黄药物剂量应减少 1/3～1/2。血管活性药物可选用酚妥拉明、多巴胺、多巴酚丁胺等。静脉用酚妥拉明每次 0.3～0.5mg/kg(儿童最大剂量每次不超过 10mg),每天 2～3 次,有利于改善心肺循环,减轻肺水肿,有利于心力衰竭恢复。

2.肺炎相关性脑病

早发现,主要是降颅内压,选用甘露醇,剂量一般为每次 0.5～2.0g/kg,由于重症肺炎常合并心、肺功能不全,建议小剂量多次给予,可选用每次 0.5g/kg,每 3～4h 1 次,可配合静脉用地塞米松和呋塞米。此时补液原则是快脱慢补,以防脑水肿继续加重,待病情好转、尿量大增可选择快补慢脱。一般在症状改善或消失后,上述三药可酌情再用几天,然后于短期内分别撤除。

3.胃肠功能衰竭的治疗

早发现,早干预。

(1)中毒性肠麻痹:禁食、胃肠减压(胃管排气或肛管排气),药物可选用:新斯的明,每次 0.045～0.060mg/kg,皮下注射;或酚妥拉明,每次 0.2～0.5mg/kg,肌肉注射或静脉滴注,每 2～6h 1 次。亦可连用酚妥拉明,改善微循环。

(2)消化道出血:1.4%碳酸氢钠溶液洗胃,然后用甲氰咪胍 10～20mg/kg 注入胃内,保留 3～4h,一般可用 1～2 次。如有大出血时应及时输血,止血剂可选用云南白药、凝血酶、氨甲环酸等。

4.维持体液平衡、内环境稳定

总液体量以 60～80mL/(kg·d)为宜,对高热、喘息重者可酌情增加。液体选择 4:1 或 5:1 液,热量供给至少 210～250J/(kg·d)。注意纠正低钾、低钠。

5.肾上腺皮质激素

适用于中毒症状明显;严重喘息;胸膜有渗出;合并感染性休克、脑水肿、中毒性脑病、呼吸衰竭者。可选用氢化可的松 5～10mg/(kg·d)或地塞米松 0.1～0.3mg/(kg·d),静脉滴注,疗程 3～5d。

八、预防

肺炎是可防可控疾病。WHO 于 2007 年提出"肺炎预防和控制全球行动计划"(GAPP),指出免疫、充分的营养以及通过处理环境因素和病例管理可预防和控制肺炎。其中疫苗接种是有效的预防肺炎方法,目前已证实多种疫苗包括:b 型流感嗜血杆菌、肺炎球菌、麻疹和百日咳疫苗是有效的预防肺炎的内方法。病例管理可降低现症肺炎病死率和传播概率。鼓励新生婴儿的最初 6 个月纯母乳喂养,适当补充锌剂有利于预防肺炎和缩短病程。以下环境因素增加儿童患肺炎风险:室内空气污染与生物质燃料做饭和加热(如木材或粪);家庭生活环境拥挤;父母吸烟,应避免。

九、预后

无败血症的肺炎患儿,病死率低于1%。死亡病例主要见于有严重基础疾病患儿或合并严重并发症者。个别患儿可能留有机化性肺炎或慢性限制性肺病。

十、护理评估

(一)健康史

询问既往身体健康状况,有无慢性疾病及本次发病时间及病情进展情况,有无受凉、淋雨及呼吸道防御功能受损等诱因;了解目前饮食、睡眠情况等。

(二)身心状况

1.症状评估

多数起病急骤,有寒战、高热、咳嗽。当炎症累及胸膜时可有胸痛,咳嗽、深呼吸时加重,侧卧位时减轻。

2.护理体检

检查患儿是否是有呼吸困难和发绀;有无患侧呼吸运动减弱、语颤增强、叩诊呈浊音;有无支气管呼吸音、消散期可闻及湿啰音及胸膜摩擦音。

3.心理评估

由于起病急骤,病情严重,没有思想准备,常为疾病感到焦虑不安,尤其是治疗不及时,更加重患者的心理负担。

十一、护理问题

(一)体温过高

与肺部感染有关。

(二)疼痛、胸痛

与肺部炎症累及胸膜有关。

(三)气体交换受损

与气道内黏液的堆积及局部感染等因素致呼吸面积减少有关。

(四)潜在并发症

感染性休克。

十二、护理目标

(1)患者体温能逐渐恢复到正常范围。

(2)患者能运用缓解胸痛的方法,使疼痛减低。

(3)患者呼吸平稳,缺氧状况改善。

十三、护理措施

(一)生活护理

1.环境与休息

安置患者于清洁、安静、舒适的病室,注意通风、保持一定的温度与湿度。

2.口腔和饮食

应在清晨、餐前、餐后、睡前协助患者清洁口腔,以使其感到舒适,增进食欲;口唇干裂,可涂液状石蜡。提供适合患者口味的高蛋白、高热量、高维生素、易消化的流质或半流质饮食。

(二)病情观察

(1)观察体温、脉搏、血压和呼吸、意识、胸痛情况。

(2)痰液的颜色、性质、量、气味,留痰标本做细菌培养及药敏试验(最好在用抗菌药物之前留取)。

(3)有无出现面色苍白、四肢厥冷、烦躁不安、意识恍惚、脉搏快而弱、血压下降等感染性休克的症状。

(三)配合治疗

(1)促进排痰:可进行翻身拍背、雾化吸入,保持呼吸道通畅。

(2)抗休克。

(四)健康教育

向患者介绍有关肺炎的基本知识,指导患者平时注意锻炼身体,特别要加强防寒锻炼,并协助制订和实施锻炼计划。指导有皮肤感染灶者应及时治疗。增加营养的摄入,保证充足的睡眠时间,避免过度劳累,以增强机体抗感染的能力。

第六节　病毒性肺炎

病毒性肺炎是指各种病毒感染引起的肺部炎症,通常累及肺间质,X 线表现为间质性肺炎。引起肺炎的常见病毒包括呼吸道合胞病毒(RSV)、副流感病毒、流感病毒、腺病毒等,其中最常见和临床表现最具特征性的病毒性肺炎是 RSV 肺炎和腺病毒肺炎。

一、呼吸道合胞病毒肺炎

(一)概述

呼吸道合胞病毒(RSV)肺炎是最常见的病毒性肺炎。RSV 只有一个血清型,但有 A、B 两个亚型,我国不同地区呈现 A、B 亚型交替流行趋势。本病多见于婴幼儿,尤其多见于 1 岁以内的小儿。一般认为其发病机制是 RSV 对肺的直接侵害,引起间质性炎症,而非变态反应所致,与 RSV 毛细支气管炎不同。

(二)病因

RSV 为副黏病毒科肺炎病毒属、单股负链 RNA 病毒,大小约150nm,为球形或丝状,病毒表面有脂蛋白组成的包膜,包膜上有由糖蛋白组成的长 12～16nm 突出物。包膜表面的 G 和 F 蛋白介导病毒入侵气道上皮细胞,具有免疫原性,能使机体产生中和抗体。

在婴儿体内,RSV 首先繁殖于咽部,以后延及支气管、细支气管,引起支气管和细支气管的上皮细胞坏死,最后侵犯肺泡。纤毛功能和保护黏液膜受到破坏,最后侵犯肺泡。在气管黏膜层充满空泡样环状细胞,上皮层内有淋巴细胞和浆细胞的渗出,支气管周围单核细胞浸润,细支气管被黏液、纤维素及坏死的细胞碎屑堵塞;小支气管、肺泡间质及肺泡内亦有炎症细胞浸润。由于支气管梗塞,可继发肺气肿、肺不张。

（三）临床表现

RSV 感染临床表现与年龄关系密切。新生儿常呈不典型上呼吸道症状,伴嗜睡、烦躁;2～6 个月婴儿常表现为毛细支气管炎、喘憋性肺炎;儿童、成人则多见上呼吸道症状;大部分感染 RSV 的患儿可以在家里观察治疗,当出现呼吸频率增加(尤其是＞60 次/min)、吸气性三凹征、发绀或鼻翼扇动,尿量减少,则提示病情加重或全身恶化,需要及时就诊。

本病在临床上可分为潜伏期、前驱期、喘憋期、肺炎期及恢复期,病程 3～7d。潜伏期 3～5d,可出现上呼吸道的症状如鼻炎、咽炎。发热一般不高,很少超过 39℃,甚至可不发热。经 1～2d 出现呼吸困难,表现为阵发性喘息,以呼气性呼吸困难为主,唇周发绀和烦躁不安,严重时呼吸可达 60～80 次/min,有鼻翼扇动和吸气时三凹现象,两肺可闻及喘鸣音和中细湿啰音。甚至出现阻塞性肺气肿,表现为胸廓膨隆,肋间隙增宽;叩诊呈过清音,阻塞严重时呼吸音降低。由于肺部膨胀,膈肌下移,肝、脾被推向下方,而被误诊为心力衰竭引起的淤血性肝大。由于过度换气加上喘息,呼吸困难,不能吮乳,常伴有脱水。较大年龄儿患 RSV 肺炎时,以非喘息型为主,其临床表现与其他病毒性肺炎相似。

（四）辅助检查

1.血常规

一般在正常范围内,50％以上的患儿白细胞总数低于 $10\times10^9/L$。70％以上患儿中性粒细胞少于 50％。

2.血气分析

主要表现为 PaO_2 减低。

3.肺部 X 线检查

胸片多数有小点片状阴影或条絮影,部分患儿有不同程度的肺气肿。

4.病原学检查

(1)免疫荧光法:目前已有免疫荧光试剂盒早期、快速检测患儿鼻咽抽吸物中脱落上皮细胞的 RSV 抗原。

(2)反转录聚合酶链反应(RT－PCR):RT－PCR 是目前诊断 RSV 的方法之一。

(3)病毒分离及鉴定:鼻咽部抽吸采样法(NPA)和床边接种比鼻咽拭子(NPS)和非床边接种的分离阳性率高。组织培养常用 HeLa、Hep-2、KB、人胚肾或羊膜细胞、猴肾细胞等,细胞病变的特点是出现融合区和融合细胞,HE 染色可见数十个核聚集在一起或围绕在多核巨细胞周围,胞质内可见嗜酸性包涵体,抗 RSV 血清可抑制细胞病变的出现,可用 CF、IFA 等鉴定病毒。

（五）诊断

根据临床表现和患儿的年龄以及发病季节、流行病史,胸片表现为支气管肺炎和间质性肺炎的改变,尤其是实验室检查获得 RSV 感染的证据,不难做出诊断。

（六）鉴别诊断

RSV 肺炎症状与其他呼吸道病毒肺炎如副流感病毒肺炎、轻症流感病毒肺炎在临床上无法区别,诊断主要依据病毒学检测结果。

（七）治疗

RSV 肺炎的基本处理原则：监测病情变化，保持病情稳定，供氧以及保持水电解质内环境稳定。

至今尚无抗 RSV 的特效药物，可酌情采用利巴韦林（三氮唑核苷）雾化吸入抗病毒治疗。

（八）预防

目前尚无预防 RSV 感染的有效疫苗。帕利珠，一种单克隆抗体，作为被动免疫方式逐渐发展并取代 RSV 免疫球蛋白，可降低 RSV 感染导致的住院率，同时能明显降低重症发生率。预防感染的方法包括：洗手，尽量避免暴露于被动吸烟环境与污染环境，避免接触感染者及感染物品，提倡母乳喂养，针对高危患儿预防性使用帕利珠单抗。

空气和尘埃并非院内感染的主要途径，在呼吸道疾病高发季节，有效预防院内感染依靠对该问题的高度重视以及积极遵守综合防止交叉感染策略。

RSV 肺炎一般较轻，单纯病例 6～10d 临床恢复，极少死亡。

二、腺病毒肺炎

（一）概述

腺病毒肺炎为腺病毒感染所致，目前腺病毒共有 64 个血清型，引起婴幼儿肺炎最常见的为 3、7 型，7 型有 15 个基因型，其中 7b 所致的肺炎临床表现典型而严重，可引起闭塞性细支气管炎。从 20 世纪 80 年代后期至今 7b 已渐被 7d 取代，而 7d 引起的肺炎相对较轻。腺病毒肺炎曾是我国小儿患病率和病死率最高的病毒性肺炎，占 20 世纪 70 年代前病毒性肺炎的第一位，现被 RSV 肺炎取代。

（二）病因

由腺病毒，主要是 3、7 型腺病毒引起，11 型及 21 型也可引起。冬春两季多发。病理改变重，范围广，病变处支气管壁各层均有破坏，肺泡亦有炎性细胞浸润，致使通换气功能障碍，终而导致低氧血症及二氧化碳潴留。病情迁延者，可引起严重的肺功能损害。

（三）临床表现

本病多见于 6 个月至 2 岁婴幼儿。

1.潜伏期

3～8d。一般急骤发热，往往自第 1～2 天起即发生 39℃以上的高热，至第 3～4 天多呈稽留或不规则的高热；3/5 以上的病例最高体温超过 40℃。

2.呼吸系统症状

大多数患儿自起病时即有咳嗽，往往表现为频咳或轻度阵咳。呼吸困难及发绀多数开始于第 3～6 天，逐渐加重；重症病例出现鼻翼扇动、三凹征、喘憋（具有喘息和憋气的梗阻性呼吸困难）及口唇指甲青紫。初期听诊大都先有呼吸音粗或干啰音，湿啰音于发病第 3～4 天后出现。重症患儿可有胸膜反应或胸腔积液（多见于第 2 周）。

3.神经系统症状

一般于发病 3～4d 以后出现嗜睡、萎靡等，有时烦躁与萎靡相交替。在严重病例中晚期出现半昏迷及惊厥。部分患儿头向后仰，颈部强直。

4.循环系统症状

面色苍白较为常见,重者面色发灰。心律增快。重症病例的35.8%于发病第6～14天出现心力衰竭。肝脏逐渐肿大,可达肋下3～6cm,质较硬,少数也有脾大。

5.消化系统症状

半数以上有轻度腹泻、呕吐,严重者常有腹胀。

6.其他症状

可有卡他性结膜炎、红色丘疹、斑丘疹、猩红热样皮疹,扁桃体上石灰样小白点的出现率虽不高,但是也是本病早期比较特殊的体征。

(四)辅助检查

(1)血常规:白细胞总数在早期均减少或正常,小部分病例可超过10×10^9/L,以淋巴细胞为主。有继发细菌感染时,白细胞可升高,且中性粒细胞也增加。

(2)血液气体分析:主要表现为PaO_2减低,$PaCO_2$有增高的现象,在缺氧程度较明显的病例中表现显著。

(3)在肺部体征不明显时,X线胸片已有改变。轻症仅表现为支气管周围炎。一般病例以大病灶改变为主,右侧多于左侧;小病灶改变分布于两肺的内中带及两侧下部。随着病情发展,病灶密度增高,病变也增多,分布较广,有的互相融合成大病灶状。部分病例在病的极期可有胸膜反应或胸膜腔积液,量不多。个别可见到肺气肿、肺不张。部分轻症病例肺部阴影在1～2周吸收。严重者病变大都在2周后开始消退,3～6周后才完全吸收。腺病毒肺炎的轻症病例,肺部X线表现与一般支气管肺炎相似。病程为10d左右。

(4)病原学检查。

①分离培养:标本应尽早从感染部位采集。采集患儿咽喉、眼分泌物,粪便和尿液等,加抗生素处理过夜,离心取上清接种敏感细胞(293、Hep-2或HeLa细胞等),37℃孵育后可观察到典型CPE,即细胞变圆、团聚、有拉丝现象,最突出的表现是许多病变细胞聚在一起呈葡萄串状。

②病毒鉴定:用荧光标记的抗六邻体蛋白抗体与分离培养细胞作用来鉴定腺病毒,也可用血凝抑制(HI)试验或中和试验(NT)检测属和组特异性抗原并鉴定病毒的血清型。

③PCR可用于腺病毒感染的诊断,引物设计主要根据腺病毒六邻体、VAⅠ和VAⅡ编码区序列,能检测所有血清型。

④血清学检查:常用血清学方法包括IF、CF、EIA、HI及NT等试验,采取患儿急性期和恢复期双份血清进行检测,若恢复期血清抗体效价比急性期增长4倍或以上,即有诊断意义。快速检测血清可用ELISA法或乳胶凝集试验。

(五)诊断

根据临床症状:①持续高热、咽峡炎、结膜炎和麻疹样的皮疹;②肺部体征往往在高热4～5d后出现,可听到中细湿啰音;③在肺部体征不明显时,X线改变即可出现;④用抗生素治疗不见好转,病情逐渐加重。出现以上临床表现时可疑为腺病毒肺炎。

诊断困难的病例,实验室检查可能有帮助。常用的实验室诊断方法有:①从患儿咽拭子或鼻洗液标本培养腺病毒,后者的阳性率较咽拭子培养的阳性率要高,方法可靠,但需7～14d方有结果;②早期快速诊断,常用的有效方法是免疫荧光法和 PCR 法。

(六)鉴别诊断

本病需与麻疹肺炎、肺结核病等鉴别。早期临床症状为发热、咽峡炎、结膜炎和麻疹样皮疹,需与麻疹鉴别。如有麻疹的接触史、发热 3～4d 后口腔黏膜出现 Koplik 斑。咽部脱落细胞直接、间接免疫荧光抗体检查和免疫酶标抗体法检测患儿的咽部脱落细胞中腺病毒抗原,均为阴性时,则应考虑为麻疹感染。

此外,肺结核原发综合征、粟粒型肺结核、干酪样肺炎需与腺病毒肺炎鉴别。在以上结核感染时,临床表现如高热持续不退,有时也可出现呼吸困难、发绀,用抗生素治疗无效等,需与腺病毒肺炎鉴别。在肺结核时,肺部物理检查体征不如腺病毒肺炎明显,并可结合结核接触史及结核菌素试验等来鉴别。

(七)治疗

至今尚无抗腺病毒的药物。综合治疗是治疗腺病毒肺炎的主要治疗措施,包括对症治疗以及治疗在病情发展中不断出现并发的危重症状。减轻呼吸道阻塞、缓解呼吸困难及缺氧等都很重要。

(八)预后

病情的严重程度与病毒型的毒力有关,如 7 型较 3 型为重,有免疫功能缺陷的患儿,感染腺病毒时,病情较重。有许多报道关于腺病毒和流感病毒、麻疹病毒和其他病毒之间有交相感染,相互影响的作用。在流感流行时,常可见腺病毒感染的病例出现。麻疹感染时易合并腺病毒感染,实际上一部分麻疹肺炎由腺病毒感染所致,此时病情较严重,预后不良。年龄与严重程度也有关系,一般情况下年幼儿腺病毒感染往往较年长儿为重。

腺病毒肺炎后的肺组织受到严重破坏,病变的恢复、吸收过程需要数周至数个月。少数可延长至数年尚留有肺部后遗症,如闭塞性毛细支气管炎、支气管扩张、肺气肿、肺心病、肺不张、肺纤维化等。集体机构有腺病毒感染时,需采取隔离措施。对咽部病毒阳性持续时间进行观察,患儿的隔离期应为 2 周或延至热退。

(九)护理问题

1.疼痛

与急性胰腺炎所致的胰腺组织水肿有关。

2.体温过高

与胰腺的炎症过程有关。

3.有体液不足的危险

与禁食、呕吐、胰腺的急性出血有关。

4.恐惧

与剧烈腹痛有关。

5.潜在并发症

休克、急性腹膜炎、急性肾衰竭、急性呼吸窘迫综合征。

(十)护理措施

1.病情监测

密切观察体温、脉搏、呼吸、血压,及时掌握病情动态,每隔 15～30min(轻者 4h)1 次,危重者随时测量,尤应注意瞳孔及呼吸节律变化,前囟有无饱满、紧张等。若心率减慢,血压升高,提示颅内压增高。患儿可出现剧烈头痛、频繁呕吐、烦躁不安。应抬高床头 15～30cm,以利于颈内静脉血液的回流,减轻脑水肿;应用 20％甘露醇 5～10mL/kg 及速尿 1～2mg/kg,每隔 6～8h 交替脱水,使用脱水治疗时注意水电解质的平衡;给氧使脑血管收缩,从而减少脑血流量,降低颅内压。

2.高热的护理

初期即可出现发热,有时出现高热,且常呈持续性。高热可使大脑皮质过度兴奋或高度抑制。各种营养素代谢增加,氧耗量也大大增加。高热可加重或促使惊厥、意识障碍、脑水肿等发生。对发热的患儿要监测体温,观察热型及伴随症状。降温是防止脑缺氧和脑水肿的综合措施之一,通过降温特别是头部降温,可以降低颅内压,减轻脑水肿,改善脑细胞渗透性及减少脑实质损害。降温方法:物理降温,体温超过 38.5℃以上者,头部可用冰枕持续降温,额部、腋下、腹股沟等处以及大血管处可放置冰袋降温,或者用温水擦浴。药物降温:高热患儿如物理降温不理想可口服布洛芬或泰诺林,不能进食者留置胃管鼻饲,药物降温 1h 后应观察体温,体温下降不明显者隔 4～6h 可重复使用。如大汗淋漓,体温迅速下降至 36℃以下应注意保温。

3.惊厥的护理

病毒性脑炎是各种病毒引起的中枢神经系统感染,病初即可频繁惊厥发作,持续时间长可危及生命。因此要注意保持呼吸道通畅,防止窒息;患儿发生惊厥时,应将头偏向一侧,置压舌板,防止舌咬伤和下颌关节脱位;适当约束抽搐肢体,但不可用力过大,防止骨折和脱臼,加强安全防护,防止坠床及其他意外伤害;使用镇静药注意观察治疗效果及不良反应。抢救的同时应寻找惊厥的原因,高热引起者应配合降温,颅内高压引起则应给予脱水剂,痰堵所致则应畅通呼吸道。对惊厥患儿应保持环境安静,治疗护理等操作应集中进行,尽量减少刺激。

4.基础护理

患儿因意识丧失、瘫痪或颅内高压,需绝对卧床休息,如没有及时有效的护理,常致压疮、坠积性肺炎的发生。因此病室应保持空气流通、新鲜,每日紫外线消毒 1 次,室温 20～22℃,湿度 55％～65％;保持床单干燥整洁;将患儿置气垫床,建立翻身卡,按摩受压部位 1 次/2h;注意胸部物理治疗,包括翻身、拍背、吸痰等,一般需要 1 次/h。拍击胸背部系通过胸部的震动,使小气道的分泌物易于进入较大的气道,有利于吸痰,防止坠积性肺炎。

5.饮食护理

给予高热量、高蛋白、高维生素易消化的饮食,保证机体对能量的需求。轻者给予流食或半流食,要少量多次,以减少呕吐。昏迷或吞咽困难者,应给予静脉输液或鼻饲补充营养和热量。要供给充足的水分,特别是服磺胺药者,要勤喂水,以利于药物排出,预防尿中产生磺胺结晶,减少对肾脏的损害。

6.瘫痪的护理

协助患儿洗漱、进食等。教会家长协助患儿翻身及皮肤护理的方法。适当使用气圈、气垫等,预防褥疮,保持瘫痪肢体于功能位置。病情稳定后,及早督促患儿进行肢体的被动或主动功能锻炼,活动时要循序渐进,既要注意各方向活动到位,又要注意动作的强度,切忌粗暴,加强保护措施,预防碰伤。在每次改变锻炼方式时给予指导、帮助和正面鼓励。

7.精神异常的护理

病脑所致精神障碍是一种大脑中枢神经系统受到病毒感染而出现明显精神症状的急或亚急性疾病,精神症状可见于病程的各个时期。精神症状群分类大体分为精神运动性兴奋型、精神运动性抑制型及兼有二者的未分型3种类型。精神障碍所导致的冲动及损伤往往不可预料,极易造成患者本人或他人的人身安全问题。护理时要向患儿及家属介绍环境,以减轻其不安与焦虑。明确环境中可引起患儿烦躁不安的刺激因素,尽量使患儿离开刺激源。如患儿有幻觉,询问幻觉的内容,加强监护及对脑的保护,为患儿提供保护性的看护和细心的生活护理。

8.康复指导

重症病毒性脑炎患儿可存在瘫痪、失语、吞咽困难等症状,使患儿失去了正常的生活能力,患儿及家属受到沉重的精神打击。因此,做好心理护理是治疗成功的基础和保证。护士应主动与患者建立真诚信任的治疗性的人际关系,要使患儿及家属保持乐观情绪,树立战胜疾病的信心。制订个体化综合康复措施及各阶段的康复方案,坚持康复治疗。从患儿熟悉的人、事物(如给患儿看以前的相片)、简单的发音或词汇、喜爱的儿歌或诗歌开始锻炼其听力、记忆力及说话能力。根据肢体强直情况,予肢体按摩和被动活动,配合理疗、针灸,循环渐进,鼓励患儿主动活动,使其恢复正常功能。留有后遗症患儿可行高压氧治疗,每个疗程10d,行2个疗程,高压氧治疗可改善脑缺氧,减轻脑水肿,降低颅内压,促进觉醒反应和神经功能恢复。

第七节　肺炎支原体肺炎

一、概述

肺炎支原体肺炎是由肺炎支原体(MP)感染所致的肺部炎症,以咳嗽、发热为主要临床表现。MP感染可表现出一系列的症状和体征,范围从无症状的感染到严重的潜在致命性肺炎或肺外表现。本病可在世界范围内发生,全年发病,以秋冬季多发,也可在人口密集区暴发流行。儿童及青少年是MP的易感人群,有国外资料研究表明,MP感染与年龄和患儿的免疫状态有一定关系,3岁以下发病率较低,学龄期儿童发病率最高;MP肺炎分别占5～9岁和9～15岁全部肺炎患儿的33%和70%,在流行期尚可出现更高的发病率。然而,随着人群经历过更长周期的流行,易感组的年龄分布可能会有变化,比如,近年来呈现出越来越低龄化的趋势,年龄小于5岁的儿童也有患MP感染的易感因素。由于MPP在治疗上的特殊性,延误治疗时机有可能造成多系统(器官)的受累,使病情迁延,严重者危及生命。近年来MP肺炎肺外并发症的增多已引起人们的高度重视,因此全面了解本病的特点,对早期诊断、及时治疗至关重要。

二、病因

MP为本病的病原。支原体是一群介于细菌与病毒之间,目前所知能独立生活的最小微生物。无细胞壁,能通过滤菌器。支原体在自然界分布广泛,种类很多。人类、家畜、家禽中皆可分离出,其中有些对特定宿主有致病性。迄今从人呼吸道中有5种支原体被分离出,肺炎支原体(MP)便是其中之一(其他4种无致病性)。MP对热和干燥非常敏感。4℃可活1d,56℃很快灭活。冻干时能长期保存。对脂溶剂、去垢剂、石炭酸、甲醛等常用消毒剂敏感。病理改变主要是支气管、毛细支气管和肺间质炎症。光镜下可见管壁间质水肿,充血,有淋巴细胞、单核细胞、浆细胞在细支气管周围的浸润和细支气管腔内以中性粒细胞为主的渗出(细胞性细支气管炎)。管腔内充满白细胞及脱落上皮细胞。电镜下可见纤毛上皮细胞的纤毛脱落,微纤毛缩短。肺泡腔内也可见渗出和水肿,肺泡壁增厚。胸膜可有点状纤维素性渗出,可伴胸腔积液。有报道尸检可见弥散性肺泡坏死和透明膜变,DIC或多发性血管内血栓形成和栓塞。虽然通过肺外损伤的组织和经胸肺部排出物可得出阳性的PCR结果,但肺炎支原体感染在病理组织中的直接证据是有限的。在被感染的动物模型中,肺炎支原体在气道上皮细胞内和细胞下均不能被发现。

三、临床表现

MP肺炎一般起病缓慢,潜伏期为2~3周,亦可见急性起病者。首发症状多为发热和咳嗽,较大儿童常伴有头痛、咽痛、肌痛、倦怠、食欲缺乏、全身不适等。热型不定,多数患儿起病时体温>38℃,常持续1~3周;病后未得到正确治疗、有肺外并发症存在、合并混合感染时,发热持续时间明显延长。

早期为刺激性干咳,有时呈百日咳样咳嗽。其机制可能与MP释放的一种ADP核酸分解和形成空泡的毒素(社区获得性呼吸窘迫综合征毒素)有关;该毒素与百日咳毒素等其他细菌的毒素享有同源性,可使细胞发生变性,引起儿童百日咳样的慢性咳嗽等症状。

MP感染后的临床症状与宿主对入侵MP的免疫反应有关;拥有更成熟免疫系统的较大年龄组儿童其临床症状常比5岁以下儿童严重。近年来,MP所致的肺外并发症日益引起重视,涉及多个系统。如:皮肤受累(各型皮疹),心血管受累(心肌炎、心包炎等),血液系统受累(血管内凝血、溶血性贫血、血小板减少性紫癜等),神经系统受累(脑炎、脑膜炎、脑神经损害、瑞氏综合征、脑栓塞、Gullai—Barre综合征等),肌肉关节损害(肌肉痛、关节炎等),泌尿系统受累(一过性血尿、蛋白尿、尿少、水肿等),胃肠系统受累(恶心、腹痛、呕吐等)。肺外表现常发生在起病后2d至数周,也有一些患儿肺外并发症较明显而呼吸道症状却较轻微。肺外表现主要是由于获得性免疫反应的紊乱引起的。MP肺炎可合并混合感染,如其腺病毒、细菌、真菌、结核等,此时将病情加重,病程延长;严重者可危及生命。

四、辅助检查

(一)实验室常规检查

(1)外周血白细胞计数多为正常或偏高,以中性粒细胞为主;极个别者也有减少或呈类白血病反应。重症病例中可出现淋巴细胞减少。

(2)CRP增高,ESR明显增快,PCT多正常。C反应蛋白可能与检查时肺损伤的严重程度相关。

(3)血气分析与临床表现及胸片改变不平行,即使有大片实变,血气分析也可正常。

(二)MP 特异性检查

1.MP－IgM 检测

是目前临床最常用的特异诊断方法,一般认为 MP－IgM>1：160 有较高的诊断价值。但是,MP 感染早期、6 个月以下的婴儿、重复感染、抗菌药物早期应用及体液免疫缺陷或受抑制可影响 IgM 的检测阳性率。

2.MP－IgG 检测

需要检测急性期和恢复期双份血清,如有 4 倍以上的升高或下降到原来的 1/4 可作为 MP 感染的确诊依据。但是,检测 MP－IgG 无早期诊断价值,可供回顾性诊断,是病原学追踪的较好手段。

由于双份血清检查可行性差且不能早期诊断,因而单份血清特异性 IgM 抗体的明显升高是目前临床诊断 MP 感染的主要实验室依据。近年来临床上较多采用颗粒凝集法测定 IgM 抗体。

3.MP－PCR 检测

PCR 的快速检测技术已经在临床开展,为早期诊断提供了新的手段。采用 PCR 技术可对鼻咽标本、痰、肺泡灌洗液、胸腔积液中的 MP 进行检测,敏感性和特异性均佳,尤其是荧光定量实时 PCR,可对 MP 感染做出早期诊断。

不过,由于 MP 可在健康携带者中存在,样本采集的部位和检测条件、技术等都会对 PCR 结果有一定的影响,因此该方法也有一定的局限性。PCR 及 MP－IgM 检测同时阳性时,诊断最为可靠。

(三)影像学检查

MP 肺炎的早期肺部体征往往和肺部 X 线征象不相平行,常常表现为肺部闻不到啰音而胸片改变已很明显。因此临床上如怀疑 MP 肺炎,应及早行胸部 X 线检查。MP 肺炎的影像学改变呈多样性。可表现为常见的支气管肺炎性改变、与病毒性肺炎类似的间质性改变及与细菌性肺炎相似的节段性或大叶性肺炎类型。支气管肺炎性改变:常见于右肺中、下野;间质性肺炎改变:两肺呈弥散性网状结节样阴影;大叶性肺炎改变:呈大片密度增高影,以右下肺多见;合并胸膜炎时可见胸腔积液改变。此外,还有单纯的肺门淋巴结肿大型;少数还可见支气管壁增厚和马赛克征改变。近年来,坏死性肺炎也可在少部分 MP 肺炎患儿发生,肺 CT 可见坏死空洞形成。胸部 X 线异常持续的时间与病变性质有关,肺叶实变较间质病变吸收慢,合并混合感染时吸收慢。

(四)支气管镜检查

病变支气管黏膜充血、肿胀,严重者可见糜烂甚至坏死;有的患儿可见大量黏液分泌物阻塞气道;病变时间长者可出现气道腔变窄。

五、诊断

(一)抓住本病临床特点

1.好发年龄及症状

学龄期儿童发病率最高,首发症状多为发热和咳嗽;早期为刺激性干咳,有时呈百日咳样咳嗽。一般无明显中毒症状,呼吸困难少见。

2.注意临床症状和体征的不平衡

(1)"症状重,体征轻":表现为高热持续不退,咳嗽剧烈,精神不振等,但胸片示肺内炎变不重,听诊啰音不明显。

(2)"症状轻,体征重":表现为高热消退较快,咳嗽不剧烈或仅轻咳,精神状况良好,无呼吸困难,但胸片示肺内炎变重,可见大片实变影,听诊可闻及管状呼吸音或明显啰音。该特点可与细菌性肺炎相鉴别,细菌性肺炎的症状与体征通常是平行的。

3.胸腔积液特点

MP肺炎合并胸腔积液者较多见,一般右侧明显多于左侧,积液外观淡黄,非脓性;胸腔积液气体分析显示,pH、PO_2、PCO_2、HCO_3基本正常;而细菌感染则呈脓性外观,气体分析呈明显的代谢性酸中毒改变,pH、PO_2、HCO_3^-均明显降低,PCO_2明显升高。

(二)注意分析特异性检查

MP-IgM的阳性率在病初1~2周内很低,有报道,病程在1~6d IgM的阳性率为7%~25%,病程在7~15d时其阳性率为31%~69%,超过16d时阳性率为33%~87%。此外还受机体免疫状态、病情、应用激素等影响而呈假阴性,因此临床上应该进行动态监测。不少经临床及实时定量PCR确诊的MP肺炎患儿,仅在出院前的最后1次MP-IgM检测才出现阳性,推测可能与机体免疫状态的影响有关。有资料显示,大约30%的MP肺炎患儿出现由IgM阴性转为IgM阳性的血清转换,他们与入院后两份血清的抗体滴度逐渐升高的患儿相比,肺部损伤更严重;在一些患儿中血清转换的时间常发生在1周以后。如果研究者只选择IgM阳性的患儿,那么他们可能漏掉了即将进展为重症临床表现的患儿。因此,对疑有MP感染的肺炎儿童,尤其是对于重症病例,必须对MP-IgM进行动态检测。

(三)高度关注MP与哮喘的关系

MP感染可诱发哮喘、使哮喘恶化或使哮喘难以控制。在MP急性感染期间,可引起哮喘和非哮喘患儿的肺功能减低;21%的哮喘患儿在哮喘恶化期间有MP感染的证据。现认为,MP的慢性感染对哮喘患儿的恶化可能起着重要的作用。MP感染后,可通过对气道纤毛上皮细胞的黏附,引起上皮细胞破坏和纤毛功能损伤;此外,MP在破坏的呼吸道黏膜上皮吸附,也能作为一种特异性抗原,造成气道的变态反应炎症;MP感染还可增加哮喘气道的炎症反应,激发气道变态反应的敏感性。因此,对有哮喘病史的MP肺炎患儿,要注意联合抗哮喘治疗,以免诱发哮喘发作。对无哮喘病史患儿,如果MP肺炎期间出现了首次喘息,要日后密切随访;因为MP可作为诱发因素诱发具有哮喘潜质的患儿喘息发作。

六、鉴别诊断

需与其他病原微生物所致肺炎相鉴别。

七、治疗策略

(一)治疗原则

采取综合治疗措施。保持气道通畅、积极控制感染、加强支持疗法、及时对症处理、预防和治疗并发症。

(二)一般治疗

经常通风换气,保持室内空气流通。充分休息,给予热量丰富、富含维生素并易于消化吸收的食物,保证营养及水分摄入。保持呼吸道通畅。防止交叉感染,注意隔离。

(三)抗生素治疗

MP 对大环内酯类、四环素类及喹诺酮类抗生素高度敏感。由于应用四环素类药物可引起四环素牙,喹诺酮类药物可损伤软骨生长等,因此在 MP 感染的儿童中只推荐应用大环内酯类药物,包括红霉素、克拉霉素、罗红霉素和阿奇霉素等。感染 MP 的儿童,体外 MP 菌株对大环内酯类药物耐药者,其发热持续时间较对大环内酯类药物敏感者显著延长。

红霉素静脉输入为首选,剂量 30mg/(kg·d);疗程为 2～3 周(包括后期口服),如临床症状未消失还需继续用药。对怀疑细菌和肺炎支原体等不典型微生物混合感染者,需青霉素类/头孢菌素类抗生素和大环内酯类抗生素联合应用。

(四)对症治疗

1.吸氧

有缺氧症状或 $SaO_2 \leqslant 92\%$ 时需吸氧。轻者鼻导管低流量吸氧,0.5～1L/min;重者需面罩给氧,2～4L/min,吸入氧浓度不要过高,以 $50\%～60\%$ 为宜。

2.退热与镇静

高热时予以药物或物理降温,以防惊厥发生并能减慢心率及呼吸频率。

3.保持气道通畅

口腔分泌物或痰液应随时吸出,尤其是小婴儿;痰液黏稠者可予以盐酸氨溴索药物治疗,静脉或雾化吸入均可。对有喘憋或有明显支气管痉挛者,治疗上同支气管哮喘急性发作的处理。

4.合并 MP 脑炎时需积极治疗

合并 MP 脑炎时需积极控制惊厥、降低颅内压,防治脑水肿,保护脑细胞。合并心力衰竭、呼吸衰竭、休克、DIC 的治疗。及时纠正水、电解质及酸碱平衡紊乱。

5.并发症治疗

胸腔积液明显者,需予以胸腔穿刺排液,既有利于减轻呼吸困难,更有助于明确积液性质,以便正确指导治疗。少量胸腔积液时,如不影响呼吸可不必常规穿刺排液,除非病情需要明确积液性质。如果并发细菌感染,积液为脓性,脓量多、增长快或黏稠患儿,应采用胸腔闭式引流方法治疗。

6.支气管镜治疗

对肺部实变重或合并肺不张,常规抗感染对症治疗无效且病情已经超过 10d 或 2 周以上时,可采用支气管镜直视下吸痰及灌洗治疗。气道狭窄者可据病情及条件酌情试用球囊扩张术治疗(操作者需具备该方面的成熟经验)。

(五)肾上腺糖皮质激素的应用

目前对于激素在重症 MP 感染时的应用,多数学者持肯定意见;MP 感染引起的重症肺炎及肺外临床表现的致病机制均为免疫介导的,应用激素治疗有免疫调节和抗感染的作用;因此对于某些 MP 感染的患儿应用免疫抑制剂进行治疗可能会有一定的疗效。不少研究显示,激素治疗儿童重症 MP 肺炎可以迅速改善其临床症状及肺部损伤,治疗反应良好。

1. 应用指征

重症肺炎的基础上,出现以下临床表现时可考虑使用全身性糖皮质激素:①高热或超高热;②合并严重脓毒症(脓毒症伴有器官功能障碍,如脓毒性脑病、心肌炎、呼吸衰竭等);③脓毒性休克;④伴有气道痉挛、严重喘憋;⑤合并大量胸腔积液;⑥肺部病变持续恶化。

2. 应用前要注意考虑的问题

鉴于全身性糖皮质激素在小儿重症肺炎应用的有效性目前尚缺乏大样本的循证医学依据以及全身性糖皮质激素可能给患儿带来的风险,因此,在考虑应用前一定要注意下列问题:①严格把握适应证,不能应用扩大化;②要对有效性和安全性进行系统评估,权衡利弊;③患儿当时的病情有无应用全身性激素的禁忌证;④应在有效的抗生素应用基础上使用。

3. 应用药物、剂量及疗程选择

目前临床上常用的全身性糖皮质激素的种类包括:氢化可的松、甲泼尼龙、泼尼松龙及地塞米松等。以上药物在抗感染活性及其不良反应等方面各有不同,因此在选择具体药物前要充分考虑到药效学、药代学特点、患儿病情、基础疾病的影响及对药物的耐受性。剂量及疗程由患儿的基础情况及病情进展而定。

(1)甲泼尼龙:常规剂量 $1 \sim 2mg/(kg \cdot d)$,静脉输注,$3 \sim 5d$;Tamura 等在重症 MP 肺炎儿童中使用的冲击剂量为 $30mg/kg$,每天 1 次,静脉注射,连用 3d。

(2)地塞米松:$0.1 \sim 0.3mg/(kg \cdot d)$,静脉输注,疗程 $3 \sim 5d$。

(3)琥珀酸氢化可的松:$5 \sim 10mg/(kg \cdot d)$,静脉输注,疗程 $3 \sim 5d$。

(4)泼尼松龙:$1mg/(kg \cdot d)$,口服,连用 $3 \sim 7d$,然后逐渐减量 1 周停药。

4. 药物的风险及预防

理论上糖皮质激素的应用会存在胃肠道出血倾向、增加多重感染机会、导致糖代谢紊乱等风险。糖皮质激素应在有效抗生素使用的同时应用,较长时间使用易继发真菌感染及其他激素并发症。不主张大量及长期使用;如病情特殊需要,则必须在认真评估利弊的基础上考虑是否应用,同时要对可能发生的相关并发症进行动态监测。

(六)支持疗法

免疫力弱、营养不良及病情较重的患儿,可酌情给予人丙种球蛋白注射治疗,亦可输血浆;贫血患儿可据病情少量输血。给予热量丰富、富含维生素并易于消化吸收的食物;进食差者补充 B 族维生素、C 等多种维生素;有佝偻病或营养性贫血者及时补充维生素 D_2 及铁剂。

(七)物理疗法

病情迁延,肺部啰音不易消失者,可辅以超短波、红外线等肺部理疗,但疗效尚缺乏足够的循证医学证据。理论上,肺部理疗可使胸背皮肤受到刺激后充血,从而消减肺部淤血,并能促进肺部渗出物的吸收和啰音的消失。

八、预防

轻症患儿预后良好。重症、早期未及时恰当治疗、有肺外并发症发生、对 MP 耐药、合并混合感染的 MP 肺炎患儿,肺部炎症吸收慢。一般患儿在 4 周炎症大部分吸收,8 周完全吸收。也有报道症状消失 1 年后胸片才完全恢复。合并坏死性肺炎时,肺部预后差。少数 MP 肺炎患儿日后可发展成闭塞性细支气管炎,预后不良。

九、护理问题

(一)烦躁或嗜睡、意识障碍

与脑水肿的发生有关。

(二)食欲减退、呕吐和腹泻

与中毒性肠麻痹有关。

(三)高热

与感染有关。

十、护理措施

(一)保持呼吸道通畅

(1)保持室内空气清新,定时开窗通风,保持室温在18～22℃,湿度以60%为宜。

(2)饮食给予易消化、营养丰富的流食、半流质饮食,多喝水。少食多餐。

(3)及时清除口鼻分泌物,分泌物黏稠者应用超声雾化或蒸汽吸入;分泌物过多影响呼吸时,应用吸引器吸痰。

(4)帮助患儿取合适的体位并经常更换,翻身拍背,根据病情和病变部位进行起为引流。帮助痰液排出,防止坠积性肺炎。方法是五指并拢,由下向上,由外向内的轻拍背部,指导和鼓励患儿,进行有效地咳嗽。按医嘱给予祛痰剂。

(二)改善呼吸功能

(1)凡有缺氧症状,如呼吸困难,面色灰白情况时应立即给氧。一般采用鼻导管给氧,氧流量为0.5～1L/min。氧浓度不超过40%,缺氧明显者可用面罩给氧流量为2～4L/min,氧浓度为50%～60%。若出现呼吸衰竭,则使用人工呼吸器。

(2)病室环境安静、空气新鲜、温湿度适宜。做好呼吸道隔离,防止交互感染,不同病原引起的肺炎,应分别收治。

(3)护理操作应集中完成,以减少刺激,避免哭闹。

(4)按医嘱使用抗生素治疗肺部炎症、改善通气。并注意观察药物的疗效及副作用。

(三)维持体温正常

发热应注意体温的监测,警惕高热惊厥的发生,并采取相应的降温措施。

(四)密切观察病情

(1)若患儿出现烦躁不安,面色苍白,呼吸加快,大于60次/min,心率增快,大于160次/min～180次/min,出现心音低钝和奔马律,肝脏短期内迅速增大时,考虑肺炎合并心力衰竭,应及时报告医生,立即给予吸氧,减慢输液速度。若患儿突然出现口吐粉红色泡沫痰,应考虑肺水肿,可给患儿吸入经20%～30%的酒精湿化的氧气,间歇吸入,每次吸入不宜超过20min。

(2)若患儿出现烦躁、嗜睡、惊厥、昏迷、呼吸不规则等,应考虑脑水肿、中毒性脑病的可能,应立即报告医生并配合抢救。

(3)若患儿病情突然加重,体温持续不降或退而复升,咳嗽和呼吸困难加重,面色青紫,应考虑肺脓胸或脓气胸的可能,及时报告医生并配合抢救。

(五)健康指导

(1)保持小儿的居室空气新鲜,环境安静,以保证足够的休息和睡眠。

（2）鼓励患儿每天做适当的户外活动，多晒太阳，增强抵抗力。活动量逐渐恢复，以不疲劳为原则。

（3）根据气候及时添加衣服，以小儿手足温暖、无出汗为宜。在寒冷季节或气候骤变外出时，应注意保暖，防止受凉。

（4）不要带小儿去拥挤的公共场所，避免接触有上呼吸道感染的患者，防止交叉感染。

（5）给予高热量、高蛋白、易消化、富含维生素的食物，以增强抗病能力。注意婴幼儿病愈初期不宜添加新的辅助食品。鼓励患儿多饮水。

（6）注意观察小儿睡眠时的呼吸情况，以便及时发现异常。一般婴儿呼吸次数为每分钟3040次，幼儿每分钟25～30次。若患儿出现咳嗽、发热、精神萎靡或吃奶减少时，应及时去医院就诊。

（7）按时预防接种。

第八节　衣原体肺炎

一、概述

衣原体肺炎是指由衣原体引起的急性肺部炎症。引起人类肺炎的衣原体有沙眼衣原体（CT）、肺炎衣原体（CP）和鹦鹉热衣原体（CPs）3种，其中沙眼衣原体感染可导致沙眼、关节炎和泌尿生殖系统感染等多种疾病，其引起的肺炎多由受感染的母亲在分娩时传染，约20%受感染的婴儿发生肺炎，为6个月以内婴儿肺炎的主要病原之一。鹦鹉热是由鹦鹉热衣原体引起的人畜共患性疾病，受感染主要是吸入含有鹦鹉热衣原体的鸟粪、粉尘或与病鸟接触而致病，一般可导致肺炎，少数病例可导致全身感染。肺炎衣原体是近10余年得到证实的一种新的病原体，是5岁以上儿童及成人支气管炎和肺炎的常见病原之一，占5岁以上社区肺炎的5%～20%，是仅次于肺炎支原体的非典型病原体。近年的流行病学和病原学研究显示，肺炎衣原体感染与心血管疾病相关，已引起各国学者的高度重视。

血清流行病学调查显示，肺炎衣原体在人群中的感染非常普遍，在世界范围内有40%～90%的人群肺炎衣原体抗体阳性。研究发现，肺炎衣原体感染率随着年龄的增加迅速上升，且没有性别差异，儿童感染率在20%左右，青壮年可达50%～60%，老年人则高达70%～80%，考虑到人群中肺炎衣原体阳性率很高，感染后抗体逐渐下降，估计所有的人都有可能一生某个时期感染肺炎衣原体，且再感染也很常见。肺炎衣原体感染具有散发和流行交替出现的周期性，散发通常持续3～4年，有2～3年的流行期，在流行期间可有数月的短暂暴发。患儿之间传播间隔期平均为30d，在密集人群中流行可持续6个月。无症状的感染者在本病的传播上比患儿更为重要。

二、病因

沙眼衣原体有15个血清型，其中12个血清型与沙眼和生殖道的感染有关；肺炎衣原体只有一个血清型，即TWAR。肺炎衣原体与沙眼衣原体和鹦鹉热衣原体的DNA同源性在95%

以上,具有相同的生活周期。

衣原体是一种介于病毒和细菌之间的微生物,既具有细菌又具有病毒的特点,与细菌相同的是其具有细胞壁,以二次分裂方式繁殖,有 DNA、RNA 和核糖体;与病毒相同的是其只在细胞内生长。衣原体属于严格细胞内寄生菌,因其不能合成三磷酸腺苷(ATP)或三磷酸鸟苷(GTP),必须依赖宿主细胞的 ATP,与其他细菌不同的是衣原体具有独特的两阶段生活周期,即具有感染性的原体(EB)和具有代谢活性的网状体(RB)两种形式。EB 是一种直径为 200～400nm 的圆形小体,具高度传染性,与宿主细胞黏附以后,以内吞的方式进入宿主细胞,8～18h 以后,EB 经过分化形成直径为 700～1000nm 的 RB,EB 和 RB 能够利用宿主细胞的能量,合成自己的 DNA、RNA 和蛋白质,以二分裂方式进行繁殖,36～72h 以后,RB 经过第 2 次分化,形成 EB。RB 和 EB 在宿主细胞囊泡内聚集形成胞质内包涵体。新增生的 EB 以下面 3 种方式排出宿主细胞外:①受感染细胞裂解,释放新的 EB;②宿主细胞胞吐 EB;③宿主细胞外排完整包涵体,其中后两种排出方式可以保留受感染细胞的完整,这是衣原体形成无症状感染和亚临床感染的主要原因。新排出的 EB 具有强的感染性,可以再次感染其他细胞,进入下一个感染周期。在经过抗菌药物、干扰素－γ 的治疗或营养物质缺乏的情况下,衣原体的代谢降低,可以长期在细胞内存在。以上衣原体的特殊的二阶段、较长时间的生活周期有利于病原体的生存,同时也是衣原体感染容易长期持续、亚临床感染多的基础,这也是针对衣原体治疗需要长疗程的原因。

由于衣原体肺炎很少引起死亡,其病理学变化所知甚少。活检显示衣原体肺炎主要为小叶性和间质性肺炎,肺泡和细支气管有单核细胞、嗜酸性粒细胞浸润,局部可有中性粒细胞聚集,可以伴有胸膜炎反应。严重的鹦鹉热肺炎可以出现细支气管及支气管上皮脱屑和坏死、肺组织坏死和肺门淋巴结肿大。

沙眼衣原体感染是发达国家最常见的性病之一,亦可引起非淋菌尿道炎或宫颈炎、盆腔炎,婴儿可以通过母亲产道时直接感染或眼部感染衣原体后通过鼻泪管侵入呼吸道引起肺炎。宫颈沙眼衣原体感染者其阴道产儿中,60％～70％新生儿可以受累,其中 20％～50％发生包涵体结膜炎,10％～20％发生沙眼衣原体肺炎。国外报道 6 个月以下因下呼吸道感染住院婴儿 1/4 为沙眼衣原体感染,国内研究证实沙眼衣原体肺炎占婴儿肺炎的 18.4％,成为婴儿肺炎的重要病原。

肺炎衣原体是 1986 年发现的病原体,主要感染人类,通过呼吸道分泌物人与人之间传播,可以引起上、下呼吸道感染,包括咽炎、喉炎、鼻窦炎、支气管炎和肺炎等。在人群聚集场所,如学校、军营和家庭可以引起暴发流行,但 3 岁以下儿童患病较少,年老体弱、营养不良和免疫抑制人群易被感染,且感染后免疫力较弱,易于复发。

鹦鹉热衣原体主要寄生于鹦鹉及禽类等动物体内,病原体自分泌物及排泄物排出,可带菌很久。人通过与禽类接触或吸入鸟粪或被分泌物污染的羽毛而得病,罕见人与人之间传播。鹦鹉热衣原体侵入呼吸道后经血液侵入肝脾等网状内皮细胞。在单核-吞噬细胞内繁殖并释放毒素后,由血行播散到肺及其他组织器官,在肺内引起间质性肺炎及肺门淋巴结肿大,在肝脏可引起局部坏死,脾常肿大,心、肾、神经系统和消化系统等均可受累。

三、临床表现

(一)沙眼衣原体肺炎

多见于3个月内婴儿,通常在出生后8周内发病,也可以引起新生儿期肺炎。起病隐匿,病初只有轻度的呼吸道症状,如流涕、鼻塞、口吐白沫和咳嗽,咳嗽可持续且逐渐加重,出现断续性阵咳,类似百日咳,但无吸气回声。呼吸增快为典型症状,重症患儿可有呼吸暂停。一般无发热或仅有低热,如有明显的发热提示非衣原体或合并其他感染,一般情况较好,无明显感染中毒症状。有资料显示3个月内婴儿无热肺炎中3/4由沙眼衣原体引起。查体双肺听诊呼吸音粗,或可闻及湿啰音或捻发音,很少有呼气性喘鸣音。外周血白细胞计数一般正常或轻度升高,约75%的患儿出现嗜酸性粒细胞增多。血液IgM、IgC和IgA均增高,以IgM增高显著。PaO_2轻度降低但$PaCO_2$正常。沙眼衣原体肺炎一般病情不严重,经过合理治疗,预后多良好。但可以合并心肌炎、胸膜炎、胸腔积液、脑炎、贫血、DIC等,还可出现肝大、黄疸、肝功能损害等,出现并发症者病程迁延,常达数周多。早产儿和支气管肺发育不良患儿如果感染沙眼衣原体肺炎病情较严重。

伴随或有结膜炎病史有助于诊断,约50%的沙眼衣原体感染者在出生5~14d出现结膜炎症状,2/3的患儿单侧发病,大多再波及另一眼,主要侵犯下眼睑,急性期有滤泡和黏液性分泌物,很快发展成脓性,常见眼睑水肿,结膜明显充血,偶见角膜血管翳及瘢痕形成。此外分泌性中耳炎也较常见,但比较轻。

(二)肺炎衣原体肺炎

多见于5岁以上年长儿,起病多隐袭,潜伏期为15~23d。初期有上呼吸道感染症状,表现为流涕、咽痛、声音嘶哑、发热,发热以低热为主,偶有中等度发热。继之咳嗽加重,以干咳为主,且持续时间长,多可持续3周以上,少数可伴有肌痛、胸痛等。肺部体征常不明显,可闻及干、湿性啰音。常伴淋巴结肿大,还可合并中耳炎和鼻窦炎。外周血白细胞计数和C反应蛋白一般正常或轻度升高。肺炎衣原体肺炎的临床表现与其他非典型病原体如支原体、呼吸道病毒肺炎相比无明显特异性,一般病情较轻,有自限性。但在肺功能欠佳、粒细胞缺乏、急性白血病、镰状细胞病和囊性纤维化患儿,肺炎衣原体感染可能会引起重症肺炎,甚至威胁生命。

少数患儿可合并心肌炎、川崎病、脑炎、脑膜炎、吉兰-巴雷综合征、反应性关节炎、甲状腺炎等肺外疾病。最近发现肺炎衣原体感染与支气管哮喘的急性发作、加重、较难控制有关。

(三)鹦鹉热衣原体肺炎

常见于成年人,儿童以年长儿多见。通常有鸟类密切接触史,人与人之间感染少见。潜伏期1~2周,起病多隐袭,病情轻时表现为一过性流感样症状。亦可急性起病,常有高热,体温高达40℃,寒战、头痛、咽痛、肌痛、乏力、咳嗽明显、咳少量黏痰或血痰,呼吸困难或轻或重,可伴有食欲缺乏、恶心、呕吐、腹痛等消化道症状。肺部常无明显体征,可闻及少许湿啰音,严重者可有肺实变体征。肺部体征较少而影像学表现较重是其特点。外周血白细胞计数正常或降低,C反应蛋白一般正常或轻度升高,血沉早期稍增快。可以并发贫血、反应性肝炎、肝脾大、蛋白尿、结节性红斑、心肌炎、心内膜炎、DIC等肺外表现。轻症患儿3~7d发热渐退,中症8~14d,重症者发热可持续20~25d。病后免疫力减弱,可复发,有报道复发率达21%,再感染率在10%左右。

四、辅助检查

(一)衣原体分离培养及抗原检测

分离培养是公认的诊断衣原体感染的金标准,其敏感性为 $80\%\sim90\%$,特异性为 100%,此外培养法能检出患儿是否存在活的病原体,可作为疗效判定的标准,为所有非培养方法所不及。检测的标本包括鼻咽拭子、鼻咽抽吸液、痰、支气管肺泡灌洗液和胸腔积液等,其中鼻咽拭子最不敏感。对沙眼衣原体肺炎合并结膜炎或直肠炎的患儿,还可采用眼部分泌物或眼拭子和直肠拭子检测。由于衣原体是严格的胞内菌,需要使用细胞培养法作病原体分离培养,一般实验室难以常规进行,并且采取的标本应该含有上皮细胞,对标本的转运、储存和处理有较高的要求,培养需要 $48\sim72h$,因此依赖于非培养技术的检测方法如血清学检测及 PCR 检测越来越受到重视。

采用酶免疫试验(EIA)或直接荧光抗体试验(DFA)检测呼吸道各种标本中的衣原体抗原是一种快速的检测技术,但采取的标本中一定要有受感染的上皮细胞,这些方法的敏感性较低,为 $60\%\sim70\%$。

(二)血清学检查

血清学检测衣原体特异性抗体是目前诊断衣原体肺炎应用最广泛的快速诊断方法,包括应用补体结合试验、微量免疫荧光试验(MIF)和酶联免疫吸附试验(ELISA)检测衣原体特异性 IgM、IgG 和 IgA 抗体,其中 IgA 抗体对诊断的价值尚没有确定。补体结合试验只能检测种衣原体属特异性抗体,不能区分 3 种衣原体,并且敏感性不高,对诊断帮助不大;MIF 能够检测 3 种衣原体特异性 IgM 和 IgG 抗体,有较高的敏感性和特异性,是目前美国 CDC 推荐的诊断方法。MIF 法检测单份血清沙眼衣原体(CT)或肺炎衣原体(CP)特异性抗体,如果 CT-IgM≥1:64 或 CP-IgM≥1:16 或 CP-IgG≥1:512,或检测双份 IgM 和 IgG 抗体滴度上升≥4 倍,提示急性期感染;如果 IgG≥1:16 但<1:512,仅提示既往感染。对于鹦鹉热衣原体感染,MIF 法单份血清 IgM≥1:16,或双份血清抗体滴度有 4 倍增加,结合接触史和临床过程即可诊断。

(三)核酸扩增实验

核酸扩增实验(NAATs)是近年发展最快的检测衣原体感染的方法,包括聚合酶链反应(PCR)、转录介导的扩增方法和链置换扩增。核酸扩增实验无须培养,有很高的敏感性和特异性,对早期快速诊断有重要意义,其中 PCR 方法简便快速,应用最多,但目前此方法尚未标准化,各个实验室的技术方法不同导致实验室之间结果存在一定的差异,有待进一步确定。

(四)影像学检查

1.沙眼衣原体肺炎

以双肺过度充气和弥散性结节状或网织颗粒影为主要表现。结节影分布广泛、不均匀、大小不等,可呈粟粒肺样弥散分布,也可呈多发或散在分布,很少有胸膜渗出,无纵隔淋巴结肿大。

2.肺炎衣原体肺炎

表现多样化,无特异性,多为单侧节段性或肺叶浸润、实变,以下叶及周边多见;少数严重者为广泛双侧肺炎表现,可呈网状、云雾状、粟粒状或间质浸润;胸膜渗出可有少到中量积液。

影像学所见往往经过 1 个多月才消失。

3.鹦鹉热衣原体肺炎

表现为由肺门向外放射的浸润病灶,常侵及两肺下叶,可见毛玻璃样阴影中间有点状影,呈弥散性间质性肺炎或支气管肺炎改变,偶见粟粒样结节或实变灶,或有胸腔积液征象。

五、诊断

沙眼衣原体、鹦鹉热衣原体和肺炎衣原体引起的肺炎尽管在发病年龄、高发人群、临床表现和影像学改变方面有一定的特点,但是与其他病原体引起的肺炎相比较,缺乏特异性,确切诊断依赖于病原学检查,关键是在进行肺炎的诊断和治疗过程中,始终把衣原体纳入肺炎的病原学鉴别中考虑。

对于 3 个月以内的小婴儿无热肺炎,应该首先考虑沙眼衣原体感染,如果同时伴有结膜炎或有结膜炎病史,则高度考虑,其他有意义的临床特点包括患儿一般情况好而影像学表现比较重和外周血嗜酸性粒细胞增加。对于 5 岁以上年长儿肺炎,如果外周血白细胞没有明显增高,使用 β-内酰胺类抗生素治疗无效,需要考虑肺炎衣原体、肺炎支原体、嗜肺军团菌、流感病毒、腺病毒等非典型病原体肺炎,与流感病毒和腺病毒肺炎相比较,肺炎衣原体肺炎中毒症状轻,一般情况比较好,但无法与肺炎支原体肺炎区别。近年的资料显示,肺炎衣原体在 5 岁以下儿童中也并不少见。病史中有鸟类、禽类密切接触史者,要考虑鹦鹉热衣原体感染。此外,观察对大环内酯类抗菌药物的治疗反应有助于衣原体肺炎的诊断,由于这一治疗比较安全有效,如果受制于条件无法进行病原学检查,可以进行经验性治疗。

病原学检测是确诊衣原体肺炎的唯一手段,方法有分离培养、特异性抗体检测和 PCR 检测。作为临床医生,在诊断衣原体感染时,应该熟悉这些检测方法本身的优点和局限性,特别是各种方法对诊断的敏感性、特异性和适用性,以便更好地选择恰当的检测方法和对检查结果进行合理的解释。虽然分离培养到衣原体是诊断的金标准,但由于衣原体属严格细胞内寄生菌,其培养需要细胞培养和荧光抗体鉴定,其敏感性受采集标本的影响,对技术要求高,并且费时,应用于临床常规诊断受到限制。特异性抗体检测对取材和检测技术要求不高,简便易行,是目前应用最广泛的方法,但最常用的 ELISA 技术敏感性和特异性并不理想,MIF 技术是目前公认和推荐的诊断方法。在选择特异性抗体进行诊断时应该理解原发性和再次感染中各种抗体的产生时间及其变化,衣原体原发性感染以后,特异性 IgM 抗体在 2~3 周出现,特异性 IgG 抗体在 6~8 周出现,再次感染时 IgG 出现早(1~2 周),不出现 IgM。此外还要考虑到母亲感染以后衣原体特异性 IgG 抗体可以通过胎盘传给婴儿,母传抗体一般在 6 个月时消失。因此在选择特异性抗体进行诊断评价时,需要考虑采血时机(病程)和年龄的影响,必要性应该重复检测。双份血清检测,恢复期抗体滴度上升≥4 倍可以明确为急性感染,但属于回顾性诊断,对早期治疗意义不大。PCR 检测具有简便、敏感、特异性高的优势,是值得推广和常规应用的诊断方法。

六、鉴别诊断

衣原体肺炎主要需要与其他病原体引起的肺炎鉴别,由于沙眼衣原体和肺炎衣原体引起的肺炎临床特点不同,鉴别诊断的侧重点有一定的不同,同时应该注意衣原体肺炎也可能合并其他病原体感染,如肺炎链球菌、肺炎支原体和呼吸道合胞病毒。

（一）沙眼衣原体肺炎的鉴别

1.巨细胞病毒肺炎

影像学表现为间质性肺炎,病变分布和特征与衣原体肺炎相似,有时单纯依靠影像表现鉴别较为困难,但巨细胞病毒肺炎通常伴其他器官受累的症状和体征,而衣原体肺炎肺部体征轻,影像表现相对重。

2.腺病毒和副流感病毒肺炎

也可为间质性肺炎,但没有特征性断续咳嗽和嗜酸性粒细胞增多。

3.呼吸道合胞病毒肺炎

病初有发热,表现以呼气性喘息为主。

4.细菌性肺炎

患儿病情通常比较重,多有发热和全身中毒症状,影像学以肺实变为主。

5.百日咳

特征为阵发性痉挛性咳嗽伴有深长的"鸡鸣"样吸气性吼声,外周血常规以淋巴细胞增多为特点,影像学一般无明显异常。

6.急性血行播散性肺结核（粟粒性肺结核）

一般发病时间在新生儿期后,多有密切接触史,常有结核感染中毒症状,临床结核菌素试验为阳性。影像特征为弥散粟粒样结节影,其大小、密度及分布均匀,纵隔淋巴结肿大常见。

7.新生儿吸入性肺炎

大量吸入时双肺可见广泛分布的粗结节和小斑片影,以中内带为主,伴广泛性或局灶性过度充气,可与衣原体肺炎表现类似。但吸入性肺炎有较明确的吸入病史,且主要为胎粪吸入,发病多在出生后,而衣原体肺炎发病时间为出生后 2～4 周,根据发病时间和临床特征可鉴别。

其他尚需要鉴别的疾病还有真菌性肺炎、卡氏肺孢子菌肺炎。

8.肺炎衣原体肺炎

肺炎衣原体肺炎与肺炎支原体肺炎、军团菌肺炎及某些病毒性肺炎均属非典型性肺炎,临床表现及影像学相似,鉴别诊断基本上依赖病原学检查及对治疗的反应。

（二）鹦鹉热衣原体肺炎的鉴别

如为单纯肺炎,需与其他病原体引起的肺炎鉴别。如为全身感染,可有中枢神经系统感染症状或心肌炎表现,多有肝、脾大,需与伤寒、败血症、结核等鉴别。

七、治疗

病情轻的患儿可以在门诊治疗,有明显呼吸困难、咳嗽严重或咳嗽后呼吸暂停者应住院治疗。

（一）一般治疗

注意加强护理和休息,保持室内空气新鲜并保持适当室温及湿度,保持呼吸道通畅;经常翻身更换体位;烦躁不安可加重缺氧故可以给适量的镇静药物。有缺氧表现者,酌情给予吸氧及其他对症治疗。

（二）抗菌药物治疗

β—内酰胺类抗生素对衣原体无效,有效的抗菌药物主要包括大环内酯类、四环素类和氟喹诺酮类。由于四环素类和氟喹诺酮类不推荐在儿童中使用,治疗衣原体感染主要为阿奇霉素、红霉素或克拉霉素。根据其药动学特征,临床使用方法为:红霉素 20～30mg/(kg·d),分 3～4 次口服连用 2 周,重症或不能口服者,可静脉给药;阿奇霉素 10mg/(kg·d),每天口服 1 次,首剂可以加倍,疗程 3～5d;克拉霉素 15mg/(kg·d),分 2 次口服,疗程 10～14d(12 岁以下儿童不推荐)。有研究显示阿奇霉素、克拉霉素对衣原体肺炎的效果与红霉素相当或甚至更好,但它们在细胞内及组织浓度较高,且胃肠道反应较红霉素轻,所以常常作为首选治疗。临床上衣原体耐药并不多见,但考虑到在常规疗程治疗后衣原体肺炎的症状容易复发,建议延长疗程至少 2 周。

肺炎衣原体感染可以合并肺炎链球菌感染,此种情况下,应该联合使用 β-内酰胺类抗菌药物。此外,在社区获得性肺炎的治疗过程中,对于病情相对较轻且有提示为非典型病原体感染病史者,如果不能排除肺炎衣原体感染的可能性,经验治疗的方案中应包括大环内酯类抗生素。

八、预防

对新生儿和婴儿沙眼衣原体感染的预防,关键在于对母亲妊娠后 3 个月进行衣原体感染的筛查和治疗,推荐对沙眼衣原体感染的母亲,在产前使用阿奇霉素治疗 1 周,也可使用红霉素治疗 14d。对鹦鹉热衣原体感染的预防,一方面要提高饲养和从事鸟类或禽类加工和运输的人员的意识,加强个人防护措施,避免与病鸟或死鸟接触;另一方面加强对观赏和食用鸟类或禽类的管理,特别是其粪便或排泄物、分泌物、羽毛等的处理,定期对鸟笼等设施进行清洁和消毒,衣原体对常用的消毒剂和加热敏感,但耐酸碱。人是肺炎衣原体的自然宿主,其传播方式主要是人与人通过飞沫传播,也可从环境中接触后通过手自体接种,其预防措施与其他呼吸道传染性疾病相同,如流行期不要在人群密集的地方停留时间过长,经常洗手等。

沙眼衣原体肺炎和肺炎衣原体肺炎预后比较好,但病程迁延,咳嗽可能长达数周。鹦鹉热衣原体肺炎重症病例病死率高,未经治疗者可达 15%～20%,合理治疗以后病死率降低至 1% 以下。衣原体感染后,机体虽然能产生特异性细胞免疫和体液免疫,但通常免疫力不强,且为时短暂,因此容易造成持续性感染、隐性感染和反复感染。

九、护理问题

(一)气体交换受损

与肺部炎症有关。

(二)清理呼吸道无效

与呼吸道分泌物多痰液黏稠,年幼体弱无力排痰有关。

(三)体温过高

与肺部感染有关。

(四)潜在的并发症

心衰、中毒性脑病、中毒性肠麻痹、脓胸脓气胸、肺大疱。

(五)营养失调低于机体需要量

与食欲下降、摄入不足、消耗增加有关。

（六）恐惧

与环境改变治疗操作有关。

十、护理措施

（一）改善通气状况

环境安静安全整洁通风，温度 18～22℃，湿度 55%～60%，紫外线消毒。

（二）氧疗

鼻导管、面罩、无创正压辅助通气，轻度缺氧 1～2L/min，中度 2～4L/min，重度 4～6L/min。

（三）保持呼吸道通畅

雾化、排背、吸痰。

（四）控制感染

保持正常体温，积极物理降温（禁忌擦浴的地方：前胸、腹部、足底）。

（五）预防并发症

防心衰，保持安静控制液体滴速，必要时使用镇静剂监测生命体征；防脑病，观察意识神智，纠正缺氧，二氧化碳潴留；防腹部并发症，腹胀时给予热敷肛管排气，补钾。

十一、健康教育

（1）加强营养增强体质，经常开展户外活动。

（2）养成良好的卫生习惯，清洗手常通风。

（3）避免受凉，少到人多的公共场合。

（4）服药指南。

第九节　肺真菌病

一、概述

肺真菌病是由真菌引起的肺部疾病，主要指肺和支气管的真菌性炎症或相关病变，广义可包括胸膜甚至纵隔。真菌性肺炎指真菌感染引起的以肺部炎症为主的疾病，是肺部真菌病的一种类型。临床上通常按照病原体、感染部位及使用习惯沿用肺真菌病或真菌性肺炎。

随着广谱抗生素、糖皮质激素和免疫抑制剂的广泛应用，静脉导管留置等介入性操作的增多，小儿肺真菌病发病率在全球范围内呈明显上升趋势，严重威胁儿童的健康，已引起医学界高度重视。目前致病真菌分为两大类：①致病性真菌或称传染性真菌，如组织胞浆菌、球孢子菌、新型隐球菌、芽生菌等；②条件致病性真菌或称机会性真菌，如念珠菌、曲霉菌、毛霉菌及肺孢子菌等，这些真菌多为腐生菌或植物致病菌。在我国，小儿念珠菌病多见，隐球菌病及曲霉菌病次之，组织胞浆菌病较少见。本节重点介绍念珠菌、隐球菌、曲霉菌、组织胞浆菌、毛霉菌及肺孢子菌所致的肺部炎症。

二、病因

真菌感染按来源分为外源性和内源性,前者由外源性真菌经呼吸道、消化道和伤口等侵入而感染,后者来源于寄生于人体皮肤和腔道内的真菌。其中侵袭性肺真菌病是儿童侵袭性真菌病中最为常见的表现类型,主要由机会致病性真菌引起,最常见的病原为假丝酵母菌和曲霉菌,少见隐球菌和毛霉菌。卡氏肺孢子菌过去被认为是一种原虫,近年来有学者根据其超微结构和核糖体 RNA 种系发育与真菌非常接近,目前已将其列为真菌。其他还包括组织胞浆菌、放线菌、奴卡菌等。

真菌从生长形态上主要可分为酵母菌和丝状真菌。酵母菌中与人类疾病相关的常见致病菌有念珠菌属和隐球菌,丝状真菌中主要有曲霉菌、根霉属及皮肤真菌。但也有部分真菌在组织内和在培养基内分别呈现一种以上形态,则称为双相真菌;由这类真菌引起的疾病主要有组织胞浆菌病、芽生菌病、孢子丝菌病、球孢子菌病、类球孢子菌病等。真菌可寄生于正常人的皮肤、呼吸道和消化道,一般不产生毒素,其致病作用主要与真菌在人体内感染部位繁殖所引起的理化损伤及其所产生的酶类、酸性代谢产物有关;一些真菌还可引起轻重不一的变态反应。真菌病常见的病理变化有:①轻度非特异性炎症;②化脓性炎症,由大量中性粒细胞浸润所形成的小脓肿,如念珠菌病、曲霉病、毛霉病等;③坏死性炎症,可出现大小不等的坏死灶,常伴有明显的出血,而炎症细胞相对较少,可见于毛霉病、曲霉病等;④结核样肉芽肿形成;⑤真菌败血症,即真菌入血,引起全身播散性感染,累及多脏器。

肺真菌病发病的高危因素有:①新生儿、早产儿、营养不良及久病虚弱的患儿;②慢性消耗性疾病如恶性肿瘤;③影响免疫功能的网状内皮系统、单核-吞噬细胞系统疾病及血液病如淋巴瘤、白血病、粒细胞缺乏症等;④代谢紊乱性疾病如糖尿病及肾衰竭;⑤长期使用肾上腺皮质激素及其他免疫抑制剂,引起机体免疫功能低下;⑥先天性免疫功能缺陷;⑦长期使用广谱抗生素,抑制了肠道内微生物,使肠道菌群失调;⑧医院内各种侵入性治疗(如较长时间留置各种导管)而感染;⑨获得性免疫缺陷病。

三、临床表现

体温与症状分离现象,即患儿感觉良好,无发热等特殊不适,但测体温可在 38℃ 以上,有此现象要特别注意肺部真菌感染可能;出现剧烈阵发性呛咳,甚至有窒息感,直至咳出块状物才感舒适。

肺部真菌感染可引起一系列非特异性症状和体征,常见如发热、咳嗽、咳痰、胸痛、血痰或咯血等,肺部查体可闻及干湿啰音,有时有肺实变征或胸腔积液征。

四、辅助检查

确诊主要靠组织学检查见到典型的菌丝及真菌培养阳性。

(一)采取标本

合格的痰标本、支气管肺泡灌洗液、脑脊液等,通过形态学观察来诊断。如有的可观察到菌丝,通过墨汁负染可观察隐球菌,过碘酸希夫染色和银染色等特殊染色可以更清楚地显示真菌细胞。

(二)组织病理学检查

气管插管、支气管肺泡灌洗、肺穿刺或胸腔镜采取标本的组织学和细胞学检查发现菌丝和孢子等。在组织中证实真菌成分的存在是诊断的"金标准"。

（三）分离培养

常用于直接镜检不能确定的真菌感染，或需要确定感染真菌的种类。

（四）血清学检测

可用对流免疫电泳法（CIE）监测内脏真菌的沉淀素，ELISA 法检测血清中或脑脊液（CSF）中的特异性抗体或抗原。

1.甘露聚糖检测

甘露聚糖是组成酵母菌细胞壁的成分之一，可检测血中的甘露聚糖和 β−甘露聚糖，血浆中甘露聚糖抗原阳性与侵袭性假丝酵母菌感染有高度相关性，可用于早期诊断。

2.G 试验（血清 1,3−B−D 葡聚糖抗原检测）

检测标本中的 1,3−B−D 葡聚糖，其存在于真菌细胞壁中，占真菌细胞壁的 50% 以上，它可特异性激活来自鲎类的变形细胞溶解产物提取的 G 因子，从而旁路激活鲎试验，此过程称 G 试验。可用于念珠菌和曲霉感染的诊断，具有较高的敏感性和特异性，如检测肺曲霉的敏感性可达 1ng/L，缺点是可有假阳性。

3.GM 试验（血清半乳甘露聚糖实验）

半乳甘露聚糖（GM）是曲霉细胞壁上的一种多糖抗原，当曲霉在组织中侵袭、生长时 GM 可释放入血。可通过双夹心 ELISA 监测血中 GM 抗原。GM 实验能区分侵袭性肺曲霉感染与白假丝酵母菌、毛霉菌等。抗真菌治疗后 GM 实验仍然持续升高提示预后不良。有文献前瞻性评价了 GM 实验与早期胸部 CT 检查对侵袭性曲霉病的诊断价值，74 例中 GM 实验的敏感性为 100%，特异性为 93%，其中 4 例胸部 CT 异常表现滞后于 GM 实验，而另 5 例在 GM 实验出现阳性前即有胸部 CT 的改变。因此，联合 GM 实验与胸部 CT 检查有助于早期诊断。

4.烯醇化酶检测

烯醇化酶又称 2−磷酸−D−甘油盐水解酶，它广泛存在于真菌细胞中，含量丰富且高度保守，也是白色念珠菌含量最丰富的蛋白质之一，不同真菌所含烯醇化酶抗原有差异，可做诊断指标。

（五）分子生物学技术

近年发展起来的聚合酶链反应（PCR）技术，在真菌检测方面虽费用高、操作复杂，存在假阳性等问题，但其具有特异性强、快速、准确的优点。

（六）影像学

不同的真菌感染所致的肺部改变并不完全相同，因此，在影像学上也不完全相同。

五、诊断

肺部真菌感染的诊断目前主要依据临床、真菌学检查和组织病理三者的结合。肺部真菌感染临床表现无特异性，诊断根据侵袭性肺真菌病分级划分为 3 个层次，包括确诊、临床诊断和拟诊。确诊标准:具备宿主因素＋临床证据＋肺组织病理学和(或)有确诊意义的微生物学证据;临床诊断标准:具备宿主因素＋临床证据＋有临床诊断意义的微生物学证据;拟诊标准:宿主因素＋临床证据。

3 个层次诊断标准的主要区别在于微生物学证据水平和有无肺组织病理学证据，而在临床实际工作中,要获得这两个方面的证据非常困难。一方面受到实验室诊断技术包括是否开展、样本采集和送检是否合乎要求和适时、方法敏感性和特异性水平及其干扰因素影响等的限制,例如,还没有血清学和抗原学检测手段可用于检测毛霉菌,而最有价值的 PCR 方法只有少数实验室能够进行且没有标准化;另一方面,患儿往往病情严重而进展迅速,难以进行肺组织学检查,或者已经给予抗真菌预防性用药或早期经验性治疗者难以获取有确诊意义的微生物学证据,这一点在免疫缺陷患儿特别突出,往往只能达到拟诊水平。实际上,真菌性肺炎的诊断是需要将患儿的高危因素、临床表现、影像学资料、微生物学检查包括真菌培养、血清抗体及抗原诊断和真菌特异性基因诊断以及组织病理学证据相结合的临床综合分析过程。当无法获取组织病理学证据时,应该尽可能积极寻找微生物学证据;在考虑高危因素的同时,理顺临床思路,充分利用临床线索和影像学资料,必要时采用诊断性治疗手段,是临床诊断真菌性肺炎的可行途径。

六、鉴别诊断

由于缺乏特异性症状和体征,并且免疫缺陷患儿可同时合并其他病原(如巨细胞病毒、细菌等)感染,临床上真菌性肺炎的诊断比较困难。需与细菌性肺炎、病毒性肺炎、ARDS、肺结核、肺肿瘤、肺部寄生虫病等相鉴别。确诊需要在肺实质或下呼吸道分泌物中证实菌丝的存在。

七、治疗

(一)一般治疗

(1)积极治疗原发病,去除病因。

(2)严格掌握抗生素、糖皮质激素和免疫抑制剂的用药指证,尽可能少用或不用这些药物。

(3)加强护理和支持疗法,补充营养,适量多种维生素和微量元素,输血或血浆免疫球蛋白等根据病情应用。

(4)手术切除:肺空洞型曲菌球病且有反复咯血者可行外科手术切除。

(二)抗真菌治疗

针对病原菌选择抗真菌药物,如两性霉素 B、5-氟胞嘧啶、氟康唑、伊曲康唑及制霉菌素等。

1.两性霉素 B

为多烯类抗生素,与真菌胞膜上的固醇类结合,改变膜的通透性,使菌体破坏,起杀菌作用。适应证为曲霉属、念珠菌属、隐球菌属和组织胞浆菌感染。静脉滴注:开始宜用小量,每天 0.1mg/kg,如无不良反应,渐增至每天 1~1.5mg/kg,疗程 1~3 个月。静脉注射时用 5% 葡萄糖液稀释,浓度不超过 0.05~0.1mg/mL,缓慢静脉滴注,每次不少于 6h 滴完。浓度过高易引起静脉炎,滴速过快可发生抽搐、心律失常、血压骤降,甚至心跳停搏。两性霉素 B 对肝、肾、造血系统有一定毒性,可能出现恶心、呕吐、腹痛、发热、寒战、头痛、头晕、贫血、血小板减少、血栓性静脉炎等不良反应。为减轻不良反应,可于治疗前半小时及治疗后 3h 给予阿司匹林,严重者可静脉滴注氢化可的松或地塞米松。用药期间,应每隔 3~7d 检查血、尿常规及肝、肾功能,血清肌酐>221μmol/L(2.5mg/dL)时用药应减量。尿素氮>14.28mmol/L(40mg/dL)时应停药,停药 2~5 周恢复正常,再从小剂量开始给药。注射部位易发生血栓性静脉炎,最初输液部位宜先从四肢远端小静脉开始。两性霉素 B 脂质复合物 3～5mg/(kg·d),静脉滴注。

2.5-氟胞嘧啶

为人工合成的抗真菌药,作用机制为阻断真菌核酸合成。对白色念珠菌和隐球菌有良好的抑制作用。与两性霉素 B 合用时可减少耐药性,药量可稍减,毒性反应可减轻,可缩短疗程。剂量为每天 50～150mg/kg,分 4 次口服,疗程 4～6 周。婴儿剂量酌减。不良反应有恶心、呕吐、皮疹、中性粒细胞和血小板减少、肝肾损伤。

3.酮康唑

合成的口服咪唑类抗真菌药,系咪唑类衍生物。通过抑制麦角甾醇的合成,改变真菌细胞的通透性,导致真菌死亡。抗菌谱广,口服体内吸收良好,毒性反应低,对念珠菌病疗效均显著。开始剂量:体重 30kg 以下者每天口服 100mg,30kg 以上者每天口服 200～400mg,1～4 岁者每天口服 50mg,5～12 岁者每天口服 100mg。如小儿每天口服达 400mg 高剂量时,可有恶心、呕吐、一过性低胆固醇血症和肝功能异常。

4.氟康唑

双三唑类抗真菌药,作用机制和抗菌谱与酮康唑相似,体内抗真菌活性比酮康唑强,生物利用度高,口服吸收好。适应证为隐球菌属和念珠菌属感染,对曲霉属感染无效。本品在 16 岁以下儿童体内的血浆半衰期与成人不同,其他药动学参数(如生物利用度、表观分布容积等)与成人相似,对不同年龄儿童推荐剂量如下:①＞4 周龄的患儿:深部真菌感染,6mg/(kg·d),每天给药 1 次;严重威胁生命的感染,12mg/(kg·d),每天给药 1 次。②2～4 周龄的患儿:剂量同上,每 2 日给药 1 次。③＜2 周龄的患儿:剂量同上,每 3 天给药 1 次。不良反应有胃肠反应、皮疹,偶致肝功能异常。

5.伊曲康唑(ICZ)

一种三唑类抗真菌剂,它抑制细胞膜色素 P450 氧化酶介导的麦角甾醇的合成。适应证为曲霉属、念珠菌属、隐球菌属和组织胞浆菌属的感染,对镰刀霉菌属活性低,对毛霉菌无效。用法:每次 6mg/kg,前 2 天,每天 2 次,以后改为每天 1 次,静脉滴注。口服制剂 6～8mg/(kg·d),分 2 次服用。

6.伏立康唑

一种新型三唑类广谱抗真菌药物,其化学结构与氟康唑类似,以氟嘧啶基取代氟康唑的三唑环部分,并增加了一个甲基。其作用机制为通过竞争性抑制真菌羊毛甾醇 14α-去甲基化酶(P45014DM),使细胞膜重要组成成分麦角甾醇的生物合成受阻,同时使羊毛甾醇累积而发挥抗真菌作用。适应证为曲霉属、念珠菌属以及镰刀霉菌属、足放线菌属的感染,对接合菌属无活性。2～12 岁:7mg/(kg·d),每 12h 1 次,静脉滴注;或第 1 天每次 6mg/kg,每 12h 1 次,随后每次 4mg/kg,每 12h 1 次,静脉滴注。口服剂量:体重＜40kg,每次 100mg,每 12h 1 次;体重≥40kg,每次 200mg,每 12h 1 次。

7.卡泊芬净

一种新型的真菌细胞壁中的葡聚糖合成酶抑制剂类抗真菌药。适应证为念珠菌属和曲霉属的感染,对隐球菌属、镰刀霉菌属以及接合菌属无活性。儿童第 1 天 3mg/(kg·d),之后1mg/(kg·d),必要时,可增加剂量至 2mg/(kg·d),静脉滴注。

8.制霉菌素雾化吸入

制霉菌素为广谱抗真菌药,对多种深部真菌有较强的抑制作用。其作用机制可能是与真菌细胞膜中的甾醇结合,使胞浆膜受损,引起真菌内容物外渗而发挥抗真菌作用,只限于局部用药。对念珠菌的作用较好。制霉菌素5万U溶于2mL 0.9%氯化钠溶液中雾化吸入。

抗真菌治疗的时间长短,因病情而异,患侵袭性肺部真菌病的患儿一般均在免疫功能低下的情况下发病,给药时间不宜过短,一般要6~12周,甚至更长,一般治疗至临床症候消失,影像学示病变基本吸收。总之,要对病情进行综合分析,要追踪观察,治疗应个体化。

八、预防

(一)一般预防

包括医院感染控制技术措施和抗真菌药物预防。目前儿科患儿的抗真菌药物预防适应证为:粒细胞减少的血液系统患儿、造血干细胞移植以及慢性肉芽肿患儿。抗真菌药物的耐药问题已引起国内外重视,应避免滥用抗真菌药物预防真菌感染。

(二)靶向预防

在高危患儿预防某种特定的真菌感染,如在血液肿瘤和艾滋病患儿应用甲氧苄啶-磺胺甲噁唑(TMP-SMZ)预防肺孢子菌肺炎。

九、护理评估

(一)健康史

反复呼吸道感染,麻疹、百日咳等呼吸道传染病史;出生史;疫苗接种;生长发育史。

(二)身体状况

发热、咳嗽、咳痰、呼吸心率增快、肺部啰音、气促;循环、神经、消化系统受累的临床表现;血常规、胸部X线、病原学等检查结果。

(三)心理社会状况

住院的经历,家庭经济情况,焦虑和恐惧,是否有哭闹、易激惹等表现。

十、护理问题

(一)气体交换受损

与肺部炎症有关。

(二)清理呼吸道无效

与呼吸道分泌物黏、多、不易排出有关。

(三)体温过高

与肺部感染有关。

(四)营养失调

与摄入不足、消耗增加有关。

(五)潜在并发症

心力衰竭、中毒性脑病、中毒性肠麻痹。

十一、护理目标

(1)患儿无气促、发绀,呼吸平稳正常。

(2)痰液能及时清除,痰鸣音消失。

（3）体温恢复正常。

（4）患儿得到充足的营养,体重恢复正常。

（5）无并发症发生或发生时得到及时的处理。

十二、护理措施

（1）注意休息,预防受凉感冒。

（2）适当活动,增加营养。进食富含蛋白、维生素的食物,提高机体的免疫能力。

（3）遵照医嘱按时应用抗真菌的药物,用药期间密切观察药物的不良反应,并定期复查肝功能、肾功能。

（4）定期复查胸部 CT 或者 X 线、痰涂片、痰培养、肺功能等,了解治疗效果。

第十节　过敏性肺炎

一、概述

过敏性肺炎（HP）又称为外源性变应性肺泡炎,是易感者吸入具有抗原性的有机粉尘及低分子无机物质所引起的免疫反应性肺损伤。HP 主要累及肺的间质和肺泡。有学者首次描述了本病,随后才被 Campbell 以"农民肺"形式描述,认为主要是吸入了发霉的干草。随着现代农业技术的发展,"农民肺"正逐渐减少,而对鸟类抗原过敏的"饲鸟者肺"逐渐增多。

二、病因

引起 HP 的抗原很多,能进入肺泡的抗原或抗原片段直径一般均 $<10\mu m$,多数 $\leqslant 5\mu m$。常见的变应原有真菌孢子、细菌产物、动物蛋白质、昆虫抗原、甲苯和二苯甲烷二异氰酸盐等有机及无机尘埃微粒。急性 HP 表现为呼吸性细支气管和肺泡腔中性粒细胞浸润,弥散性肺泡损伤并伴有坏死性小血管炎。亚急性 HP 的典型病理特征包括淋巴细胞性间质性炎症、细胞型细支气管炎和非坏死性肉芽肿,有人将其称为 HP 病理三联征。慢性 HP 间质纤维化是显著的特点,纤维化主要发生在肺的中上部分。

一般认为Ⅲ型变态反应与过敏性肺炎的发病密切相关,由于暴露于抗原,局部免疫反应形成大量的免疫复合物,急性期肺泡上皮细胞表面的免疫复合物,不能被单核-巨噬细胞及时清除,免疫复合物通过经典途径激活补体,使中性粒细胞趋化;免疫复合物还直接激活肺泡巨噬细胞产生炎症介质,促进炎性反应发生,结果使得炎性细胞、细胞外液、蛋白在肺泡聚积,影响气体交换,产生急性肺损伤。支气管肺泡灌洗液中高滴度的 IgG 抗体及肺内补体的激活提示与Ⅲ型变态反应有关。随着病程进展,T 细胞介导的变态反应占主导地位,导致慢性炎症,单核细胞浸润和散在的非干酪性肉芽肿形成,后期是肺间质纤维化和机化的阻塞性细支气管炎,提示Ⅳ型迟发变态反应也参与其中。此外,基因多态性和过敏性肺炎的发生有一定关联。

三、临床表现

HP 的临床表现差异较大,取决于接触抗原的量与频度、暴露时间以及宿主的反应性。急性 HP 常发生于短而强的抗原暴露后,发病的临床症状与急性细菌性和病毒性肺炎相似,有呼吸道和全身性两个方面。在接触抗原4～6h后出现发热、寒战、全身不适、咳嗽、呼吸困难。体格检查见急性病容,呼吸急促,重者可有发绀和咯血,两肺可闻及细湿啰音。6～24h后症状达高峰,然后自然缓解。一般在抗原暴露停止后几小时、几天甚至数周痊愈。少数特应性患儿接触抗原后可先出现喘息、流涕等过敏反应。"农民肺"通常被认为是急性HP的典型代表。亚急性HP为频繁反复接触过敏原,症状在较长的时间里反复,逐渐出现持续的咳嗽和呼吸困难,常体重减轻,可有低热,每次发作肺部损害加重。慢性HP是指长期暴露于低强度抗原所致,也可以是急性或亚急性反复发作后的结果。症状包括慢性咳嗽、进行性呼吸困难、疲乏和食欲减退。最终可导致肺纤维化,蜂窝肺,慢性肺功能不全。暴露于鸟类抗原的HP常表现为亚急性和慢性,会有更为明显的肺纤维化。慢性型亦可由长期暴露于污染了微生物的供热或供冷系统所致。

四、辅助检查

(一)血液学检查

急性发作时,外周血检查,白细胞升高达$(15～25)×10^9/L$,伴中性粒细胞增高,嗜酸性粒细胞一般不增多,不过偶可见到嗜酸性粒细胞增多达10%。

(二)特异性抗体

除饲鸟者肺外,IgE一般正常。丙种球蛋白可升高到$20～30g/L$,伴IgG、IgM及IgA升高,急性患儿类风湿因子可为阳性,偶尔血沉增快。可以有抗原特异性沉淀抗体IgG增高,血清中抗原特异性抗体的出现与预后没有关系,无症状的暴露者血清也存在沉淀抗体。但是一旦出现血清学抗体阳性,则是HP重要的预测因子。

(三)肺功能检查

急性HP表现为限制性通气障碍伴有弥散功能降低,无明显气道阻塞。急性期的肺功能异常是可逆的,但如果肺实质损害明显,在无症状阶段,也会有肺容量和流速的异常。慢性HP主要的异常是限制性通气障碍,部分患儿伴有阻塞性通气功能障碍,弥散功能常是降低的。

(四)胸部影像表现

1.X线胸片

急性HP常表现为毛玻璃状渗出影、粟粒或小结节状阴影,在双肺中部及底部较明显,以后扩展为斑片状致密阴影。亚急性HP见不均质性阴影或小结节影,部分正常的肺组织被网状影取代。慢性HP肺体积变小,见条索状高密度影。

2.胸部HRCT

胸部HRCT是诊断HP的重要手段,急性HP在HRCT的表现似急性肺水肿,肺野密度增加,呈现弥散性毛玻璃样的阴影,肺泡实质性阴影。亚急性HP主要表现为斑片状或双侧弥散分布的磨玻璃影伴边界不清的小叶中心性结节。慢性HP肺纤维主要表现为不规则的索条状阴影,病变以上中肺野受累多见。

(五)支气管肺泡灌洗液(BALF)

BALF对HP的诊断有重要的帮助,通常HP患儿细胞总数增加,特别是淋巴细胞增加(可占$30\%～70\%$),其中以抑制性T细胞(CD8+)增高为主,故常见CD4+/CD8+<1。但

急性期 CD4＋可占主导。

（六）肺活检

通常在临床诊断困难,虽可疑 HP,但患儿避免接触抗原后临床症状仍不能缓解,临床和影像学显示可能存在其他可以治疗的疾病时,需考虑实施外科肺活检。通常需要较大的组织块,所以一般胸腔镜或开胸肺活检值得推荐。但是肺活检的实施应该与风险充分权衡。

五、诊断

（1）仔细询问病史,了解患儿的生活环境和爱好,症状的发作与消失是否与某种环境暴露和避免有关,寻找病因线索。

（2）症状、体征及肺功能改变,X 线变化及免疫学检查,特别是血清中发现有致敏原的特异性抗体有助于诊断。

（3）HP 的 6 个临床预测因素:暴露于已知抗原、血清抗体阳性、反复发作的症状、吸气相啰音、暴露于已知抗原后 4～8h 出现症状、体重下降。

（4）患儿在一定的环境条件下（如饲鸟、接触枯草、空调等）出现发热、咳嗽等症状以及相应影像学的改变,而再次暴露于同样的环境中反复出现以上改变者,基本可以诊断本病。如果没有确定的环境因素（或特异性抗原）,诊断需要抗原的特异性抗体测定阳性和组织病理学检查。

六、鉴别诊断

HP 的症状和体征应与呼吸系统的感染性疾病鉴别,如病毒和细菌性肺炎、支原体肺炎、粟粒性肺结核,其影像学的弥散性表现又要和多种间质性肺炎鉴别。此外还要与嗜酸性粒细胞肺浸润、闭塞性细支气管炎等疾病相鉴别。

七、治疗

（一）避免接触抗原

脱离抗原是治疗 HP 最基本、最重要的措施,很多病例在停止接触抗原后可自行缓解。

（二）糖皮质激素治疗

糖皮质激素对本病有显著的疗效,在临床上已得到广泛的应用。儿童 HP 应用糖皮质激素的依据来自成人的研究。临床症状轻微,各项检查无显著异常,日常的活动并无明显障碍,脱离或去除抗原后症状逐步好转者可以暂不使用药物,继续观察。肺部病变广泛可用激素治疗,急性 HP 泼尼松 1～2mg/（kg·d）,连用 1～2 周,然后在 4～6 周逐渐减量,必要时给予大剂量冲击治疗后改口服,减量的速度根据患儿的临床状况决定。亚急性或慢性型泼尼松初始剂量为 1mg/（kg·d）,临床症状改善开始减量,然后逐渐减少至能维持患儿正常功能状态的最低剂量,症状完全缓解可以停药。

八、预防

在高危人群中实施科普知识教育,例如农民在使用肥料前先将其弄湿,减少嗜热放线菌孢子的播散;养鸟者经常通风换气,戴口罩打扫鸟棚卫生;空调器或加湿器应经常清洗。一旦抗原证实,避免接触是最重要的防治措施。HP 的预后非常不同,主要取决于抗原的性质和患儿的易感性。通常急性期患儿如能得到及时正确的诊断和治疗,许多患儿可以完全恢复,预后较好。亚急性和慢性一旦进展为肺纤维化,会导致呼吸衰竭及死亡,但这在疾病起病阶段无法预知。儿童的 HP 很少,多数为接触鸟类抗原,少数为接触真菌的生物气溶胶,大多数预后较好

（脱离环境或使用激素），但也有死亡病例。

九、护理评估

（一）健康史

（1）既往体健，发病前有上呼吸道感染史。

（2）诱因：饲鸟、接触枯草、空调、加湿器等。

（3）长期用药史。

（二）身体状况

1.症状

（1）全身症状：寒战、高热、全身不适。

（2）呼吸道症状：咳嗽、咳痰、胸痛、呼吸困难、发绀。

2.体征

（1）急性病容，重者可有发绀和咯血，叩诊呈浊音，重者两肺可闻及细湿啰音。

（2）可有胸膜摩擦感。

十、护理问题

（一）体温过高

与具有抗原性的有机粉尘及低分子无机物质所引起的免疫反应有关。

（二）呼吸障碍

与限制性通气障碍伴有弥散功能降低有关。

（三）潜在并发症

肺纤维化。

十一、护理目标

（1）远离致使发生明显不适反应的抗原的环境。

（2）能有效缓解咳嗽、咳痰，呼吸平稳。

（3）去除抗原后症状逐步好转不使用药物可继续观察。

十二、护理措施

（一）一般护理

（1）病史空气清新，及时开窗通风，温湿度适宜，远离致敏抗原。

（2）呼吸障碍者高枕卧位或半卧位。

（二）病情观察

（1）生命体征的观察。

（2）发现休克症状需要立即通知并配合医生抢救。

（三）对症护理

1.高热的护理

（1）寒战、畏寒时注意保暖。

（2）高热时物理降温为宜。

2.咳嗽、咯血的护理

(1)指导有效咳嗽,鼓励多喝水。

(2)协助翻身、拍背。

(3)遵医嘱用药。

第三章　小儿消化系统疾病

第一节　鹅口疮

鹅口疮(thrush):念珠菌感染引起的口炎中以白色念珠菌致病力最强,儿童期感染常称之为鹅口疮。念珠菌是人体常见的寄生菌,其致病力弱,仅在一定条件下感染致病,故为条件致病菌,近年来随着抗生素及肾上腺皮质激素的广泛应用,使念珠菌感染日益增多。

一、病因

鹅口疮为白色念珠菌感染。诱因有营养不良、腹泻及长期使用抗生素、肾上腺皮质激素等,这些诱因加上乳具污染,便可引起鹅口疮。

二、临床表现与诊断

鹅口疮的特点是口腔黏膜上出现白色乳凝块样物,分布于颊黏膜、舌、齿龈和上腭表面。初起时呈小点状和小片状,渐融合成大片,不易擦去,若强行擦拭后局部潮红,可有溢血。患儿一般情况良好,无痛,不影响吃奶,偶有个别因累及消化道、呼吸道而出现呕吐、声嘶或呼吸困难。细菌涂片和培养可帮助诊断。

三、治疗

鹅口疮的治疗,主要是用碱性药物及制霉菌素。局部治疗,因为口腔的碱性环境可抑制白色念珠菌的生长繁殖。一般用2%碳酸氢钠清洗口腔后,局部涂抹2%龙胆紫溶液或冰硼散,每天1～2次,数日后便可痊愈。若病变广泛者可用制霉菌素10万U,加水1～2mL涂患处,每天3～4次。

四、护理问题

(一)口腔黏膜改变

与感染有关。

(二)体温过高

与感染有关。

(三)疼痛

与口腔黏膜炎症和破损有关。

(四)应用失调:低于机体需要量

与疼痛影响进食有关。

(五)知识缺乏

家长缺乏口炎的预防及护理知识。

五、护理措施

(一)促进口腔黏膜愈合

1.保持口腔清洁

鼓励患儿多饮水,进食后漱口,保持口腔清洁湿润。清洗口腔,每日 2～4 次,以餐后 1h 为宜。可用 3％过氧化氢溶液或 0.1％依沙吖啶溶液清洗溃疡面,较大儿童可用含漱剂,鹅口疮患儿宜用 2％碳酸氢钠溶液。对流涎较多者,要保持口周皮肤清洁干燥,避免出现湿疹或糜烂。

2.按医嘱正确涂药

涂药前先清洗口腔,用干棉球将病变部黏膜表面吸干后方能涂药。涂药后嘱患儿闭口 10 分钟,然后取出隔离唾液的纱布或棉球,不可立即漱口、饮水或进食,小婴儿不能配合可直接涂药。在清洁口腔后局部涂药时应用棉签在溃疡面上滚动或涂药,切不可涂擦。鹅口疮患儿局部可涂 10 万～20 万 U/mL 制霉菌素溶液,每日 2～3 次,疱疹性口炎患儿局部可涂碘苷,亦可喷洒西瓜霜、锡类散等;控制或预防继发感染可用 2.5％～5％金霉素鱼肝油。

(二)减轻疼痛

患儿以流质或半流质饮食为宜,避免酸、辣、热、粗、硬等刺激性食物,清洁口腔及局部涂药时,动作要轻。对因疼痛影响进食者,可按医嘱在进食前局部涂 2％利多卡因。对不能进食者,应给予肠道外营养。

(三)健康指导

教会家长清洁口腔及局部涂药的方法,并强调护理患儿前、后要洗手。

告诉家长应注意与健康儿童隔离,患儿用过的食具、玩具、毛巾等要及时消毒,以防交叉感染。鹅口疮患儿使用过的乳瓶及乳头,应放于 5％碳酸氢钠溶液浸泡 30min 后再煮沸消毒。

哺乳期妇女内衣要及时更换,喂奶前要洗手,保持乳头清洁。指导家长教育小儿养成良好的卫生习惯。

第二节　非感染性口炎

一、创伤性口炎

机械性或热性刺激可能是此病的主要发病条件。锐利的牙根、残冠,口腔异物,较硬橡皮奶头等机械性因素均可造成黏膜撕裂伤、出血、溃疡或糜烂;过烫的饮料、茶水或食物则引起黏膜烫伤。

病变发生于直接受损部位,多见于舌的侧缘,也可发生于唇、颊及其他处黏膜,可表现为红肿、出血或溃疡,伴有局部疼痛,如继发感染,则可引起局部淋巴结肿大。去除病因后,病变通常在 1～2 周内痊愈。

治疗为去除病因如拔去残根,磨改锐利牙齿或边缘。冰硼散、锡类散及青黛散可局部消炎止痛。药物漱口水含漱,多喝凉开水以清洁口腔。

二、过敏性口炎

过敏性口炎又称变态反应性口炎(allergic stomatitis),是由于个体差异,一些普通无害的东西如各种口腔药物漱口水、牙膏碘合剂或药物作为抗原刺激黏膜,使局部产生抗原抗体反应而引起的黏膜损害。接触致敏物质24~48h或数天后才出现症状和体征。轻者仅表现为红斑,水疱;重者表现为局部组织坏死、溃疡,可伴有皮肤或其他部位的黏膜损害。致敏物质去除后,口腔炎症还要持续一段时间。主要是去除致敏物质和抗过敏治疗。抗过敏药物有盐酸苯海拉明及氯苯那敏。必要时可用泼尼松及地塞米松。对症治疗包括局部止痛和抗感染等。

三、非感染性口炎的护理措施

(一)饮食护理

饮食需要禁辛辣及刺激性的食物,多吃蔬菜水果等绿色食品。

(二)一般护理

治疗前应询问患者有无药物或药膳过敏史;严格掌握用药适应证以防滥用药物;用药宜简单,以减少变态反应性疾病的发生;并注意药物交叉过敏反应应同时准备好急救药品,以防万一。

第三节　急性胃炎

急性胃炎(acute gastritis)系由不同病因引起的胃黏膜急性炎症。病变严重者可累及黏膜下层与肌层,甚至深达浆膜层。临床上按病因及病理变化的不同,分为急性单纯性胃炎、急性糜烂性胃炎、急性腐蚀性胃炎及急性化脓性胃炎,其中临床上以急性单纯性胃炎最为常见,而由于抗生素广泛应用,急性化脓性胃炎已罕见。儿童中以单纯性与糜烂性多见。

一、病因

(一)微生物感染或细菌感染

进食污染微生物和细菌毒素的食物后引起的急性胃炎中,多见沙门菌属、嗜盐杆菌及某些病毒等。细菌毒素以金黄色葡萄球菌为多见,偶为肉毒杆菌毒素。近年发现幽门螺杆菌也是引起急性胃炎的一种病原菌。

(二)化学因素

1.药物

水杨酸盐类药物如阿司匹林及吲哚美辛等。

2.误食强酸及强碱

误食强酸(如硫酸、盐酸和硝酸)及强碱(如氢氧化钠和氢氧化钾)引起胃壁腐蚀性损伤。

3.误食化学毒物

毒蕈、砷、灭虫药及杀鼠剂等化学毒物,均可刺激胃黏膜引起炎症。

(三)物理因素

进食过冷、过热的食品或粗糙食物均可损伤胃黏膜,引起炎症。

（四）应激状态

某些危重疾病如新生儿窒息、颅内出血、败血症、休克及大面积灼伤等使患儿处于严重的应激状态是导致急性糜烂性胃炎的主要原因。

二、发病机制

（一）外源性病因

可严重破坏胃黏液屏障，导致氢离子及胃蛋白酶的逆向弥散，引起胃黏膜的损伤而发生糜烂、出血。

（二）应激状态

使去甲肾上腺素和肾上腺素大量分泌，内脏血管收缩，胃血流量减少，缺血、缺氧进一步使黏膜上皮的线粒体功能降低，影响氧化磷酸化过程，使胃黏膜的糖原贮存减少。而胃黏膜缺血时，不能清除逆向弥散的氢离子；缺氧和去甲肾上腺素又使碳酸氢根离子分泌减少，前列腺素合成减少，削弱胃黏膜屏障功能，导致胃黏膜急性糜烂性炎症。

三、临床表现及分型

（一）急性单纯性胃炎

起病较急，多在进食污染食物数小时后或 24h 发病，症状轻重不一，表现上腹部不适、疼痛，甚至剧烈的腹部绞痛。厌食、恶心、呕吐，若伴有肠炎，可有腹泻。若为药物或刺激性食物所致，症状则较轻，局限上腹部，体格检查有上腹部或脐周压痛，肠鸣音可亢进。

（二）急性糜烂性胃炎

多在机体处在严重疾病应激状态下诱发，起病急骤，常以呕血或黑便为突出症状，大量出血可引起昏厥或休克，伴重度贫血。

（三）急性腐蚀性胃炎

误服强酸、强碱史，除口腔黏膜糜烂、水肿外，中上腹剧痛、绞窄感、恶心、呕吐、呕血和黑便，并发胃功能紊乱，急性期过后可遗留贲门或幽门狭窄，出现呕吐等梗阻症状。

四、辅助检查

（一）实验室检查

感染因素引起者其末梢血白细胞计数一般增高，中性粒细胞比例增大。腹泻者，粪便常规检查有少量黏液及红、白细胞。

（二）内镜检查

胃黏膜明显充血、水肿，黏膜表面覆盖厚的黏稠炎性渗出物，糜烂性胃炎则在上述病变上见到点、圆、片、线状或不规则形糜烂，中心为红色新鲜出血或棕红色陈旧性出血，伴白苔或黄苔，常为多发亦可为单个。做胃镜时应同时取胃黏膜做幽门螺杆菌检测。

（三）X 线检查

胃肠钡餐检查病变黏膜粗糙，局部压痛，但不能发现糜烂性病变，且不能用于急性或活动性出血患儿。

五、诊断与鉴别诊断

急性胃炎无特征性临床表现，诊断主要依靠病史及内镜检查，以上腹痛为主症状者应与下列疾病鉴别。

（一）急性胰腺炎

有突然发作的上腹部剧烈疼痛，放射至背部及腰部，血清淀粉酶升高，B超或CT显示胰腺肿大，严重患儿腹腔穿刺可抽出血性液体且淀粉酶增高。

（二）胆道蛔虫症

骤然发生上腹部剧烈绞痛，可放射至左、右肩部及背部，发作时辗转不安，剑突下偏右压痛明显，可伴呕吐，有时吐出蛔虫，B超见胆总管内有虫体异物。

六、治疗

（一）单纯性胃炎

以对症治疗为主，去除病因，解痉止吐，口服黏膜保护剂，对细菌感染尤其伴有腹泻者可选用小檗碱、卡那霉素及氨苄西林等抗生素。有幽门螺杆菌者，则应做清除治疗。

（二）糜烂性胃炎

应控制出血，去除应激因素，可用 H_2 受体拮抗药：西咪替丁 $20 \sim 40mg/(kg \cdot d)$，法莫替丁 $0.4 \sim 0.8mg/(kg \cdot d)$，或质子泵阻滞药奥美拉唑 $0.6 \sim 0.8mg/(kg \cdot d)$，以及应用止血药如巴曲酶注射，凝血酶口服等。

（三）腐蚀性胃炎

应根据腐蚀剂性质给予相应中和药物，如口服镁乳氢氧化铝、牛奶和鸡蛋清等治疗强酸剂腐蚀。

七、护理评估

（1）询问患儿的饮食习惯、用药史以及有无应激因素等，了解与本疾病有关的诱因。

（2）评估患儿有无嗳气、反酸、食欲减退、上腹饱胀、隐痛、恶心、呕吐等胃肠道症状。

（3）评估患儿有无黑便或呕血，并评估呕吐物和排泄物的量及性状。

（4）密切观察各种药物作用和副作用。

（5）评估患儿对疾病的认知程度及心理状态，有无焦虑、抑郁等情绪。

八、护理措施

（一）一般护理

症状严重者应卧床休息，以减少体力消耗，呕吐时及时清除口腔内残留的呕吐物，并用温水漱口，保持口腔清洁，以防感染。

（二）饮食护理

患儿宜少食多餐，进食软，易消化的食物，如烂面条、粥类等。急性期病情严重的患儿，应该暂时饮食可由静脉补充营养，待症状缓解后可进流质饮食，宜细嚼慢咽使食物与唾液充分搅拌，避免结石以减轻胃的负担。痊愈期患儿应该注意饮食规律，少进食刺激性食物及甜食，以防病情反复。

（三）对症护理

腹痛者应注意其腹痛的部位以及有无腹泻的症状，明确诊断后可以局部热敷或者使用解痉止痛药物，呕吐者应该注意呕吐物的性质、量、颜色，严重者可根据医嘱应用止吐药物，对呕吐严重不能进食者应及时静脉补充营养水分，防脱水，酸中毒。

症状严重者应卧床休息，以减少体力消耗，患儿宜少食多餐，进食软，易消化的食物。急性期患儿,应该暂时禁食可由静脉补充营养,待症状缓解后可进流质饮食,宜细嚼慢咽使食物与唾液充分搅拌,痊愈期患儿应该注意饮食规律,少进食刺激性食物及甜食。

九、健康指导

(1)应向患儿及家属讲明病因,如是药物引起,应告诫今后禁止用此药;如疾病需要必须用该药,必须遵医嘱配合服用制酸剂以及胃黏膜保护剂。

(2)嘱患儿进食要有规律,避免食生、冷、硬及刺激性食物和饮料。

(3)让患儿及家属了解本病为急性病,应及时治疗及预防复发,防止发展为慢性胃炎。

(4)应遵医嘱按时用药,如有不适,及时来院就医。

第四节　慢性胃炎

慢性胃炎(chronic gastritis)是指各种原因持续反复作用于胃黏膜所引起的慢性炎症。慢性胃炎发病原因尚未明了,各种饮食、药物、微生物、毒素以及胆汁反流,均可能与慢性胃炎的发病有关。近年的研究认为幽门螺杆菌的胃内感染是引起慢性胃炎最重要的因素,其产生的机制与黏膜的破坏和保护因素之间失去平衡有关。

一、病因及发病机制

(一)幽门螺杆菌

自从 1983 年澳大利亚学者 Warren 和 Marshall 首次从慢性胃炎患儿的胃黏液中分离出幽门螺杆菌以来,大量的研究表明,幽门螺杆菌与慢性胃炎密切相关:在儿童中原发性胃炎幽门螺杆菌感染率高达 40%,慢性活动性胃炎高达 90% 以上,而正常胃黏膜几乎很难检出幽门螺杆菌。感染幽门螺杆菌后,胃部病理形态改变主要是胃窦黏膜小结节,小颗粒隆起,组织学显示淋巴细胞增多,淋巴滤泡形成,用药物将幽门螺杆菌清除后胃黏膜炎症明显改善:此外成人健康志愿者口服幽门螺杆菌证实可引发胃黏膜的慢性炎症,并出现上腹部痛、恶心及呕吐等症状;用幽门螺杆菌感染动物的动物模型也获得了成功,因此幽门螺杆菌是慢性胃炎的一个重要病因。

(二)化学性药物

小儿时期经常感冒和发热,反复使用非甾体类药物如阿司匹林和吲哚美辛等,使胃黏膜内源性保护物质前列腺素 E2 减少,胃黏膜屏障功能降低,而致胃黏膜损伤。

(三)不合理的饮食习惯

食物过冷、过热、过酸、过辣、过咸,或经常暴饮暴食、饮食无规律等均可引起胃黏膜慢性炎症,食物中缺乏蛋白质及 B 族维生素也使慢性胃炎的易患性增加。

(四)细菌、病毒和(或)其毒素

鼻腔、口咽部的慢性感染病灶,如扁桃体炎、鼻旁窦炎等细菌或其毒素吞入胃内,长期慢性刺激可引起慢性胃黏膜炎症。有报道 40% 的慢性扁桃体炎患儿其胃内有卡他性改变。急性胃炎之后胃黏膜损伤经久不愈,反复发作亦可发展为慢性胃炎。

(五)十二指肠液反流

幽门括约肌功能失调时,使十二指肠液反流入胃增加。十二指肠液中含有胆汁、肠液和胰液。胆盐可减低胃黏膜屏障对氢离子的通透性,并使胃窦部 G 细胞释放胃泌素,增加胃酸分泌,氢离子通过损伤的黏膜屏障并弥散进入胃黏膜引起炎症变化、血管扩张及炎性渗出增多,使慢性胃炎持续存在。

二、临床表现

小儿慢性胃炎的症状无特异性,多数有不同程度的消化不良症状,临床表现的轻重与胃黏膜的病变程度并非一致,且病程迁延。主要表现是反复腹痛,无明显规律性,通常在进食后加重。疼痛部位不确切,多在脐周。幼儿腹痛可仅表现不安和正常进食行为改变,年长儿症状似成人,常诉上腹痛,其次有嗳气、早饱、恶心、上腹部不适及泛酸。进食硬、冷、辛辣等食物或受凉、气温下降时可引发或加重症状。部分患儿可有食欲缺乏、乏力、消瘦及头晕,伴有胃糜烂者可出现黑便。体征多不明显,压痛部位可在中上腹或脐周,范围较广泛。

三、辅助检查

(一)胃酸测定

浅表性胃炎胃酸正常或偏低,萎缩性胃炎则明显降低,甚至缺酸。

(二)幽门螺杆菌检测

幽门螺杆菌检测包括胃镜下取胃黏液直接涂片染色,组织切片染色找幽门螺杆菌,幽门螺杆菌培养,尿素酶检测。其次是非侵袭法利用细菌的生物特性,特别是幽门螺杆菌的尿素酶水解尿素的能力而形成的呼气试验(13C－尿素呼气)检测幽门螺杆菌。血清学幽门螺杆菌 IgG 抗体的测定,因不能提供细菌当前是否存在的依据,故不能用于目前感染的诊断,主要用于筛选或流行病学调查。以上方法中,以尿素酶法最为简便、快速,常一步完成。13C－尿素呼气试验,因此法价格昂贵,临床普及受到限制。

(三)其他检查

在 A 型萎缩性胃炎(胃体胃炎)血清中可出现壁细胞抗体、胃泌素抗体和内因子抗体等。多数萎缩性胃炎的血、尿胃蛋白酶原分泌减少,而浅表性胃炎多属正常。恶性贫血时血清维生素 B_{12} 水平明显减少。

(四)X 线钡餐检查

X 线钡餐检查对慢性胃炎的诊断无多大帮助。依据国外资料,胃镜确诊为慢性胃炎者 X 线检查显示有胃黏膜炎症者仅 20%～25%。虽然过去多数放射学者认为,胃紧张度的障碍、蠕动的改变及空腹胃内的胃液,可作为诊断胃炎的依据,但近年胃镜检查发现,这种现象系胃动力异常而并非胃炎所致。

(五)胃镜检查

胃镜检查是慢性胃炎最主要的诊断方法,并可取黏膜活体组织做病理学检查。慢性胃炎在胃镜下表现为充血、水肿,反光增强,胃小凹明显,黏膜质脆易出血;黏液增多,微小结节形成,局限或大片状伴有新鲜或陈旧性出血点及糜烂。当胃黏膜有萎缩改变时,黏膜失去正常的橘红色,色泽呈灰色,皱襞变细,黏膜变薄,黏膜下血管显露。病理组织学改变,上皮细胞变性,小凹上皮细胞增生,固有膜炎症细胞浸润,腺体萎缩,炎症细胞主要是淋巴细胞及浆细胞。

四、诊断与鉴别诊断

慢性胃炎无特殊性表现,单凭临床症状诊断较为困难,对反复腹痛与消化不良症状的患儿确诊主要依靠胃镜检查与病理组织活体检查。根据有无腺体萎缩诊断为慢性浅表性胃炎或慢性萎缩性胃炎。根据炎症程度分为轻度(炎症浸润仅限于黏液的浅表 1/3)、中度(炎症累及黏膜的浅层 1/3~2/3)及重度(炎症超过黏膜浅层 2/3 以上);若固有层内有中性粒细胞浸润则说明"活动性"。此外,常规在胃窦大弯或后壁距幽门 5cm 内取组织切片染色,快速尿素酶试验或细菌培养,或 13C－尿素呼气试验检查幽门螺杆菌,如阳性则诊断为"幽门螺杆菌相关性胃炎"。发现幽门口收缩不良,反流增多,胆汁滞留胃内,病理切片示纤维组织增生,常提示胃炎与胆汁反流有关。

鉴别诊断:在慢性胃炎发作期时,可通过胃镜、B 超、24h pH 监测综合检查,排除肝、胆、胰、消化性溃疡及反流性食管炎。在胃炎发作期,应注意与胃穿孔或阑尾炎早期鉴别。

五、预防

早期去除各种诱发或加重胃炎的原因,避免精神过度紧张、疲劳与各种刺激性饮食,注意气候变化,防止受凉,积极治疗口腔及鼻咽部慢性感染灶,少用对胃黏膜有刺激的药物。

慢性胃炎尚无特殊疗法,无症状者无须治疗。

(一)饮食

宜选择易消化无刺激性食物,少吃冷饮与调味品。

(二)根除幽门螺杆菌

对幽门螺杆菌引起的胃炎,尤为活动性胃炎,应给予抗幽门螺杆菌治疗。

(三)有腹胀、恶心、呕吐者

给予胃动力药物,如多潘立酮及西沙比利等。

(四)高酸或胃炎活动期者

可给予 H_2 受体阻滞药(西咪替丁、雷尼替丁和法莫替丁)。

(五)有胆汁反流者

给予胃达喜、能去氧胆酸与胆汁酸结合及促进胆汁排空的药。

六、护理问题

(一)疼痛

与胃炎致腹痛有关。

(二)知识缺乏

患儿及家长缺乏预防 Hp 感染及治疗的相关知识。

七、护理目标

(1)患儿疼痛减轻。

(2)家长可描述 Hp 防治要点。

八、护理措施

(一)一般护理

多休息,劳逸结合。学龄期儿童适当减少作业,避免玩刺激性游戏,使身体和心理均获得有效放松,利于疾病健康。对于呕吐较剧或呕吐带血的患儿则严格卧床休息,以减少机体能量的消耗。呕吐后及时更换清洁衣被,做好口腔护理,减少不良刺激。

(二)饮食护理

急性期如频繁呕吐、恶心、上腹疼痛者暂禁食,给予静脉补充液体,让胃肠道得到充分休息。出血者遵医嘱适当延长禁食时间。待症状缓解后,可进食清淡温流质饮食,如米汤、稀藕粉,逐步添加牛奶。指导患儿细嚼慢咽,勿急食,使食物与唾液充分搅拌均匀,以减轻胃的负担。如临床症状无反复,可予温软易消化食物,如粥、烂面、鸡蛋羹等,要少量多餐规律进食。恢复期可结合患儿饮食习惯逐步增加饮食种类,但应少食甜食,避免辛辣刺激性,粗糙食物和油炸类食品。勿食过冷过热易产气的食物和饮料。注意饮食卫生。

(三)对症护理

1.呕吐

注意观察和记录呕吐物的性质、量及色泽,呕吐时给予患儿侧卧位,防止呕吐物误吸。呕吐严重者暂禁食,开通静脉输液,遵医嘱给予 H 受体阻滞剂和 B 族维生素缓解症状,详细记录患儿的出入液量,合理安排输液顺序和输液速度,防止发生脱水和电解质、酸碱平衡紊乱。

2.腹痛

上腹隐痛者予调整卧位,按摩局部,促进舒适。采取各种方式转移患儿的注意力以缓解疼痛。对于疼痛剧烈者暂禁食,明确诊断后遵医嘱应用解痉止痛药。注意观察和记录疼痛的部位、性质和程度,患儿对疼痛的耐受能力和身心反应以及应用解痉止痛药的效果,是否伴有腹泻等。

(四)内镜检查的护理

(1)术后留观 30min,注意有无腹痛等不适症状。术后数日内注意大便颜色,教会患儿及其家长观察方法,若有消化道出血及时来医院就诊。

(2)术后禁食、禁水 2h,当日以温凉半流质为宜。行活检的患儿防止粗糙饮食对胃黏膜的摩擦导致出血。

(3)术后 1～2d 内患儿可有短暂咽喉部轻微疼痛或异物感,有些患儿可有咳痰的症状,指导其勿反复用力咳嗽,以免损伤咽喉部黏膜,可含服清凉润喉片。

(五)心理护理

急性期因起病突然,频繁呕吐和腹泻,患儿及其家长易产生恐慌心理。此时,医护人员要耐心细致地给他们讲解小儿急性胃炎的病因,治疗和预后,告知诊断明确后,通过控制饮食和药物治疗,症状一般会缓解。等到病情控制,食欲恢复后,患儿想进食各种自己喜好的食物,而家长也迫切想补充孩子的营养,此时医护人员要反复强调遵循饮食指导对防治该病的重要性。年龄稍大的患儿和家长会担心病情反复,此时需要予以安慰,告知其小儿正处于生长发育阶段,新陈代谢快,组织修复能力比成人强,治愈后不易复发。但同时也要告诫家长不要给孩子过多的压力,平时要多表扬、鼓励,身心护理相结合更有利于疾病的康复。

九、健康教育

(1)根据饮食护理内容指导家长规律喂养患儿,注意饮食卫生。禁食生冷、刺激性食品。

(2)患儿生活规律,并注意劳逸结合,避免不良情绪刺激影响胃的功能。

(3)指导患儿正确服药。许多药物有刺激胃肠道的不良反应,如非甾体类抗感染药、某些抗生素、制霉菌素等,应避免使用。感冒时应尽量选择中成药。

（4）Hp防治。预防Hp感染要把住病从口入关。不共用餐具,饭前便后洗手,尽量吃高温加热的熟食,喝开水,生吃的瓜果蔬菜要洗净。联合应用抗生素,是治疗Hp相关疾病的有效措施,Hp的根除率达90%以上,无明显不良反应,患儿耐受性好。判断Hp感染的治疗效果应根据Hp的根除率,而不是清除率。根除是指治疗终止后至少在1个月后,通过细菌学、病理组织学或放射性核素示踪方法证实无细菌生长。

十、出院指导

生活规律,放松心情,避免应激因素。勿暴饮暴食,做好饮食卫生,控制冷食,遵循住院期间的饮食指导原则。慎用水杨酸盐类药物。胃镜检查异常者应遵循医嘱按时复查,正确服药。

第五节　功能性消化不良

功能性消化不良（functional dyspepsia,FD）是指有持续存在或反复发作的上腹痛、腹胀、早饱、嗳气、厌食、胃灼热、泛酸、恶心及呕吐等消化功能障碍症状,经各项检查排除器质性疾病的一组小儿消化内科最常见的临床综合征。功能性消化不良的患儿主诉各异,又缺乏肯定的特异病理生理基础,因此,对这一部分患儿,曾有许多命名,主要有功能性消化不良、非溃疡性消化不良（non ulcer dyspepsia,NUD）、特发性消化不良（idiopathic dyspepsia）、原发性消化不良（essential dyspepsia）、胀气性消化不良（flatulent dyspepsia）以及上腹不适综合征（epigastric distress syndrome）等。目前国际上多采用前3种命名,而"功能性消化不良"尤为大多数学者所接受。

一、流行病学

FD发病十分普遍,美国东北部郊区507名社区青少年调查发现,5%～10%的受调查者具有典型的消化不良症状。西伯利亚青少年消化不良调查表明,女性患病率为27%,男性为16%。意大利北部校园儿童研究表明3.5%存在溃疡样消化不良的表现,3.7%存在动力障碍样消化不良,但本研究中未纳入12岁以上的青少年,所以患病率低。一项在儿科消化专科门诊进行的研究表明,4～9岁功能性胃肠病患儿中,13.5%被诊断为消化不良,10～18岁中有10.2%有消化不良。

在我国此病有逐年上升的趋势,以消化不良为主诉的成人患儿约占普通内科门诊的11%、占消化专科门诊的53%。国内儿科患儿中功能性消化不良的发病率尚无规范的统计。

二、病因及发病机制

FD的病因不明,其发病机制亦不清楚。目前认为是多种因素综合作用的结果。这些因素包括了饮食和环境、胃酸分泌、幽门螺旋杆菌感染、消化道运动功能异常、心理因素以及一些其他胃肠功能紊乱性疾病,如胃食管反流性疾病（GERD）、吞气症及肠易激综合征等。

（一）饮食与环境因素

FD患儿的症状往往与饮食有关,许多患儿常常主诉一些含气饮料、咖啡、柠檬或其他水果以及油炸类食物会加重消化不良。虽然双盲法食物诱发试验对食物诱因的意义提出了质疑,但许多患儿仍在避免上述食物并平衡了膳食结构后感到症状有所减轻。

(二)胃酸

部分 FD 的患儿会出现溃疡样症状,如饥饿痛,在进食后渐缓解,腹部有指点压痛,当给予制酸剂或抑酸药物症状可在短期内缓解。这些都提示这类患儿的发病与胃酸有关。

然而绝大多数研究证实 FD 患儿基础胃酸和最大胃酸分泌量没有增加,胃酸分泌与溃疡样症状无关,症状程度与最大胃酸分泌也无相关性。所以,胃酸在功能性消化不良发病中的作用仍需进一步研究。

(三)慢性胃炎与十二指肠炎

功能性消化不良患儿中有 30%～50%经组织学检查证实为胃窦胃炎,欧洲不少国家将慢性胃炎视为功能性消化不良,认为慢性胃炎可能通过神经及体液因素影响胃的运动功能,也有作者认为非糜烂性十二指肠炎也属于功能性消化不良。应当指出的是,功能性消化不良症状的轻重并不与胃黏膜炎症病变相互平行。

(四)幽门螺杆菌感染

幽门螺杆菌是一种革兰阴性细菌,一般定植于胃的黏液层表面。幽门螺杆菌感染与功能性消化不良关系的研究结果差异很大,有些研究认为幽门螺杆菌感染是 FD 的病理生理因素之一,因为在成人中,功能性消化不良患儿的胃黏膜内常可发现幽门螺杆菌,检出率在 40%～70%。但大量的研究却表明:FD 患儿的幽门螺杆菌感染率并不高于正常健康人,阳性幽门螺杆菌和阴性幽门螺杆菌者的胃肠运动和胃排空功能无明显差异,且幽门螺杆菌阳性的 FD 患儿经根除幽门螺杆菌治疗后其消化不良症状并不一定随之消失,进一步研究证实幽门螺杆菌特异性抗原与 FD 无相关性,甚至其特异血清型 CagA 与任何消化不良症状或任何原发性功能性上腹不适症状均无关系。目前国内学者的共识意见为幽门螺杆菌感染为慢性活动性胃炎的主要病因,有消化不良症状的幽门螺杆菌感染者可归属于 FD 范畴。

(五)胃肠运动功能障碍

许多的研究都认为 FD 其实是胃肠道功能紊乱的一种。它与其他胃肠功能紊乱性疾病有着相似的发病机制。近年来随着对胃肠功能疾病在生理学(运动-感觉)、基础学(脑-肠作用)及精神社会学等方面的进一步了解,并基于其所表现的症状及解剖位置,罗马委员会制订了新的标准,即罗马Ⅲ标准。罗马Ⅲ标准不仅包括诊断标准,亦对胃肠功能紊乱的基础生理、病理、神经支配及胃肠激素、免疫系统做了详尽的叙述,同时在治疗方面也提出了指导性意见。因此,罗马Ⅲ标准是目前世界各国用于功能性胃肠疾病诊断、治疗的一个共识文件。

该标准认为:胃肠道运动在消化期与消化间期有不同的形式和特点。消化间期运动的特点则是呈现周期性移行性综合运动。空腹状态下由胃至末端回肠存在一种周期性运动形式,称为消化间期移行性综合运动(MMC)。在正常餐后 4～6h,这种周期性、特征性的运动起于近端胃,并缓慢传导到整个小肠。每个 MMC 由 4 个连续时相组成:Ⅰ相为运动不活跃期;Ⅱ相的特征是间断性蠕动收缩;Ⅲ相时胃发生连续性蠕动收缩,每个慢波上伴有快速发生的动作电位(峰电位),收缩环中心闭合而幽门基础压力却不高,处于开放状态,故能清除胃内残留食物;Ⅳ相是Ⅲ相结束回到Ⅰ相的恢复期。与之相对应,在Ⅲ相还伴有胃酸分泌、胰腺和胆汁分泌。在消化间期,这种特征性运动有规则的重复出现,每一周期约 90min。空腹状态下,十二指肠最大收缩频率为 12 次/min,从十二指肠开始 MMC 向远端移动速度为 5~10cm/min,90min 后达末端回肠,其作用是清除肠腔内不被消化的颗粒。

消化期的运动形式比较复杂。进餐打乱了消化间期的活动,出现一种特殊的运动类型:胃窦-十二指肠协调收缩。胃底出现容受性舒张,远端胃出现不规则时相性收缩,持续数分钟后进入较稳定的运动模式,即 3 次/min 的节律性蠕动性收缩,并与幽门括约肌的开放和十二指肠协调运动,推动食物进入十二指肠。此时小肠出现不规则、随机的收缩运动,并根据食物的大小和性质,使得这种运动模式可维持 2.5~8h。此后当食物从小肠排空后,又恢复消化间期模式。

在长期的对 FD 患儿的研究中发现:约 50%FD 患儿存在餐后胃排空延迟,可以是液体和(或)固体排空障碍。小儿 FD 中有 61.53%胃排空迟缓。这可能是胃运动异常的综合表现,胃近端张力减低、胃窦运动减弱以及胃电紊乱等都可以影响胃排空功能。胃内压力测定发现,25%功能性消化不良胃窦运动功能减弱,尤其餐后明显低于健康人,甚至胃窦无收缩。儿童中,FD 患儿胃窦收缩幅度明显低于健康儿。胃容量-压力关系曲线和电子恒压器检查发现患儿胃近端容纳舒张功能受损,胃顺应性降低,近端胃壁张力下降。

部分 FD 患儿有小肠运动障碍,以近端小肠为主,胃窦-十二指肠测压发现胃窦-十二指肠运动不协调,主要是十二指肠运动紊乱,约有 1/3 的 FD 存在肠易激综合征。

(六)内脏感觉异常

许多功能性消化不良的患儿对生理或轻微有害刺激的感受异常或过于敏感。一些患儿对灌注酸和盐水的敏感性提高;一些患儿即使在使用了 H_2 受体拮抗药阻断胃酸分泌的情况下,静脉注射五肽胃泌素仍会发生疼痛。一些研究报道,球囊在近端胃膨胀时,功能性消化不良患儿的疼痛往往会加重,他们疼痛发作时球囊膨胀的水平显著低于对照组。因此,内脏感觉的异常在功能性消化不良中可能起到了一定作用。但这种感觉异常的基础尚不清楚,初步研究证实功能性消化不良患儿存在两种内脏传入功能障碍,一种是不被察觉的反射传入信号,另一种为感知信号。两种异常可单独存在,也可以同时出现于同一患儿。当胃肠道机械感受器感受扩张刺激后,受试者会因扩张容量的逐渐增加而产生感知、不适及疼痛,从而获得不同状态的扩张容量,功能性消化不良患儿感知阈明显低于正常人,表明患儿感觉过敏。

(七)心理-社会因素

心理学因素是否与功能性消化不良的发病有关一直存在着争议。国内有学者曾对 186 名 FD 患儿的年龄、性别、生活习惯以及文化程度等进行了解,并做了焦虑及抑郁程度的评定,结果发现 FD 患儿以年龄偏大的女性多见,它的发生与焦虑及抑郁有较明显的关系。但目前尚无确切的证据表明功能性消化不良症状与精神异常或慢性应激有关。功能性消化不良患儿重大生活应激事件的数量也不一定高于其他人群,但很可能这些患儿对应激的感受程度要更高。所以作为医生,要了解患儿的疾病就需要了解患儿的性格特征及生活习惯等,这可能对治疗非常重要。

(八)其他胃肠功能紊乱性疾病

1.胃食管反流性疾病(GERD)

胃灼热和反流是胃食管反流的特异性症状,但是许多 GERD 患儿并无此明显症状,有些患儿主诉既有胃灼热又有消化不良。目前有许多学者已接受了以下看法:有少数 GERD 患儿并无食管炎,许多 GERD 患儿具有复杂的消化不良病史,而不仅是单纯胃灼热与酸反流症状。用食管 24h pH 监测研究发现:约有 20% 的功能性消化不良患儿和反流性疾病有关。最近 Sandlu 等报告,20 例小儿厌食中,12 例(60%)有胃食管反流。因此,有充分的理由认为胃食管反流性疾病和某些功能性消化不良的病例有关。

2.吞气症

许多患儿常下意识地吞入过量的空气,导致腹胀、饱胀和嗳气,这种情况也常继发于应激或焦虑。对于此类患儿,治疗中进行适当的行为调适往往非常有效。

3.肠易激综合征(IBS)

功能性消化不良与其他胃肠道紊乱之间常常有许多重叠。约有 1/3 的 IBS 患儿有消化不良症状;功能性消化不良患儿中有 IBS 症状的比例也近似。

三、临床表现及分型

临床症状主要包括上腹痛、腹胀、早饱、嗳气、厌食、胃灼热、泛酸、恶心和呕吐。病程多在 2 年内,症状可反复发作,也可在相当一段时间内无症状。可以某一症状为主,也可有多个症状的叠加。多数难以明确引起或加重病情的诱因。

美国芝加哥 FD 专题会议将功能性消化不良分为 5 个亚型:反流样消化不良(reflux like dyspepsia)、运动障碍样消化不良(dysmotility like dyspepsia)、溃疡样消化不良(ulcer like dyspepsia)、吞气症(aerophagia)及特发性消化不良(idiopathic dyspepsia)。目前采用较多的是 4 型分类:①运动障碍样型。②反流样型。③溃疡样型。④非特异型。

(一)运动障碍样消化不良

此型患儿的表现以腹胀、早饱及嗳气为主。症状多在进食后加重。过饱时会出现腹痛、恶心,甚至呕吐。动力学检查 50%～60% 患儿存在胃近端和远端收缩和舒张障碍。

(二)反流样消化不良

突出的表现是胸骨后痛,胃灼热,反流。内镜检查未发现食管炎,但 24h pH 监测可发现部分患儿有胃食管酸反流。对于无酸反流者出现此类症状,认为与食管对酸敏感性增加有关。

(三)溃疡样消化不良

主要表现与十二指肠溃疡特点相同,夜间痛,饥饿痛,进食或服抗酸剂能缓解,可伴有反酸,少数患儿伴胃灼热,症状呈慢性周期性。内镜检查未发现溃疡和糜烂性炎症。

(四)非特异型消化不良

消化不良表现不能归入上述类型者,常合并肠易激综合征。

但是,罗马Ⅲ标准对 FD 的诊断更加明确及细化:指经排除器质性疾病、反复发生上腹痛、烧灼感、餐后饱胀或早饱半年以上且近 3 个月有症状,成人根据主要症状的不同还将 FD 分为餐后不适综合征(postprandial distress syndrome,PDS,表现为餐后饱胀或早饱)和腹痛综合征(epigastric pain syndrome,EPS,表现为上腹痛或烧灼感)两个亚型。

四、诊断与鉴别诊断

(一)诊断

对于功能性消化不良的诊断,首先应排除器质性消化不良。除了仔细询问病史及全面体检外,应进行以下的器械及实验室检查:①血常规。②粪隐血试验。③上消化道内镜。④肝胆胰超声。⑤肝肾功能。⑥血糖。⑦甲状腺功能。⑧胸部 X 检查。其中①～④为第一线检查,⑤～⑧为可选择性检查,多数根据第一线检查即可基本确定功能性消化不良的诊断。此外,近年来开展的胃食管 24h pH 监测、超声或放射性核素胃排空检查以及胃肠道压力测定等多种胃肠道动力检查手段,在 FD 的诊断与鉴别诊断上也起到了十分重要的作用。许多原因不明的腹痛、恶心及呕吐患儿往往经胃肠道压力检查找到了病因,这些检查也逐渐开始应用于儿科患儿。

(二)功能性消化不良通用的诊断标准

(1)慢性上腹痛、腹胀、早饱、嗳气、泛酸、胃灼热、恶心、呕吐、喂养困难等上消化道症状,持续至少 4 周。

(2)内镜检查未发现胃和十二指肠溃疡、糜烂和肿瘤等器质性病变,未发现食管炎,也无上述疾病史。

(3)实验室、B 超及 X 线检查排除肝、胆、胰疾病。

(4)无糖尿病、结缔组织病、肾脏疾病及精神病史。

(5)无腹部手术史。

(三)儿童功能性消化不良的罗马Ⅲ诊断标准

必须包括以下所有项。

(1)持续或反复发作的上腹部(脐上)疼痛或不适。

(2)排便后不能缓解,或症状发作与排便频率或粪便性状的改变无关(即除外肠易激综合征)。

(3)无炎症性、解剖学、代谢性或肿瘤性疾病的证据可以解释患儿的症状。

诊断前至少 2 个月内,症状出现至少每周 1 次,符合上述标准。

(四)鉴别诊断

1.胃食管反流

胃食管反流性疾病功能性消化不良中的反流亚型与其鉴别困难。胃食管反流性疾病具有典型或不典型反流症状,内镜证实有不同程度的食管炎症改变,24h 食管 pH 监测有酸反应,无内镜下食管炎表现的患儿属于反流样消化不良或胃食管反流性疾病不易确定,但两者在治疗上是相同的。

2.具有溃疡样症状的器质性消化不良

包括:十二指肠溃疡、十二指肠炎、幽门管溃疡、幽门前区溃疡、糜烂性胃窦炎。在诊断功能性消化不良溃疡亚型前,必须进行内镜检查以排除以上器质性病变。

3.胃轻瘫

许多全身性的或消化道疾病均可引起胃排空功能的障碍,造成胃轻瘫。较常见的原因有糖尿病、尿毒症及结缔组织病。在诊断功能性消化不良运动障碍亚型时,应仔细排除其他原因所致的胃轻瘫。

4.慢性难治性腹痛(CIPA)

CIPA 患儿 70% 为女性,多有身体或心理创伤史。患儿常常主诉有长期腹痛(超过 6 个月),且腹痛弥散,多伴有腹部以外的症状。大多数患儿经过广泛的检查而结果均为阴性。这类患儿多数有严重的潜在的心理疾病,包括抑郁、焦虑和躯体形式障碍的紊乱。他们常坚持自己有严重的疾病并要求进一步检查。对这类患儿应提供多种方式的心理、行为和药物联合治疗。

五、治疗

(一)一般治疗

一般说来,治疗中最重要的是在医生和患儿之间建立一种牢固的治疗关系。医生应通过详细询问病史和全面细致的体格检查取得患儿的信赖。经过初步检查之后,应与患儿讨论鉴别诊断,包括功能性消化不良的可能。应向患儿推荐合理的诊断和检查步骤,并向患儿解释他们所关心的问题。经过诊断性检查之后,应告诉患儿功能性消化不良的诊断,同时向他们进行宣教、消除疑虑,抑制"过分检查"的趋势,将重点从寻找症状的原因转移到帮助患儿克服这些症状。

医生应该探究患儿的生活应激情况,包括患儿与家庭、学校、人际关系及生活环境有关的事物。改变他们的生活环境是不太可能的,应指导患儿减轻应激反应的措施,如体育锻炼和良好的饮食睡眠习惯。

还应了解患儿近期的饮食或用药的改变。要仔细了解可能使患儿症状加重的食物和药物,并停止使用。

(二)药物治疗

对于功能性消化不良,药物治疗的效果不太令人满意。目前为止没有任何一种特效的药物可以使症状完全缓解。而且,症状的改善也可能与自然病程中症状的时轻时重有关,或者是安慰剂的作用。所以治疗的重点应放在生活习惯的改变和采取积极的克服策略上,而非一味地依赖于药物。在症状加重时,药物治疗可能会有帮助,但应尽量减少用量,只有在有明确益处时才可长期使用。

下面介绍一下治疗功能性消化不良的常用药物。

1.抗酸剂和制酸剂

(1)抗酸剂:在消化不良的治疗用药中,抗酸剂是应用最广泛的一种。在西方国家这是一种非处方药,部分患儿服用抗酸剂后症状缓解,但也有报告抗酸剂与安慰剂在治疗功能性消化不良方面疗效相近。

抗酸剂(碳酸氢钠、氢氧化铝、氧化镁、三硅酸镁):在我国常用的有碳酸钙口服液、复方氢氧化铝片及胃达。这类药物对于缓解饥饿痛、反酸及胃灼热等症状有较明显效果。但药物作用时间短,须多次服用,而长期服用易引起不良反应。

(2)抑酸剂:抑酸剂主要指 H_2 受体拮抗药和质子泵抑制药。

H_2 受体拮抗药治疗功能性消化不良的报道很多,药物的疗效在统计学上显著优于安慰剂。主要有西咪替丁、雷尼替丁及法莫替丁等。它们抑制胃酸的分泌,无论对溃疡亚型和反流亚型都有明显的效果。

质子泵抑制剂奥美拉唑,可抑制壁细胞 H^+-K^+-ATP 酶,抑制酸分泌作用强,持续时间长,适用于 H_2 受体拮抗药治疗无效的患儿。

2.促动力药

根据有对照组的临床验证,现已肯定甲氧氯普胺(胃复安)、多潘立酮(吗丁啉)及西沙比利对消除功能性消化不良诸症状确有疗效。儿科多潘立酮应用较多。

(1)甲氧氯普胺:有抗中枢和外周多巴胺作用,同时兴奋 $5-HT4$ 受体,促进内源性乙酰胆碱释放,增加胃窦—十二指肠协调运动,促进胃排空。儿童剂量每次 0.2mg/kg,3～4 次/d,餐前 15～20min 服用。因不良反应较多,故临床应用逐渐减少。

(2)多潘立酮:为外周多巴胺受体阻抗药,可促进固体和液体胃排空,抑制胃容纳舒张,协调胃窦—十二指肠运动,松弛幽门,从而缓解消化不良症状。儿童剂量每次 0.3mg/kg,3～4 次/d,餐前 15～30min 服用。1 岁以下儿童由于血—脑屏障功能发育尚未完全,故不宜服用。

(3)西沙比利:通过促进胃肠道肌层神经丛副交感神经节后纤维末梢乙酰胆碱的释放,增强食管下端括约肌张力,加强食管、胃、小肠和结肠的推进性运动。对胃的作用主要有增加胃窦收缩,改善胃窦—十二指肠协调运动。降低幽门时相性收缩频率,使胃电活动趋于正常,从而加速胃排空。儿童剂量每次 0.2mg/kg,3～4 次/d,餐前 15～30min 服用。临床研究发现该药能明显改善消化不良症状,但因心脏的不良反应,故应用受到限制。

(4)红霉素:虽为抗生素,也是胃动素激动药,可增加胃近端和远端收缩活力,促进胃推进性蠕动,加速空腹和餐后胃排空,可用于 FD 小儿。

3.胃黏膜保护剂

这类药物主要有硫糖铝、米索前列醇、恩前列素及蒙脱石散等。临床上这类药物的应用主要是由于功能性消化不良的发病可能与慢性胃炎有关,患儿可能存在胃黏膜屏障功能的减弱。

4.5－HT3

受体拮抗药和阿片类受体激动药这两类药物促进胃排空的作用很弱,用于治疗功能性消化不良患儿的原理是调节内脏感觉阈。但此类药在儿科中尚无用药经验。

5.抗焦虑药

国内有人使用小剂量多虑平和多潘立酮结合心理疏导治疗功能性消化不良患儿,发现对上腹痛及嗳气等症状有明显的缓解作用,较之不使用多虑平的患儿有明显提高。因此,在对 FD 的治疗中,利用药物对心理障碍进行治疗有一定的临床意义。

六、预防

并非所有的功能性消化不良的患儿均需接受药物治疗。有些患儿根据医生诊断得知无病及检查结果亦属正常后,可通过改变生活方式与调整食物种类来预防。如建立良好的生活习惯,避免心理紧张因素和刺激性食物,避免服用非甾体类消炎药。对于无法停药者应同时应用胃黏膜保护剂或 H_2 受体拮抗药。

七、护理评估

(1)评估患儿的生活习惯,过敏史及用药史。

(2)评估患儿的心理状况及年龄。

(3)观察腹痛部位、性质及耐受程度。

(4)观察有无恶心、呕吐及呕吐的次数、量、性质。

八、护理措施

(一)病情观察

密切观察病情,观察有无恶心、呕吐、腹泻、腹痛、便秘、呕血等症状。

(二)休息与体位

保证患儿充足的休息和睡眠。危重症患儿绝对卧床休息,轻症及恢复期患儿可适当活动。

(三)营养给予

给予高热量、高维生素、易消化的流质或软食,避免过硬、过冷、过热、辛辣的食物。

(四)用药护理

①胃动力药应在饭前服,胃黏膜保护剂宜在饭后半小时服,健胃药和制酸药应在饭后30min～2h服。②抗酸药应在两餐之间及晚上临睡前服。③微生态调节剂应避免与抗生素同时使用,以免降低药效。④抗菌药应在餐后服用,尽量减少抗菌药对胃黏膜的刺激,服用定时定量,以根除幽门螺杆菌。

(五)基础护理

加强口腔护理和臀部护理,预防口腔感染和红臀。

(六)健康教育

①指导家长合理喂养,及时添加辅食。②注意餐具、食品的清洁卫生。③指导家长正确洗手。

九、护理指导

(一)疾病知识指导

向患者及家属介绍有关病因,指导避免诱发因素。教育患者保持良好的心理状态,平时生活要规律,注意劳逸结合,积极配合治疗。

(二)饮食指导

指导患者加强饮食卫生和饮食营养,养成有规律的饮食习惯。

十、注意事项

(1)指导患儿遵医嘱规范用药,慎用或勿用非甾体类药物,如芬必得、消炎痛等,以免引起消化性溃疡。

(2)在使用阿莫西林抗幽门螺旋杆菌治疗时,要询问患者有无青霉素过敏史,并做皮试,如有过敏禁止使用。

第六节　小儿腹泻

　　小儿腹泻是一组由多病原、多因素引起的以大便次数增多和性状改变为特点的临床综合征，是儿科常见病、多发病。主要临床表现为腹泻和呕吐，严重者可引起脱水和电解质紊乱。发病年龄多在 6 个月至 2 岁，1 岁以内约占半数。一年四季均可发病，但夏秋季发病率最高。近年来本病的发病率已明显降低，但仍是造成小儿营养不良、生长发育障碍的主要原因之一。是我国儿童保健重点防治的"四病"之一。

　　目前小儿腹泻常用的分类方法包括：①按病因分为感染性和非感染性。②按病程分为急性腹泻（病程＜2 周）、迁延性腹泻（病程 2 周至 2 月）和慢性腹泻（病程＞2 月）。③按病情分为轻型腹泻（主要为胃肠道症状）和重型腹泻（胃肠道症状加重，有脱水、电解质紊乱及全身中毒症状）。

一、病因及发病机制

(一)病因

1.易患因素

　　(1)消化系统的特点：婴幼儿消化系统的发育尚未成熟，胃酸和消化酶分泌少，酶活性偏低，不能适应食物量和质的较大变化，而婴幼儿生长发育快，所需营养物质相对较多，胃肠道负担重。

　　(2)机体防御功能差：血清免疫球蛋白和胃肠道 SIgA 均较低；婴幼儿胃酸偏低，对进入胃内的细菌杀灭能力较弱。

　　(3)肠道菌群失调：正常的肠道菌群对入侵的致病微生物有拮抗作用，当改变饮食使肠道内环境发生改变或滥用广谱抗生素时，均可使肠道的正常菌群平衡失调，导致肠道感染。

　　(4)人工喂养：牛乳中缺乏 SIgA、乳铁蛋白等多种抗肠道感染的免疫活性物质，且人工喂养的食物和食具易受污染，故人工喂养儿患肠道感染的发生率明显高于母乳喂养儿。

2.感染因素

　　(1)肠道内感染：可由病毒、细菌、真菌或原虫寄生虫等引起，以前两者多见。

　　①病毒：主要是轮状病毒，常引起秋冬季流行性腹泻。其次是星状病毒、诺沃克病毒、埃可病毒、柯萨奇病毒、腺病毒、环曲病毒等。

　　②细菌：主要是致腹泻大肠埃希菌(致病性、侵袭性、产毒性、出血性、黏附与集聚性大肠埃希菌)。其次是空肠弯曲菌、耶尔森菌、沙门氏菌、难辨梭状芽孢杆菌等。长期大量使用广谱抗生素引起肠道菌群失调可诱发金黄色葡萄球菌、绿脓杆菌等感染。

　　③真菌：长期应用广谱抗生素和肾上腺糖皮质激素，使机体免疫功能低下，易发生真菌性肠炎。常见的有念珠菌、曲菌、毛真菌，婴儿以白色念珠菌多见。

　　④寄生虫：常见为蓝氏贾第鞭毛虫、阿米巴原虫和隐孢子虫等。

　　(2)肠道外感染：患中耳炎、上感、肺炎、肾盂肾炎，皮肤感染及急性传染病时可伴发腹泻。其发生原因为肠道外感染的病原同时感染肠道(主要是病毒)，或发热及病原体的毒素作用、抗生素治疗使消化液分泌减少,消化功能紊乱并发腹泻。

3.非感染因素

(1)饮食因素。

1)喂养不当:是引起轻型腹泻的常见原因,多见于人工喂养儿。喂养过多、过少、不定时、成分不适宜(过早添加淀粉或脂肪类食物)、突然改变食物品种等而引起腹泻。

2)过敏性腹泻:如对牛奶或大豆等食物过敏而引起腹泻。

3)原发性或继发性双糖酶(主要为乳糖酶)缺乏或活性降低,肠道对糖的消化吸收不良,乳糖积滞而引起腹泻。

(2)气候因素:气候突变,腹部受凉使肠蠕动增强;天气过热使消化液分泌减少,口渴又使小儿饮水、哺乳增多,稀释消化液并增加消化道负担而致腹泻。

(二)发病机制

1.非感染性腹泻

主要因喂养不当(进食过多或成分不合理)所致的消化功能紊乱引起。当食物消化吸收发生障碍时,食物积滞于小肠上部,使肠内酸度减低,肠道下部细菌上移和繁殖,食物产生发酵和腐败,即所谓的内源性感染。食物酵解产生的短链有机酸使肠内渗透压增高,腐败性毒性产物(如胺类等)刺激肠壁,使肠蠕动增加,引起腹泻。

2.感染性腹泻

(1)细菌性肠炎:细菌随被污染的食物或水进入消化道,当机体防御功能下降时,侵入的细菌可产生肠毒素及细菌侵袭肠黏膜,如产毒性细菌能分泌耐热或不耐热肠毒素,分别与小肠黏膜上皮细胞膜上的受体结合,不耐热肠毒素激活腺苷酸环化酶,使 ATP 转变为 cAMP(环磷酸腺苷),耐热肠毒素激活鸟苷酸环化酶,使 GTP 转变为 cGMP(环磷酸鸟苷),二者都引起肠腺分泌 Cl^- 增多,并抑制肠道 Na^+、Cl^- 和水的再吸收导致分泌性腹泻。侵袭性细菌(大肠埃希菌、耶尔森菌、金黄色葡萄球菌等)可侵入肠黏膜组织,引起充血、水肿、渗出、炎性细胞浸润和溃疡等病变。

(2)病毒性肠炎:病毒先侵犯小肠黏膜上皮细胞,使细胞产生空泡变性、坏死、脱落。肠绒毛肿胀、变短和不规则。消化吸收功能减弱,水和电解质吸收减少。同时有病变的肠黏膜细胞发生双糖酶分泌不足且活性降低,使食物中糖类消化不全,乳酸吸收不良,增加肠内渗透压,更加重了腹泻。

二、临床表现

(一)急性腹泻

1.腹泻的共同临床表现

(1)轻型:多为非感染因素(饮食、气候)或肠外感染所致。主要是胃肠道症状,大便次数增多,但每次大便量不多,稀薄或带水,呈黄色或绿色,有酸味,常见白色或黄白色奶瓣和泡沫;食欲减退,偶有溢乳或呕吐。无脱水及全身中毒症状,体温大多正常,偶有低热。如治疗及时,多在数日内痊愈。若处理不当可转为重型。

(2)重型:多由肠内感染所致,常急性起病。除有较重的胃肠道症状外,还有明显水、电解质和酸碱平衡紊乱及全身中毒症状。

1)胃肠道症状重:腹泻频繁,每日多在 10 次以上,多者可达数十次。每次大便量多,水样或蛋花汤样,可带黏液,少数患儿可有少量血便。常有呕吐,呕出食物残渣或黄绿色液体,严重者可吐出咖啡色样液体。多有食欲减退、拒食、腹胀。由于频繁大便刺激,肛周皮肤可发红或糜烂。

2)全身中毒症状较明显:常有发热,体温可高达 39℃ 以上。可伴烦躁不安或精神萎靡、嗜睡、昏迷或惊厥。

3)水、电解质和酸碱平衡紊乱:脱水:由于腹泻、呕吐等丢失体液和摄入量减少,使体液总量尤其是细胞外液量减少所致。临床根据丢失体液的多少可把脱水分为轻度、中度、重度。

临床上根据水与电解质丢失的比例不同,将脱水分为等渗性、低渗性和高渗性脱水。

代谢性酸中毒:由于氢离子增加或碳酸氢根离子丢失所致。急性重型腹泻都有不同程度代谢性酸中毒,往往脱水越重,代谢性酸中毒也越严重。①病因:因腹泻从大便中丢失大量碱性物质;进食少和肠吸收不良,体内脂肪分解增加,酮体生成增多;脱水时血液浓缩,循环不良,组织缺氧,乳酸产生增多;脱水时血容量减少,肾血流量减少,尿量减少,酸性代谢产物从尿中排出减少。②临床表现:根据血 CO_2 结合力测定分为轻度、中度及重度酸中毒。

新生儿及小婴儿呼吸代偿功能较差,代谢性酸中毒时呼吸深快改变不明显,往往仅有精神萎靡、拒食和面色苍白等。应注意年龄特点。

低钾血症:血清钾低于 3.5mmol/L 称为低钾血症。①病因:因腹泻、呕吐丢失钾过多;进食少,钾摄入量不足;肾脏保钾功能差,在低钾时,只要有尿,仍有一定量的钾排出。小儿腹泻时常有体内缺钾,但在脱水未纠正前,由于血液浓缩,酸中毒时钾向细胞外转移,尿少使钾排出量减少等原因,虽然体内钾总量减少,但血清钾多数正常。随着输液纠正脱水过程中血钾被稀释:输入的葡萄糖合成糖原,一部分钾又被固定在细胞内;酸中毒纠正后钾向细胞内转移;尿量增加使钾的排出增多。故常在脱水、酸中毒纠正后,血钾降低而出现低钾症状。②临床表现:神经肌肉兴奋性减低的表现,如精神萎靡,四肢无力,肌张力低下,腱反射消失,严重者表现为瘫痪;胃肠道的表现,如腹胀、肠鸣音减弱,严重肠麻痹可致肠梗阻;心肌兴奋性降低的表现,如心率增快、心音低钝、心律不齐,严重者心脏扩大、心力衰竭;心电图改变:T 波低平,ST 段下移,Q-T 间期延长,出现 U 波。

低钙血症:腹泻患儿进食少,吸收不良,从大便中丢失钙,可使体内钙减少,但一般多不严重。多见于佝偻病、营养不良、迁延性及慢性腹泻患儿,在酸中毒被纠正后,血清钙下降而出现手足搐搦或惊厥等低钙的表现。

低镁血症:血清镁低于 0.75mmol/L。极少数慢性腹泻合并营养不良患儿,其脱水酸中毒、低钾血症、低钙血症被纠正后或低钙血症同时出现低镁血症。表现为烦躁、震颤、惊厥。

2.几种常见类型肠炎的临床特点

(1)轮状病毒肠炎:轮状病毒是秋冬季小儿腹泻最常见病原,亦称秋季腹泻。呈散发或小流行。本病多见于 6～24 个月的婴幼儿,潜伏期 24～72h。起病急,常伴有发热,少数体温可达 39℃ 以上,出现流涕、咽部充血等上呼吸道感染征象。患儿病初即发生呕吐,且常先吐后泻。腹泻呈水样便,量多、次数多,可带少量黏液,无腥臭味,常并发脱水、酸中毒及电解质紊乱。大便镜检偶有少量白细胞。本病为自限性疾病,自然病程 3～8d,不喂乳类的患儿恢复更快。有免疫缺陷的患儿病程可延长,营养不良小儿感染轮状病毒时病情特别严重。感染后1～3d大便中即有大量病毒排出,最长可达6d。血清抗体一般在感染后3周上升。

(2)致病性大肠埃希菌肠炎:多发生在高温季节,以5－8月为多,潜伏期为1～2d,起病较缓,大便次数增多,量中等,呈黄绿色蛋花汤样,有腥臭味和较多黏液,镜检有少量白细胞。常伴呕吐,严重者可伴发热,出现水和电解质紊乱。病程1～2周。

(3)产毒性大肠埃希菌肠炎:潜伏期为1～2d,起病多较急,病情轻重不一。轻症大便稍增多,重症腹泻频繁,大便量多,呈蛋花样或水样,混有黏液,镜检未见白细胞。多有呕吐,可发生脱水、电解质紊乱和酸中毒。病程一般为5～10d。

(4)侵袭性细菌性肠炎:包括侵袭性大肠埃希菌肠炎、耶尔森菌小肠结肠炎、空肠弯曲杆菌肠炎和鼠伤寒沙门菌小肠结肠炎等。病原菌不同,流行病学特点也不同,例如侵袭性大肠埃希菌肠炎、空肠弯曲菌肠炎和鼠伤寒沙门菌小肠结肠炎多发生在夏季,而耶尔森菌小肠炎多发生在秋冬季;潜伏期长短不一,侵袭性大肠埃希菌肠炎(13～18h)和鼠伤寒沙门菌小肠结肠炎(8～48h)潜伏期较短,而空肠弯曲杆菌肠炎(2～7d)和耶尔森菌小肠炎(1～3周)潜伏期较长。然而,因其相似的发病机制,临床征象却都与细菌性痢疾相似。起病急,高热甚至可以发生高热惊厥。腹泻频繁,大便呈黏液状,带脓血,有腥臭味。常伴恶心、呕吐、腹痛和里急后重,可出现严重的中毒症状,如高热、意识改变,甚至感染性休克。大便镜检有大量白细胞及数量不等的红细胞。单从临床表现上难以鉴别,必须依靠大便培养。其中空肠弯曲菌常侵犯空肠和回肠,且有脓血便,腹痛甚剧烈,易误诊为阑尾炎。

(5)抗生素诱发的肠炎:长期应用广谱抗生素使肠道菌群失调,肠道内耐药的金黄色葡萄球菌、绿脓杆菌、变形杆菌、某些梭状芽孢杆菌和白色念珠菌等大量繁殖引起肠炎。发病多在持续用药2～3周后,亦有短至数日者。体质较弱、严重的原发病、长期应用肾上腺皮质激素、免疫功能低下者更易发病。婴幼儿病情多较重。

1)金黄色葡萄球菌肠炎:原发性者少见,多继发于使用大量抗生素后。由细菌侵袭肠壁和产生毒素所致。主要症状为腹泻,轻者停药后即逐渐恢复,重者腹泻频繁,大便为黄或暗绿色海水样,黏液较多,可有血便,有腥臭味。可出现脱水、电解质紊乱和酸中毒。中毒症状较重,发热、腹痛、恶心、呕吐、乏力、谵妄甚至休克。大便镜检有大量脓细胞和成簇的革兰阳性球菌,大便培养有金黄色葡萄球菌生长,凝固酶试验阳性。

2)假膜性小肠结肠炎:由难辨梭状芽孢杆菌引起。除万古霉素和胃肠道外使用的氨基糖苷类抗生素外,几乎各种抗生素均可诱发本病。症状轻重不等,主要症状为腹泻,大便黄或黄绿色,水样便,可有伪膜(为坏死毒素致肠黏膜坏死所形成的假膜)排出。少数大便带血,伴有腹痛、腹胀、发热、乏力、谵妄等中毒症状,严重者可发生休克。大便镜检有白细胞,有时见红细胞。诊断依赖于检出难辨梭状芽孢杆菌和毒素,单独分离出细菌尚不足以确诊。

3)真菌性肠炎:多为白色念珠菌感染所致,常伴有鹅口疮。大便次数增多,稀黄,泡沫较多,带黏液。有时可见豆腐渣样细块(菌落),偶见血便。大便镜检可见真菌孢子和菌丝。大便真菌培养阳性。

(二)迁延性与慢性腹泻

病因复杂,感染、酶缺陷、免疫缺陷、药物因素、食物过敏、肠道菌群失调、低出生体重儿和先天性畸形等均可引起。以急性感染性腹泻未彻底治疗、迁延不愈最为常见。人工喂养、营养不良婴幼儿患病率高。

患儿多无全身中毒症状,脱水、代谢性酸中毒也不太明显,而以消化功能紊乱和慢性营养紊乱为主要临床特点。临床表现为腹泻迁延不愈,病情反复,腹泻次数和性状不稳定,吐泻频繁时可出现水、电解质紊乱。由于长期消化吸收障碍,营养消耗,多呈慢性营养紊乱,精神萎靡,食欲低下,体重下降,促进或加重营养不良、贫血、多种维生素缺乏,易并发呼吸道、泌尿道等继发感染,形成恶性循环,若不积极正确治疗,病死率较高。

三、实验室检查

(一)血常规

白细胞总数及中性粒细胞增多提示细菌感染,正常或降低提示病毒感染,嗜酸粒细胞增多属寄生虫感染或过敏性病变。

(二)大便检查

大便常规无或偶见白细胞者为侵袭性细菌以外病原体感染引起,大便内有较多的白细胞常由于各种侵袭性细菌感染引起。大便培养可检出致病菌。疑为病毒感染者应作病毒学检查,肠道菌群分析、酸度、还原糖试验和培养。真菌性肠炎,大便涂片发现真菌孢子及假菌丝。

(三)血液生化检查

血钠测定可提示脱水性质,血钾测定可反映体内缺钾的程度,测定血钙和血镁可了解有否低钙、低镁血症。血气分析、二氧化碳结合力(CO_2CP)测定可了解体内酸碱平衡程度和性质。

(四)其他检查

十二指肠液检查,食物过敏原(特异性免疫球蛋白)检查,纤维结肠镜、小肠黏膜活检。

四、诊断和鉴别诊断

根据发病季节,病史(包括流行病学资料和喂养史)、临床表现和大便性状易于做出临床诊断。必须判断有无脱水(程度和性质)、电解质紊乱和酸碱失衡。注意寻找病因,但肠道内感染的病原学诊断比较困难。为了临床诊断和治疗的需要,可先根据大便常规有无白细胞将腹泻分为两组。

(一)大便无或偶见少量白细胞者

为侵袭性细菌以外的病因(包括喂养不当或病毒、非侵袭性细菌、寄生虫等肠道内、外感染)引起的腹泻,多为水泻,有时伴脱水症状,应与下列疾病鉴别。

1.生理性腹泻

多见于6个月以下的婴儿,外观虚胖,常有湿疹,生后不久即出现腹泻,除大便次数增多外,无其他症状,精神、食欲好,不影响生长发育。近年来发现此类腹泻为乳糖不耐受的一种特殊类型,不需特殊治疗,添加辅食后,大便即逐渐恢复正常。

2.导致小肠消化吸收功能障碍的各种疾病

如乳糖酶缺乏、葡萄糖-半乳糖吸收不良、过敏性腹泻等,可根据各病特点结合实验室检查结果加以鉴别。

(二)大便有较多的白细胞者

常由各种侵袭性细菌感染所致,表明结肠和回肠末端有侵袭性炎症病变,仅凭临床表现难以区别是何种细菌感染,必要时可进行大便细菌培养,细菌血清型和毒性检测进行判断。同时尚需与下列疾病鉴别。

1.细菌性痢疾

常有流行病学史,起病急,全身症状重。大便次数多,量少,排脓血便伴里急后重,大便显微镜检查有较多红细胞、脓细胞和吞噬细胞,大便细菌培养有痢疾杆菌生长可确诊。

2.坏死性肠炎

中毒症状较严重,高热、腹胀、腹痛、频繁呕吐,常伴休克。大便糊状暗红色,逐渐出现典型的赤豆汤样血便。腹部立、卧位 X 线片呈小肠局限性充气扩张,肠壁积气,肠间隙增宽等。

五、治疗

治疗原则为:调整饮食,加强护理,预防和纠正脱水,合理用药,预防并发症。急性腹泻多注意维持水、电解质平衡及抗感染;迁延及慢性腹泻则应注意肠道菌群失调及饮食疗法。

(一)急性腹泻

1.饮食疗法

适宜的营养对满足生理需要,促进消化功能恢复,缩短腹泻后的康复时间,减少对生长发育的影响非常重要,故应强调继续饮食。根据疾病的特殊病理生理状况、个体消化吸收功能和平时的饮食习惯进行合理调整。母乳喂养者可继续哺喂,暂停或减少辅食;人工喂养儿 6 个月以下可减少喂乳量,延长喂奶间隔,可喂以等量米汤或稀释的牛奶或其他代乳品;6 个月以上可用已习惯的平常饮食,由少量逐渐增多。对脱水严重,呕吐频繁者,禁食 4~6h(不禁水),一旦呕吐好转后应及早恢复喂养,由少到多,由稀到稠。病毒性肠炎多有双糖酶缺乏,可暂停乳类,改喂豆制代乳品、发酵奶或去乳糖配方奶喂养。腹泻停止后逐渐恢复营养丰富的饮食,并每日加餐 1 次,共 2 周。

2.加强护理

对感染性腹泻应注意消毒隔离。按时喂水或口服 ORS 溶液。加强口腔护理。掌握静脉补液的速度。勤换尿布,每次便后冲洗臀部,以预防上行性泌尿道感染和尿布疹。勤翻身,预防褥疮和坠积性肺炎。

3.药物治疗

(1)控制感染:水样便腹泻患儿(约占 70%)多为病毒及非侵袭性细菌所致,一般不用抗生素,应合理使用液体疗法,选用微生态制剂和黏膜保护剂,病毒感染的患儿可用抗病毒治疗。如伴有明显全身症状不能用脱水解释者,尤其是对重症患儿、新生儿、小婴儿、营养不良及免疫功能低下者可酌情应用抗生素治疗。

黏液、脓血便患儿(约占 30%)多为侵袭性细菌感染,应根据临床特点及针对病原,先根据经验选用抗生素,再根据大便细菌培养和药敏试验结果进行调整。大肠埃希菌引起的肠炎可使用复方新诺明、氨苄西林、阿米卡星、头孢噻肟或头孢三嗪等,金黄色葡萄球菌肠炎应立即停用原使用的抗生素,根据症状可选用苯甲异噁唑青霉素、乙氧萘青霉素或新青霉素、万古霉素、利福平等,对真菌性肠炎用抗真菌药物治疗。

(2)肠道微生态疗法:有助于恢复肠道正常菌群的生态平衡,抑制病原菌定植和侵袭,控制腹泻。常用双歧杆菌、嗜酸乳杆菌、粪链球菌等制剂。

（3）肠黏膜保护剂：能与肠道黏液糖蛋白相互作用，增强其屏障功能，阻止病原微生物的攻击，吸附病原体和毒素，维持肠细胞的吸收和分泌功能，如蒙脱石粉。

（4）避免用止泻剂：因为止泻剂有抑制胃肠动力的作用，增加细菌繁殖和毒素的吸收，对于感染性腹泻有时是很危险的。

（5）补锌治疗：对于急性腹泻患儿，补锌可以缩短病程。6个月以上患儿应每日给予元素锌20mg，6个月以下婴儿每日元素锌10mg，疗程10～14d。

（二）迁延性和慢性腹泻

采取综合治疗措施，积极寻找病因并针对病因进行治疗，切忌滥用抗生素，避免顽固的肠道菌群失调。预防和治疗脱水，纠正电解质及酸碱平衡紊乱。继续喂养，避免长时间禁食。

1.注意饮食，改善营养

1）调整饮食：应继续母乳喂养。人工喂养儿应调整饮食，保证足够热能。

2）去乳糖饮食：对双糖不耐受患儿，大多为乳糖不耐受者，宜采用豆浆或去乳糖配方奶粉等。

3）如果在应用无双糖饮食后腹泻仍不改善时，应考虑食物过敏的可能性，应改用其他饮食或水解蛋白配方饮食。

4）要素饮食：系由氨基酸、葡萄糖、中链三酰甘油、多种维生素和微量元素组合而成，是肠黏膜受损伤患儿最理想的食物，其浓度和量根据患儿临床状态而定。

2.静脉营养

对不能耐受口服营养物质的少数患儿，可采用静脉营养，保证营养物质的供给。推荐方案为：脂肪乳剂每日2～3g/kg，复方氨基酸每日2～2.5g/kg，葡萄糖每日12～15g/kg，电解质及多种微量元素适量，液体每日120～150mL/kg，热能每日50～90kcal/kg。待肠道功能恢复后改为口服。

3.药物治疗

（1）抗生素：对分离出特异病原的感染性患儿，根据药物敏感试验选用抗生素。

（2）微量元素和维生素：补充锌、铁、烟酸、维生素A、B_{12}、B_1、C和叶酸等，有助于肠黏膜的修复。

（3）微生态调节剂和肠黏膜保护剂。

（4）助消化药物。

4.中医辨证论治

有良好疗效，并可配合中药、推拿、捏脊、针灸和磁疗等。

六、预防

（1）合理喂养，提倡母乳喂养，采用逐步过渡的方式及时添加辅助食品。避免在夏季断奶。

（2）加强卫生宣教，对水源和食品卫生严格管理。注意气候变化的护理，避免过热或受凉，夏天应多喂水。

（3）培养良好的饮食卫生习惯和个人卫生习惯，小儿饭前便后洗手、勤剪指甲等；注意乳品的保存和食具、便器、玩具和设备的定期消毒。

（4）对于生理性腹泻的婴儿应避免不适当的药物治疗，不要由于婴儿大便次数增多而怀疑其消化能力,不按时添加辅食。

(5)感染性腹泻患儿,尤其是大肠埃希菌、轮状病毒肠炎的传染性强,集体机构如有流行,应积极治疗患儿,做好消毒隔离工作,防止交叉感染。

(6)避免长期滥用广谱抗生素。对于因败血症、肺炎等肠道外感染必须使用抗生素治疗(特别是广谱抗生素时)的婴幼儿,即使没有消化道症状,亦应加用微生态制剂,防止由于难治性肠道菌群失调所致的腹泻。

(7)轮状病毒疫苗接种为预防轮状病毒肠炎的理想方法。

七、护理问题

(一)腹泻

与喂养不当,肠道炎症有关。

(二)体液不足

与腹泻、呕吐丢失过多和摄入量不足有关。

(三)体温过高

与肠道感染有关。

(四)有皮肤完整性受损的危险

与大便次数增多刺激臀部皮肤有关。

(五)潜在并发症

酸中毒、低钾血症。

(六)知识缺乏

与家长缺乏合理喂养知识、卫生知识和腹泻时护理知识有关。

八、护理目标

(1)达到正常的排便次数和性状。

(2)维持正常的体重和尿量;增加进食或补液,维持摄入和排出液量平衡;动脉血气分析恢复正常。

(3)控制炎症,体温逐渐恢复正常。

(4)保持皮肤完整性,无红臀发生。

(5)电解质和酸碱度维持在正常水平。

(6)家长了解腹泻病因、易感因素和预防措施;掌握正确喂养知识;家长能正确洗手,养成良好卫生习惯,保持食物清洁;能正确护理小儿。

九、护理措施

(一)控制腹泻,防止继续失水

1.调整饮食

维持良好的营养有助于疾病恢复,但严重呕吐和腹泻患儿需要暂时禁食(不禁水)。母乳喂养患儿,暂停辅食,给予单纯母乳喂养;人工喂养者,给予稀释牛奶或米汤,等腹泻好转后,逐渐给予半流质并过渡到正常饮食。病毒性肠炎常有双糖酶缺乏,不宜给予甜食,可疑病例暂停乳类,改豆制品或发酵奶。腹泻停止后,给予营养丰富饮食,并每日加餐1次,共2周。对于禁食患儿需行支持疗法,必要时静脉营养。

2.控制感染

加强卫生,做好消毒隔离,并根据大便培养的结果选择有效抗生素。

3.大便观察

评估患儿排便次数、性状(有无黏液、血液,是否为水样等)、颜色、气味、量,并根据医嘱及时留取标本,注意采集脓血黏液等异常部分。同时在护理记录单上呈现动态变化。

(二)补充液体

纠正水,电解质和酸碱失衡脱水是急性腹泻常见死亡原因,合理液体疗法是降低病死率的关键。对于轻中度脱水不伴循环衰竭的患儿,以及需要预防脱水的患儿可选择口服补液盐。而重度脱水患儿或循环衰竭患儿选择静脉疗法。

1.口服补液盐

用于预防和纠正轻中度脱水。一般轻度脱水需补充 $50\sim80mL/kg$,中度脱水补充 $80\sim100mL/kg$,在 $8\sim12h$ 内将累积损失量补足,脱水纠正后将余量按照病情随时口服。对于有明显腹胀、休克、心功能不全或其他严重并发症,以及新生儿都不适合应用口服补液盐。

2.静脉补液

适用于中重度脱水或吐泻频繁的患儿。

第 1 天补液。

(1)总量:轻度脱水 $90\sim120mL/kg$,中度脱水 $120\sim150mL/kg$,重度脱水 $150\sim180mL/kg$,包括累积损失量、继续损失量和生理需要量,对少数脏器功能不全的患儿需要调整。

(2)种类:脱水分为低渗、等渗和高渗,不明性质时按照等渗脱水处理。

(3)速度:先快后慢。前 $8\sim12h$,每小时 $8\sim10mL/kg$。有循环衰竭者,用 2∶1 等张液 $20mL/kg$,$30\sim60min$ 内快速输入。补充继续损失量和生理需要量速度减慢,于 $12\sim16h$ 内输完,每小时约 $5mL/kg$。如果病情好转,可减少补液量,或者改用口服补液盐。

第 1 天以后补液:注意补充生理需要量和继续损失量,可改口服补液。一般生理需要量 $60\sim80mL/kg$,用 1/5 张溶液。继续损失量按照丢失量计算,用 $1/3\sim1/2$ 张溶液。然后将生理需要量和继续损失量的总量在 $12\sim24h$ 内均匀输入。

(三)维持皮肤完整性

采用柔软透气的棉质布类,不要应用橡胶,尽量减少一次性尿不湿的使用,必要时可以敞开。每次大便后用温水清洗臀部,保持清洁干燥,局部可以应用清鱼肝油、鞣酸软膏、氧化锌等保护皮肤。有条件者可以应用烤灯,但需注意防止烫伤。

(四)高热护理

对高热者,采取温水擦浴、冰袋等降温措施,必要时应用退热药物。保持皮肤清洁干燥,及时更换汗湿衣裤。同时注意补充水分,并做好口腔护理。观察患儿血压、心率,判断有无周围循环衰竭等严重表现。

(五)观察病情

(1)监测生命体征。

(2)观察患儿脱水症状,包括神志、精神、囟门、眼窝、眼泪、皮肤湿度和弹性、尿量、血压等指标。

（3）观察有无电解质和酸碱失衡表现，如有无腹胀，肠鸣音减弱甚至消失，心率加快等低钾血症表现，有无抽搐等低钙血症表现，以及有无呼吸深长、精神萎靡、口唇樱桃红等酸中毒表现。

（4）观察有无并发症，观察患儿的营养情况，以及各项实验室检查指标，了解有无多脏器功能的障碍。

（六）健康教育

（1）指导家长合理喂养，母乳喂养者避免夏季断奶，按时逐步添加辅食，防止饮食结构的突然变动。

（2）指导家长配置和应用口服补液盐。

（3）告知家长注意饮食卫生，加强食具消毒，避免食物污染。教育儿童饭前便后洗手。

（4）及时治疗佝偻病、营养不良等，加强体育锻炼，适当户外活动。

（5）气候变化时，及时添加和减少衣物，避免感冒。

（6）避免长期滥用抗生素。

第七节　肠套叠

肠套叠系指部分肠管及其肠系膜套入邻近肠腔所致的一种绞窄性肠梗阻，是婴幼儿时期最常见的急腹症之一，是 3 个月至 6 岁期间引起肠梗阻的最常见原因。60％本病患儿的年龄在 1 岁以内，但新生儿罕见。80％患儿年龄在 2 岁以内，男孩发病率多于女孩，比例约为 4∶1。健康肥胖儿多见，发病季节与胃肠道病毒感染流行相一致，以春秋季多见。常伴发于中耳炎、胃肠炎和上呼吸道感染。

一、病因和发病机制

肠套叠分原发和继发两种。95％为原发性，多为婴幼儿，病因迄今尚未完全清楚，有人认为婴儿回盲部系膜尚未完全固定、活动度较大是引起肠套叠的原因。5％继发性病例多为年长儿。发生肠套叠的肠管可见明显的机械原因，肠息肉、肠肿瘤、肠重复畸形、腹型紫癜致肠壁血肿等均可牵引肠壁而发生肠套叠。有些促发因素可导致肠蠕动的节律发生紊乱，从而诱发肠套叠，如饮食改变、腹泻以及病毒感染等均与之有关。有研究表明，病毒感染可引起末段回肠集合淋巴结增生，局部肠壁增厚，甚至凸入肠腔，构成套叠起点，加之肠遭受病毒感染后蠕动增强而导致发病。

二、病理

肠套叠多为近端肠管套入远端肠腔内，依据其套入部位不同分为以下方面。

（一）回盲型

回盲瓣是肠套叠头部，带领回肠末端进入升结肠，盲肠、阑尾也随着翻入结肠内，此型最常见，占总数的 50％～60％。

（二）回结型

回肠从距回盲瓣几厘米处起，套入回肠最末端，穿过回盲瓣进入结肠，约占30％。

（三）回回结型

回肠先套入远端回肠内，然后整个再套入结肠内，约为10％。

（四）小肠型

小肠套入小肠，少见。

（五）结肠型

结肠套入结肠，少见。

（六）多发型

回结肠套叠和小肠套叠合并存在。

肠套叠多为顺行性套叠，与肠蠕动方向相一致。套入部随着肠蠕动不断继续前进，该段肠管及其肠系膜也一并套入鞘内，颈部束紧不能自动退出。由于鞘层肠管持续痉挛，致使套入部肠管发生循环障碍，初期静脉回流受阻，组织充血水肿，静脉曲张，黏膜细胞分泌大量黏液，进入肠腔内，与血液及粪质混合成果酱样胶冻状排出，肠壁水肿、静脉回流障碍加重，使动脉受累，供血不足，导致肠壁坏死，并出现全身中毒症状，严重者可并发肠穿孔和腹膜炎。

三、临床表现

（一）急性肠套叠

1.腹痛

既往健康的孩子突然发作剧烈的阵发性肠绞痛，哭闹不安，屈膝缩腹、面色苍白、拒食、出汗，持续数分钟或更长时间后，腹痛缓解，安静或入睡，间歇10～20min又反复发作。阵发性腹痛系由于肠系膜受牵拉和套叠鞘部强烈收缩所致。

2.呕吐

初为乳汁、乳块和食物残渣，后可含胆汁，晚期可吐粪便样液体，说明有肠管梗阻。

3.血便

为重要症状。出现症状的最初几小时大便可正常，以后大便少或无便。约85％病例在发病后6～12h排出果酱样黏液血便，或做直肠指检时发现血便。

4.腹部包块

多数病例在右上腹季肋下可触及有轻微触痛的套叠肿块，呈腊肠样，光滑不太软，稍可移动。晚期病例发生肠坏死或腹膜炎时，出现腹胀、腹腔积液、腹肌紧张和压痛，易扪及肿块，有时腹部扣诊和直肠指检双合检查可触及肿块。

5.全身情况

患儿在早期一般情况尚好，体温正常，无全身中毒症状。随着病程延长，病情加重，并发肠坏死或腹膜炎时，全身情况恶化，常有严重脱水、高热、嗜睡、昏迷及休克等中毒症状。

（二）慢性肠套叠

年龄越大，发病过程越缓慢。主要表现为阵发性腹痛，腹痛时上腹或脐周可触及肿块，不痛时腹部平坦柔软无包块，病程有时长达十余日。由于年长儿肠腔较宽阔可无梗阻现象，肠管亦不易坏死。呕吐少见，便血发生也较晚。

四、辅助检查

(一)腹部 B 超检查

在套叠部位横断扫描可见同心圆或靶环状肿块图像,纵断扫描可见"套筒征"。

(二)B 超监视下水压灌肠

经肛门插入 Foley 管并将气囊充气 20~40mL。将"T"形管一端接 Foley 管,侧管接血压计监测注水压力,另一端为注水口,将 37~40℃等渗盐水匀速推入肠内,可见靶环状块影退至回盲部,"半岛征"由大到小,最后消失,诊断治疗同时完成。

(三)空气灌肠

由肛门注入气体,在 X 线透视下可见杯口阴影,能清楚看见套叠头的块影,并可同时进行复位治疗。

(四)钡剂灌肠

可见套叠部位充盈缺损和钡剂前端的杯口影,以及钡剂进入鞘部与套入部之间呈现的线条状或弹簧状阴影。只用于慢性肠套叠疑难病例。

五、诊断

凡健康婴幼儿突然发生阵发性腹痛或阵发性哭闹、呕吐、便血和腹部扪及腊肠样肿块时可确诊。肠套叠早期在未排出血便前应做直肠指检。

六、鉴别诊断

本病应与以下疾病鉴别。

(一)急性痢疾

夏季发病,大便次数多,含黏液、脓血,里急后重,多伴有高热等感染中毒症状。粪便检查可见成堆脓细胞,细菌培养阳性。但必须注意菌痢偶尔亦可引起肠套叠,两种疾病可同时存在或肠套叠继发于菌痢后。

(二)梅克尔憩室出血

大量血便,常为无痛性,亦可并发肠套叠。

(三)过敏性紫癜

有阵发性腹痛、呕吐、便血,由于肠管有水肿、出血、增厚,有时左右下腹可触及肿块,但绝大多数患儿有出血性皮疹、关节肿痛,部分病例有血尿。该病由于肠功能紊乱和肠壁血肿,亦可并发肠套叠。

(四)蛔虫性肠梗阻

症状与肠套叠相似,婴儿少见,无便血。腹部肿块呈条状,多在脐周及脐下。

七、治疗

急性肠套叠是一种危及生命的急症,其复位是一个紧急的过程,一旦确诊需立即进行。

(一)灌肠疗法

1.适应证

肠套叠在 48h 内,全身情况良好,腹部不胀,无明显脱水及电解质紊乱。

2.方法

包括 B 超监视下水压灌肠、空气灌肠、钡剂灌肠复位 3 种方法。

3.注意事项

灌肠复位时应做如下观察:①拔出肛管后排出大量带臭味的黏液血便和黄色粪水;②患儿很快入睡,不再哭闹及呕吐;③腹部平软,触不到原有的包块;④灌肠复位后给予 0.5~1g 活性炭口服,6~8h 后应有炭末排出。

4.禁忌证

①病程已超过48h,全身情况差,如有脱水、精神萎靡、高热、休克等症状者,对 3 个月以下婴儿更应注意;②高度腹胀,腹部腹膜刺激征者,X 线腹部平片可见多处液平面者;③套叠头部已达脾曲,肿物硬而且张力大者;④多次复发疑有器质性病变者;⑤小肠型肠套叠。

(二)手术治疗

肠套叠超过 48~72h,或虽时间不长但病情严重疑有肠坏死或穿孔者,以及小肠型肠套叠均需手术治疗。根据患儿全身情况及套叠肠管的病理变化选择进行肠套叠复位、肠切除吻合术或肠造瘘术等。

5%~8%患儿可有肠套叠复发。灌肠复位比手术复位的复发率高。

八、护理问题

(一)疼痛

与肠系膜受牵拉和肠管强烈收缩有关。

(二)知识缺乏

患儿家长缺乏有关疾病治疗及护理的知识。

九、预期目标

(1)患儿疼痛逐渐减轻或消失。

(2)家长能掌握肠套叠的治疗及护理等知识。

十、护理措施

(一)非手术治疗护理

1.密切观察病情变化

健康婴幼儿突然发生阵发性腹痛、呕吐、便血和腹部扪及腊肠样肿块时可确诊肠套叠,应密切观察腹痛的特点及部位,以助于诊断。

2.灌肠复位效果观察及护理

(1)灌肠复位成功的表现:①拔出肛管后排出大量带臭味的黏液血便或黄色粪水;②患儿安静入睡,不再哭闹及呕吐;③腹部平软,触不到原有的包块;④复位后给予口服 0.5~1g 活性炭,6~8h 后可见大便内炭末排出。

(2)如患儿仍然烦躁不安,阵发性哭闹,腹部包块仍存在,应怀疑是否套叠未复位或又重新发生套叠,应立即通知医生做进一步处理。

(3)灌肠术后护理:遵医嘱禁食禁水,待肠蠕动恢复及排气后,大便颜色转为正常,可给患儿少量饮水;若无不适,可进食流质或半流质,以后渐渐过渡到普食。

(二)手术治疗护理

1.术前护理

术前密切观察生命体征、意识状态,特别注意有无水电解质紊乱、出血及腹膜炎等征象,并做好术前常规检查;向家长说明选择这种治疗方法的目的,消除其心理负担,争取对治疗和护理的支持与配合。

2.术后护理

(1)麻醉未清醒前,取平卧位,头偏向一侧。

(2)术后不能进食,一般禁食48h,排气后可饮少量温开水,无恶心、呕吐症状后可进食母乳或流食,但禁食豆制品,以免引起腹胀。

(3)注意保持胃肠减压通畅,引流管勿折或拔出,观察引流液颜色及量,预防感染及吻合口瘘。患儿排气、排便后可拔除引流管,逐渐恢复由口进食。

(4)注意有无腹痛、腹胀、进食后呕吐等现象,以防肠粘连的发生。

(三)健康教育

(1)合理搭配患儿饮食,建立良好的饮食习惯。避免过冷食物及多种食物对肠道的刺激。

(2)避免感冒、腹泻及剧烈活动等,以防复发;若患儿出现腹痛、腹胀、呕吐、停止排便等状况及时就诊。

(3)定期复查,观察术后切口情况。

十一、护理评价

经过治疗及护理,患儿腹部疼痛是否逐渐减轻或消失,患儿家长是否掌握肠套叠的治疗及护理等知识。

第九节　肠痉挛

肠痉挛(Intestinal cramps)是由于肠壁平滑肌阵发性强烈收缩而引起的以急性腹痛为主要症状的功能异常综合征,并非一种独立疾病,是小儿急性功能性腹痛中最常见的原因,其特点是腹痛发作突然,以脐周疼痛明显,发作间歇缺乏异常体征。各年龄小儿均可发病,以小婴儿最多见。

一、临床表现

(一)症状

(1)突然发作阵发性腹痛,脐周多见。有时从睡眠中突然哭醒,有些患儿过去有同样发作史。每次发作持续时间多不长,从数分钟至数十分钟,呈间歇性,多反复发作数十分钟至数小时而缓解,个别患儿可延至数日。

(2)腹痛轻重不等,严重者哭闹不止、翻滚、出汗,重者面色苍白、手脚发凉。如果继发于上呼吸道感染时,可有发热等原发病表现。

(3)典型病例痉挛多发生于小肠,腹痛部位以脐周为主,如果痉挛发生在远端结肠则疼痛位于左下腹,发生在胃部则疼痛以上腹部为主,常伴呕吐,吐出食物后精神好转。

(4)小婴儿肠痉挛发作时主要表现为持续、难以安抚的哭吵,有时面部潮红,腹部膨胀而紧张,双腿屈曲,排气或排便后缓解。

(5)多数患儿偶发1～2次后自愈,亦有不少患儿间断多次发作,甚至迁延数年,绝大多数患儿随年龄增长而自愈。

(二)体征

发作时可有全腹触痛敏感,肠鸣音活跃,腹痛缓解时全腹柔软,无压痛、肠鸣音正常。

二、辅助检查

常规实验室检查及影像学检查一般无异常。

三、鉴别诊断

肠痉挛为下消化道的功能异常综合征,非器质性病变,应排除常见腹腔内疾病如蛔虫病、急性阑尾炎、肠套叠、过敏性紫癜、腹型癫痫、电解质紊乱(如低钙血症)、肠系膜淋巴结炎等后,才能考虑,不能轻易诊断。

四、治疗原则

(一)一般治疗

消除诱因、注意饮食与气候因素。

(二)对症治疗

解痉可口服阿托品每次 0.01mg/kg,654-2 每次 0.1~0.2mg/kg。<5 岁服用片剂不方便者,可用颠茄合剂。可适当镇静,苯巴比妥(鲁米那)每次 1~2mg/kg,每日 3 次,口服。

五、护理措施

(一)腹痛的评估

评估患儿腹痛的部位、性质、程度、频率、持续时间及伴随症状。如疼痛突然加重、性质改变,且一般对症处理不能缓解时,需警惕并发症的发生。

(二)选择合适的疼痛评估工具

根据患儿病情、年龄、疼痛性质和认知水平选择合适的评估工具,必要时可以联合使用多种评估工具,提高疼痛评估的准确性。

(三)非药物缓解疼痛的方法

1.行为疗法

放松技巧、分散注意力、正向鼓励法及生物反馈法。

2.生物物理干预法

吸吮、冷热疗法、按摩疗法、中医治疗等。

(四)药物性干预

根据病情、疼痛的性质和程度,遵医嘱给药。由于儿童肝脏功能发育不成熟,注意观察药物的不良反应。同时评估镇痛效果,根据疗效制订下一步疼痛干预措施。

六、预防

(1)由于部分孩子的腹痛可能与对牛奶过敏有关,因此,反复发生肠痉挛的孩子可以试着暂时停止喝牛奶并改用豆浆或其他代乳品进行观察。

(2)严防孩子暴饮暴食,而且不得进食大量冷食。

(3)注意婴儿的喂奶量不可过多,奶中加糖量也不宜过多。

(4)必须注意腹部局部的保暖,防止腹部受凉。

第四章　小儿循环系统疾病

第一节　感染性心内膜炎

一、概述

感染性心内膜炎(infective endocarditis,IE)是由于致病微生物直接侵袭心内膜而引起的炎症性疾病,在心瓣膜表面形成的赘生物中含有病原微生物。引起心内膜感染的因素有以下。

(一)病原菌侵入

病原菌侵入血流,引起菌血症、败血症或脓毒血症,并侵袭心内膜。

(二)先天性或后天性心脏病

先天性或后天性心脏病患儿,尤其在心脏手术后,有人工瓣膜和心内膜补片者,有利于病原菌的寄居繁殖。

(三)免疫功能低下

如应用免疫抑制剂、器官移植应用细胞毒性药物者易发病。致病微生物主要为细菌,偶见真菌、病毒、立克次体。近 20 年来,本病在小儿有显著增多的趋势。根据起病缓急和病情程度,本病可分 2 类。

1.急性感染性心内膜炎

原无心脏病,发生于败血症时,细菌毒力强,病程<6 周。

2.亚急性感染性心内膜炎

在原有心脏病的基础上感染毒力较弱的细菌,病程>6 周。随着抗生素的广泛应用和病原微生物的变化,前者已大为减少。

二、诊断与鉴别诊断

(一)病史采集

1.现病史

询问患儿有无发热、乏力、食欲低下、全身不适、盗汗、关节痛、肌痛、皮肤瘀点、腹痛、恶心、呕吐、腰痛、血尿、便血、头痛、偏瘫、失语、抽搐、昏迷等。发病前有无扁桃体炎、龋齿、皮肤感染、败血症、拔牙等小手术、静脉内插管、心内手术等。

2.过去史

询问有无室间隔缺损、动脉导管未闭等先天性心脏病及后天性心脏病病史,有无心脏手术、人工瓣膜或心内膜补片等病史,询问患儿有无外伤史。

3.个人史

询问出生时喂养及生长发育情况。

4.家族史

询问家属中有无心脏病患儿。

(二)体格检查

1.一般表现

注意有无体温升高、苍白、精神不振。寻找各器官有无栓塞表现,如指、趾尖有无红色疼痛性 Osler 结,手、脚掌有无出血性红斑(Janeway 斑),有无指甲下条纹状出血,眼结膜出血,有无脾大及压痛等。有无杵状指、趾。有无肾区叩击痛、脑膜刺激征、偏瘫。视网膜有无卵圆形出血红斑。有无心力衰竭表现如肝大、水肿等。

2.心脏检查

对原有先天性心脏病或风湿性心脏病等患儿,听诊时注意心脏有无出现新杂音或心脏杂音性质改变。原有杂音可变响变粗,原无杂音者可出现乐鸣性杂音且易多变。

(三)辅助检查

1.常规检查

(1)外周血常规表现为白细胞增多、中性粒细胞升高、进行性贫血,可有血小板减少。

(2)血沉增快,CRP 升高。

(3)血培养阳性。

(4)特殊检查:原有心脏病者心电图、X 线胸片等有相应异常。超声心动图检查可确定赘生物的大小、数量、位置及心瓣膜损坏情况。

2.其他检查

尿常规中可出现蛋白及红细胞。血清球蛋白、γ 球蛋白可升高,循环免疫复合物、类风湿因子、抗心内膜抗体、抗核抗体可升高。

(四)诊断标准

1.临床指标

(1)主要指标。

1)血培养阳性:分别 2 次血培养有相同的感染性心内膜炎常见的致病菌(如甲型溶血性链球菌、金黄色葡萄球菌、肠球菌等)。

2)心内膜受累证据:应用超声心动图检查有心内膜受累证据(有以下征象之一)。①附着于心脏瓣膜或瓣膜装置、心脏、大血管内膜、置入人工材料上的赘生物。②心内脓肿。③瓣膜穿孔、人工瓣膜或缺损补片有新的部分裂开。

3)血管征象:重要动脉栓塞,脓毒性肺梗死或感染性动脉瘤。

(2)次要指标。

1)易感染条件:基础心脏疾病、心脏手术、心导管术或中心静脉内插管。

2)症状:较长时间的发热(≥38℃),伴贫血。

3)心脏检查:原有心脏杂音加重,出现新的反流杂音或心功能不全。

4)血管征象:瘀斑、脾大、颅内出血、结膜出血,镜下血尿或 Janeway 斑(手掌和足底有直径 1~4mm 的出血红斑)。

5)免疫学征象:肾小球肾炎,Osler 结(指和趾尖豌豆大的红或紫色痛性结节),Roth 斑(视网膜的卵圆形出血红斑,中心呈白色),或类风湿因子阳性。

6)微生物学证据:血培养阳性,但未符合主要指标中的要求。

2.病理学指标

(1)赘生物(包括已形成的栓塞)或心内脓肿经培养或镜检发现微生物。

(2)存在赘生物或心内脓肿,并经病理检查证实伴活动性心内膜炎。

3.诊断依据

(1)具备以下①～⑤项中任何之一者可确诊为感染性心内膜炎:①符合临床指标中主要指标2项。②符合临床主要指标1项和次要指标3项。③有心内膜受累证据并符合临床次要指标2项。④符合临床次要指标5项。⑤符合病理学指标1项。

(2)有以下情况时可排除感染性心内膜炎诊断:①有明确的其他诊断可解释临床表现。②经抗生素治疗≤4d临床表现消除。③抗生素治疗≤4d,手术或尸检无感染性心内膜炎的病理证据。

(3)临床考虑感染性心内膜炎,但不具备确诊依据时仍应进行治疗,根据临床观察及进一步的检查结果确诊或排除感染性心内膜炎。

(五)鉴别诊断

(1)本病如以发热为主要表现者须与伤寒、败血症、结核、风湿热和系统性红斑狼疮等鉴别。

(2)本病如以心力衰竭为主要表现者须与伴有低热者的先天性或后天性心脏病并发心力衰竭者相鉴别。

(3)与活动性风湿性心脏炎的鉴别比较困难,但感染性心内膜炎有栓塞、脾大、杵状指及血培养阳性,特别是二维超声心动图检查发现较大赘生物等均可与上述诸病相鉴别。

(4)手术后感染性心内膜炎须与心包切开综合征及术后灌注综合征鉴别,后两者均为自限性疾病,经休息、服用阿司匹林或糖皮质激素治疗后可痊愈。

三、治疗

(一)一般治疗

卧床休息,加强营养,维持水、电解质平衡,补充维生素及铁剂,对病情严重或一般情况较差者可输血、血浆及静脉滴注免疫球蛋白等支持治疗。

(二)药物治疗

应尽早、足量、足疗程、联合、静脉应用具有杀菌作用的抗生素,然后再根据血培养结果及药物敏感情况改用敏感而有效的抗生素,最好选用药物敏感试验阳性的两种抗生素,疗程至少4～6周。对伴有严重并发症或病情顽固者疗程可达8周。

1.致病菌不明者

青霉素与苯唑西林及奈替米星三者联用,前两者剂量、疗程见下述,奈替米星每天6～7.5mg/kg,每天静脉滴注1次,疗程为6～8周。根据原卫生部医政司建议,<6岁不用氨基糖苷类抗生素,≥6岁者应用时须监测听力或测定血药浓度。

2.甲型溶血性链球菌

青霉素与氨基糖苷类抗生素如奈替米星等联用,青霉素每天30万U/kg,每4h静脉推注或静脉滴注 1 次,疗程 4～6 周。也可选用头孢菌素如头孢呋辛、头孢曲松。对青霉素耐药者应用万古霉素(或去甲万古霉素),但有较大不良反应,万古霉素剂量为每天 40mg/kg,分 2～4 次静脉滴注。替考拉宁(壁霉素)不良反应少,每次 12mg/kg,第 1 天每 12h 1 次,以后每次 6mg/kg,每天 1 次。

3.葡萄球菌

对青霉素敏感者用青霉素与利福平联用,青霉素剂量、疗程同前,利福平每天 10mg/kg,分 2 次口服,疗程 6～8 周。对青霉素耐药者选用苯唑西林(新青霉素Ⅱ)或奈夫西林(新青霉素Ⅲ),均为每天 200mg/kg,分 4～6 次静脉注射或静脉滴注,疗程 4～6 周。耐甲氧西林金黄色葡萄球菌(MRSA)感染者可用万古霉素或去甲万古霉素、替考拉宁,与利福平联用。

4.肠球菌

可应用青霉素、氨苄西林＋舒巴坦,对青霉素耐药者选用头孢匹罗、亚胺培南、万古霉素,可与氨基糖苷类抗生素如奈替米星等联用。疗程 4～6 周。耐万古霉素肠球菌(VRE)感染者可用替考拉宁。

5.真菌

两性霉素 B 每天 1mg/kg 静脉滴注,并用 5—氟胞嘧啶每天 150mg/kg,分 4 次口服,疗程 6～8 周。

(三)其他治疗

手术治疗指征:①瓣膜功能不全导致难治性心力衰竭。②主动脉瓣或二尖瓣人造瓣膜置换术后感染性心内膜炎,经内科治疗不能控制感染者,应手术切除感染的人造组织或瓣膜。③先天性心脏病患儿,如动脉导管未闭、室间隔缺损等并发感染性心内膜炎经内科治疗无效者,应进行导管结扎或缺损修补术。④反复发生的严重或多发性栓塞,或巨大赘生物(直径 1cm 以上),或赘生物阻塞瓣口。⑤内科疗法不能控制的心力衰竭,或最佳抗生素治疗无效,或真菌感染。⑥新发生的心脏传导阻滞。

四、预后

本病小儿的病死率为 20％～40％。预后取决于下列因素:①治疗的早晚,治疗越早,治愈率越高。②致病菌的毒性及破坏性,金黄色葡萄球菌及真菌性心内膜炎的预后较差。③免疫功能低下或经治疗后免疫复合物滴度不下降者预后差。④抗生素治疗后赘生物不消失者预后差。治愈者由于心内膜瘢痕形成而造成严重的瓣膜变形和腱索增粗、缩短,可导致瓣膜狭窄和(或)关闭不全。

用药后体温逐渐降至正常,心脏杂音减弱甚至消失,栓塞征减轻或消失,血沉常在治疗后 1 个月或疗程结束时恢复正常,停药后血培养 3 次均无菌生长,临床上即达到治愈标准可给予出院,定期随访。

五、预防

本病复发率达 10％,复发与下列情况有关:①治疗前病程长。②对抗生素不敏感或疗程不足。③有严重肺、脑或心内膜的损害。复发病例再治疗时应联合用药,加大剂量和延长疗程。故需积极治疗原发病,疗程要足。必要时使用长效青霉素预防性治疗。

六、护理问题

（一）体温过高

与细菌感染有关。

（二）合作性问题

颅内高压症。

（三）营养失调（低于机体需要量）

与摄入不足，机体消耗增多有关。

（四）有受伤的危险

与抽搐或意识障碍有关。

（五）家长的恐惧或焦虑

与疾病重、预后不良有关。

七、护理目标

（1）患儿体温正常恢复正常。

（2）患儿在住院期间得到及时护理，无受伤情况发生。

（3）患儿能得到充足的营养，满足机体的需求。

（4）患儿家长能用正确的态度对待疾病，主动配合各项治疗和护理。

八、护理措施

（一）高热的护理

保持病室安静、空气新鲜，绝对卧床休息。每 4h 测体温 1 次，并观察热型及伴随症状。鼓励患儿多饮水，必要时静脉补液。出汗后及时更衣，注意保暖。体温超过 38℃ 时，及时给予物理降温；如超过 39℃，按医嘱及时给予药物降温，以减少大脑氧的消耗，防止高热惊厥。记录降温效果。

（二）饮食护理

保证足够热量摄入，按患儿热量需要制订饮食计划，给予高热量、清淡、易消化的流质或半流质饮食。少量多餐，防呕吐发生，注意食物的调配，增加患儿食欲。频繁呕吐不能进食者，应注意观察呕吐情况并静脉输液，维持水、电解质平衡。偶有吞咽障碍者，应及早鼻饲，以防窒息。监测患儿每日热卡摄入量，及时给予适当调整。

（三）体位

给予舒适的卧位，颅内高压者抬高头部 15°～30°，保持中位线，避免扭曲颈部。

（四）加强基础护理、做好口腔护理

呕吐后帮助患儿漱口，保持口腔清洁，及时清除呕吐物，减少不良刺激。做好皮肤护理，及时清除大小便，保持臀部干燥，必要时使用气垫等抗压力器材，预防压疮的发生。

（五）注意患儿安全

烦躁不安或惊厥时防坠床及舌咬伤。

（六）协助

协助患儿进行洗漱、进食、大小便及个人卫生等生活护理。

(七)病情观察

1.监测生命体征,密切观察病情

注意精神状态、意识、瞳孔、前囟等变化。若患儿出现意识障碍、前囟紧张、躁动不安、频繁呕吐、四肢肌张力增高等,提示有脑水肿、颅内压升高的可能。若呼吸节律不规则、瞳孔忽大忽小或两侧不等大、对光反应迟钝、血压升高,应注意脑疝及呼吸衰竭的存在。

2.并发症的观察

如患儿在治疗中发热不退或退而复升,前囟饱满、颅缝裂开、呕吐不止、频繁惊厥,应考虑有无并发症存在。

(八)心理护理

对患儿及家长给予安慰、关心和爱护,使其接受疾病的事实,鼓励战胜疾病的信心。根据患儿及家长的接受程度,介绍病情、治疗、护理的目的与方法,以取得患儿及家长的信任,使其主动配合。

九、健康教育

(1)根据患儿家长的接受程度介绍病情和治疗、护理方法,使其主动配合,并鼓励患儿和家长共同参与制订护理计划。关心家长,爱护患儿,鼓励其战胜疾病,以取得患儿和家长的信任。

(2)在治疗过程中提供相应的护理知识,如吞咽不良、使用鼻饲者,注意鼻饲后的正确卧位,鼻饲后避免立即翻身和剧烈运动;小婴儿要耐心喂养,给予喂养知识及饮食指导;向患儿及家长解释腰穿后需去枕平卧、禁食2h的意义,以取得患儿和家长的合作;注意保暖,预防感冒;减少陪护,预防交叉感染,以期尽早康复。

(3)对有并发症患儿,向患儿和家长解释原因,在处理过程中需要患儿和家长配合的都应一一说明,以取得患儿和家长的配合。

十、出院指导

1.饮食

应根据患儿不同年龄给予饮食指导,给予高热量,富含维生素,易消化饮食,并注意饮食的调配,增加食欲。

2.注意劳逸结合

根据天气变化及时增减衣服,预防感冒。搞好环境卫生,室内经常开窗通风,充分利用日光。注意个人卫生。小儿尽量少去拥挤的公共场所。流行性脑膜炎流行期间避免大型集会,减少人员流动,外出戴口罩,不去疫区。

3.有后遗症者,应给予相应的功能训练和康复指导

肢体瘫痪者应每日做各关节的康复活动,鼓励患儿主动运动,加强锻炼。恢复期宜做按摩、理疗、体疗、运动功能锻炼等康复治疗。有失语者宜进行语言训练。有癫痫者应指导患儿按时有规律的服药,注意安全,避免过度劳累和情绪激动,定期复查。

第二节 病毒性心肌炎

心肌炎（myocarditis）是指心肌局灶性或弥散性炎性病变，其特征为间质炎性细胞浸润以及心肌细胞的变性和坏死。炎症可累及心肌细胞、间质组织、血管成分及心包。心肌炎可由多种病因引起，感染性心肌炎最常见，其中最主要的病原为病毒感染，其他如细菌、支原体、寄生虫、真菌、衣原体等病原的感染也可导致心肌炎。此外，免疫介导疾病、中毒和过敏等因素也可引起心肌炎。

病毒性心肌炎（viral myocarditis）是指病毒感染心肌后，通过对心肌细胞产生直接损伤和（或）通过自身免疫反应引起的心肌细胞坏死、变性和间质炎性细胞及纤维素渗出过程。有时病变也可累及心内膜或心包。临床可呈暴发性、急性和慢性过程。大多预后良好，少数可转为慢性，发展为扩张性心肌病。

一、流行病学

儿童期病毒性心肌炎的发病率尚不确切，由于到目前为止没有统一的病毒性心肌炎临床诊断标准，而病理组织学检查敏感性又有不同，病毒性心肌炎的发病率的统计差异很大。并且由于心肌炎临床表现差异很大，许多患儿隐匿起病，甚至临床没有表现，故临床检出的心肌炎和病理诊断的心肌炎发病率差异很大。国外资料显示，对因意外事故死亡的年轻人进行尸检心肌炎的检出率为 4%～5%，6%～21%猝死儿童尸检有心肌炎表现。有研究者认为临床诊断的心肌炎发病率约 0.012%。柯萨奇病毒感染后心肌炎在男性比女性更常见。

二、病因

许多病毒都可以引起病毒性心肌炎，其中肠道病毒是最常见的病毒，尤其是柯萨奇病毒 B1～B6 型多见。最近研究资料表明，腺病毒也是病毒性心肌炎的主要病因之一。其他还包括细小病毒 B19、人类疱疹病毒 6、呼吸道流感病毒、巨细胞病毒、EB 病毒、轮状病毒、丙肝病毒、HIV 等。近年，日本学者连续报道，感染在心肌炎中也起重要作用。此外的感染与心肌疾病的发生也有关联。

三、发病机制

病毒性心肌炎的发病机制尚未完全阐明。目前认为病毒性心肌炎的发病机制主要包括病毒直接损伤心肌、病毒触发机体免疫反应损伤心肌细胞，可能与遗传有关。

(一)病毒心肌的直接损伤作用

病毒与心肌细胞膜上的病毒受体结合，进入心肌细胞进行复制，通过损伤心肌细胞膜功能、干扰心肌代谢等导致心肌细胞溶解。此外，柯萨奇病毒还能够产生蛋白酶溶解细胞－细胞间或者细胞－基质间连接，导致心肌细胞完整性破坏，促进病毒进入宿主心肌细胞进行复制，也促进病毒从心肌细胞释放，并导致心肌细胞损伤。

(二)病毒对心肌的间接免疫损伤作用

病毒感染后触发的自身免疫反应是把"双刃剑"。一方面，免疫系统的适当激活可增强机体清除病毒的能力，病毒感染后 NK 细胞和巨噬细胞被激活，清除病毒感染的心肌细胞并且抑制病毒复制;另一方面,免疫系统过度激活能够导致炎症浸润,反而破坏心肌细胞。

1.体液免疫

目前研究已从病毒性心肌炎患儿和动物体内检测出多种抗心肌成分的自身抗体,包括抗肌球蛋白抗体、抗心磷脂抗体、抗肌凝蛋白抗体等。目前一般认为抗心肌肌凝蛋白等自身抗体的产生可能主要通过抗原模拟机制,即病毒与心肌肌凝蛋白等有相同的抗原表位,病毒感染刺激产生的抗病毒抗体也可作用于肌凝蛋白等自身抗原,从而造成心肌损伤。

2.细胞免疫

在病毒性心肌炎发病中具有重要作用。T细胞过度激活,CD4/CD8T细胞比例失调、Th1/Th2细胞比例失调。细胞毒性T细胞通过穿孔素－颗粒酶介导的细胞毒作用和Fas/FasL途径介导的细胞毒作用损伤心肌细胞。

3.细胞因子

由巨噬细胞、NK细胞和T细胞等分泌的细胞因子是体液免疫和细胞免疫的介质,研究证实肿瘤坏死因子、白介素和干扰素等多种细胞因子在病毒诱发的炎症和感染后免疫反应的产生及进展过程中起重要作用。此外,激活的免疫细胞产生细胞因子,引起诱导型NO合成酶产生NO增加,促进心肌损伤。

(三)遗传因素

具有遗传易感性的患儿容易发生心肌炎。不同研究发现HLA－DR4、DR12、DR15和DQ8阳性可能与心肌炎发生相关。此外,具有特殊遗传背景的心肌炎患儿易发生DCM,如CD45和编码心肌蛋白的基因可能也与慢性心肌炎/扩张性心肌病的发生有关。

四、病理

心脏可显示不同程度的扩大,心肌苍白松弛。心肌纤维之间和血管周围的结缔组织中有单核细胞、淋巴细胞等炎性细胞浸润。心肌纤维不同程度变性、横纹消失、肌浆溶解,呈小灶性、斑点性或大片状坏死。可伴浆液纤维素性心包炎和心内膜炎。慢性病例晚期除心肌纤维变性坏死外,可见纤维细胞增生,胶原纤维增多,瘢痕形成。

五、临床表现

病毒性心肌炎的临床表现轻重不一,有无任何临床表现隐性发病者,也有重症暴发起病者,还有猝死者。取决于病变的范围和严重程度。起病前常有呼吸道感染或消化道感染等前驱病毒感染史。

症状轻重相差悬殊。轻型可无自觉症状或表现为心悸、胸痛、胸闷、心前区不适、乏力、多汗、气短、头晕、面色苍白、腹痛、恶心、呕吐等。体检心脏大小正常或轻微扩大,常有窦性心动过速、第一心音低钝,时有奔马律或各种心律失常(以早搏多见)。

重型起病较急,表现如下。①心力衰竭:呼吸急促,呼吸困难,肺底部可闻及细湿啰音,肝脏增大,水肿。②心源性休克:四肢发冷,脉搏细弱,血压下降,面色青灰。③严重心律失常:听诊心动过缓(完全性房室阻滞或病态窦房结综合征)或心动过速(室上性心动过速或室性心动过速)。临床常表现为突然昏厥,重者意识完全丧失,面色苍白,常伴有抽搐及大、小便失禁,阿一斯综合征发作。也可发生猝死。

部分患儿呈慢性过程,演变为扩张性心肌病,临床表现为心脏扩大、心力衰竭和心功能减低等。

新生儿病毒性心肌炎病情严重,进展迅猛,病死率高,预后差,易有流行倾向。多在生后10d内发病,部分患儿起病前可先有发热、腹泻、呕吐和拒食等前驱症状。临床表现多为非特异症状,病情进展很快发展为心力衰竭和心源性休克。并累及多个脏器,累及神经系统引起惊厥和昏迷,累及肝引起肝增大、肝功能损害和黄疸,累及肺引起肺炎和呼吸衰竭。还可出现类似重症败血症的表现。新生儿心肌炎易有流行倾向,多个国家报道过柯萨奇B病毒引起新生儿心肌炎的流行。

六、辅助检查

(一)X线胸片

心脏大小正常或不同程度增大。有心力衰竭时心脏明显增大,肺淤血,心脏搏动减弱。

(二)心电图

急性期心电图多有异常改变。

1.窦性心动过速

很常见。

2.ST—T改变

ST段偏移,T波平坦、双向或倒置。有时ST—T形成单向曲线,酷似急性心肌梗死。

3.心律失常

早搏常见,尤其室性早搏最常见。亦可见室上性及室性心动过速、心房扑动和心房颤动等。传导阻滞可为窦房阻滞、房室阻滞、左或右束支阻滞、双束支阻滞,甚至3束支阻滞,其中以三度房室阻滞最重要。

4.其他

尚可见QRS波群低电压(新生儿除外),QT间期延长及异常Q波等。

但是心电图改变缺乏特异性,强调动态观察的重要性。

(三)超声心动图

超声心动图检测不能特异性诊断心肌炎,但可除外先天性心脏病和瓣膜性心脏病、心脏肿瘤等心脏结构改变。急性心肌炎超声心动图最常见的表现是非特异性的节段性室壁运动异常。可因室壁水肿而表现一过性心室壁肥厚,但与肥厚性心肌病不同,心肌肥厚于数周或数月内恢复。可有少量心包积液和瓣膜关闭不全。慢性心肌炎可表现为类似扩张性心肌病改变,心腔扩大,心室收缩功能减低。

(四)心肌损伤的血清生化指标

1.心肌酶谱

心肌受损时,血清中有十余种酶的活力可以增高,临床用于诊断病毒性心肌炎的酶主要为肌酸激酶(creatine kinase,CK)及其同工酶CK—MB。CK主要存在于骨骼肌、心肌及脑组织中。心肌受损时,一般在起病3~6h CK即可出现升高,2~5d达高峰,多数病例在2周内恢复正常。现已知CK有4种同工酶,即CK—MM(骨骼肌型)、CK—MB(心肌型)、CK—BB(脑型)和线粒体同工酶Mt。CK—MB主要来源于心肌,对早期诊断心肌炎价值较大。由于血清总CK活力值、CK—MB活力值与小儿年龄相关,因此,一般以血清CK—MB活性与CK总活性之比≥6%作为心肌损伤的特异性指标(正常人血清中CK—MB占CK总活性的5%以下)。

CK－MB的定量分析(CK－MB质量,单位 ng/mL)较活力分析(单位 U/mL)更为精确,且小儿正常参考值不受年龄因素的影响,≥5ng/mL 为阳性,提示心肌损伤。

2.心肌肌钙蛋白(cardiac troponin,cTn)

是心肌收缩和舒张过程中的一种调节蛋白,由 3 种亚单位(cTnT、cTnI 和 cTnC)组成。当心肌细胞受损时,cTnT(或 cTnI)易透过细胞膜释放入血,使血中 cTnT(或 cTnI)明显升高。近年来发现,cTn 这种非酶类蛋白血清标志物对于评价心肌损伤具有高度特异性和敏感性,并且出现早,持续时间长。

(五)抗心脏抗体

以免疫荧光或者 Western 等方法检测外周血或者心肌活检标本中的心脏抗体,如抗肌球蛋白抗体、抗肌凝蛋白抗体、抗线粒体腺苷酸转移酶抗体、抗心肌 G 蛋白偶联受体抗体、抗 β1 受体抗体、抗热休克蛋白抗体等,如阳性支持心肌炎的诊断。如心脏抗体持续滴度升高,高度提示发展成扩张性心肌病(炎症性心肌病,慢性心肌炎)的可能。

(六)放射性核素心肌显像

1.^{67}镓

心肌炎症显像:^{67}镓(^{67}Ga)具有被心肌炎症细胞(T 淋巴细胞及巨噬细胞等)摄取的性能,^{67}Ga 以离子或转铁蛋白结合形式易聚集到炎症部位(血管通透性增强)而显影。^{67}Ga 心肌显像对心肌炎有较高的诊断价值,特异性高,但敏感性差。

2.^{111}铟

抗肌球蛋白抗体心肌坏死灶显像:心肌细胞坏死时,肌球蛋白轻链释放血循环中,而重链仍残留心肌细胞内。^{111}铟(^{111}In)标记的单克隆抗肌球蛋白抗体可与重链特异性结合使心肌坏死灶显像。结合量多少与坏死灶大小及程度成正比,与局部心肌血流量成反比。研究显示 ^{111}In－抗肌球蛋白显像对心肌炎的特异性较高为 86%,敏感性为 66%。但需注射后 48h 后延迟显像,放射性核素暴露时间长。

3.^{99m}锝－MIBI(甲氧基异丁基异腈)心肌灌注显像

^{99m}锝(Tc)－MIBI 静脉注射后能被正常心肌细胞摄取使心肌显影。心肌聚集放射性药物的量与该区冠状动脉血流灌注量呈正相关。心肌炎时,由于炎性细胞浸润,间质纤维组织增生,退行性变等,致使心肌缺血,正常心肌细胞减少,故核素心肌显像呈正常与减淡相间的放射性分布(呈花斑样改变),可做出心肌炎倾向性诊断,但特异性差。

(七)心脏磁共振显像

近十余年来,心脏磁共振显像(cardiac magnetic resonance imaging,CMR)以其安全、无创、准确、全面等优点在心血管系统疾病诊断中的应用越来越广泛。CMR 除能显示心脏的形态(心腔大小、室壁厚度、心包积液)和心脏功能(收缩功能和舒张功能)外,还能显示心肌损伤的组织病理学特征改变。CMR 显示心肌炎的组织病理学特征主要有 3 种表现。

1.水肿信号

炎症细胞损伤的重要特征是细胞膜通透性的增加,从而导致细胞内水肿。T2 加权像对于组织水肿很敏感,水肿部位呈现高信号。

2.早期增强(充血和毛细血管渗漏)

血管扩张是组织炎症的特征。由于炎症部位血容量增加,注射钆喷酸葡胺(Gd—DTPA)增强造影剂后在早期血管期(增强 T1 像)其摄取增加。造影剂快速分布到间质,故早期增强仅持续几分钟。

3.晚期增强(坏死和纤维化)

晚期增强反映心肌坏死和纤维化等不可逆心肌损伤,可用于心肌梗死不可逆心肌损伤的诊断。晚期增强对于心肌炎的诊断特异性也很高。但是心肌梗死和心肌炎两者 CMR 显示的损伤部位不同:缺血损伤(心肌梗死)主要位于心内膜下;非缺血损伤(心肌炎)主要位于心外膜下,并且心室外侧游离壁更为常见。CMR 早期增强、晚期增强和水肿信号相结合,对心肌炎诊断的敏感性、特异性和准确性大大提高,可清楚显示炎症的位置、范围及严重程度,并且可长期随访观察严重的活动变化情况。

(八)心内膜心肌活检

心内膜心肌活检目前仍为病毒性心肌炎诊断的金标准。但由于炎症可呈局灶分布,取样部位的局限性使阳性率不高,而假阴性率高。并且心内膜心肌活检系有创性检查,有一定的危险性,在国内很难作为常规检查项目。美国心脏病学会推荐 11 种临床情况可以考虑行心内膜心肌活检,主要包括以下 2 种情况。①近 2 周内新出现的心力衰竭,伴左心室大小正常或扩张,血流动力学稳定。②近 2 周至 3 个月内新出现的心力衰竭,左心室扩张,出现新的室性心律失常,Ⅱ～Ⅲ度房室阻滞或经 1～2 周常规治疗反应差者。

心内膜心肌活检主要包括 3 项。

1.病理组织学诊断

心肌炎形态学的定义为:心肌炎性细胞浸润,并伴邻近心肌细胞坏死和(或)退行性病变。可分成以下 3 种。

(1)活动性心肌炎:炎性细胞浸润和邻近心肌细胞不同程度损害和坏死。

(2)临界心肌炎:有炎性细胞浸润,但无心肌细胞损害或坏死。需要心内膜心肌活检复查确认。

(3)无心肌炎:组织学正常。

病理组织学诊断心肌炎阳性率很低,约 10%,而且病理观察容易受主观因素影响。

2.免疫组织学诊断

近年来免疫组织学检查已成功应用于心肌炎的诊断。免疫组织学法是应用各种特异免疫组织学标志物的单克隆抗体来检测心肌组织中的炎症浸润淋巴细胞。由于炎症免疫组织学标志物分布于整个心肌,不易出现假阴性,因此,明显提高了诊断阳性率(50% 以上)。并且有助于分辨炎症浸润细胞(T 细胞、B 细胞和巨噬细胞等)的类型和活性。免疫组织标志物包括主要组织相容性复合体(MHC)、人类白细胞抗原(HLA)、细胞黏附分子和 CD2、CD3、CD4 和 CD8 等。

采用特异单克隆抗体直接结合人淋巴细胞细胞表面抗原对心肌组织浸润炎症细胞做定量分析。淋巴细胞数>2.01 高倍视野(×400),即相当于淋巴细胞数>14.0 个/mm² 为阳性。

3.病毒检测

目前应用最多的为病毒基因检测,即应用原位杂交或 PCR 法检测病毒核酸,从而明确有无病毒感染和感染病毒的类型。

(九)病毒学检查

1.病毒分离

在急性期从心内膜心肌活检或心包穿刺液中可分离出病毒,但检出率极低。

2.病毒基因检测

应用原位杂交或 PCR 法检测病毒核酸,从而明确有无病毒感染和感染病毒的类型,意义最大,应用最多。

3.血清学检查

病程早期血清特异性病毒 IgM 阳性或者恢复期血清抗体滴度较急性期升高 4 倍以上有意义,但只能说明近期有该型病毒感染,而不能将其定位在心脏。

七、诊断

病毒性心肌炎缺乏特异性诊断方法,主要依靠综合临床资料,并须排除其他疾病。心内膜心肌活检的病理组织学及免疫组织学诊断,提供了可靠的病理诊断依据,但系创伤性检查,一般不作为常规检查。目前国际上没有统一的诊断标准。

中华医学会儿科学分会心血管学组修订的病毒性心肌炎诊断标准供临床诊断参考。

附:病毒性心肌炎诊断标准

(一)临床诊断依据

(1)心功能不全、心源性休克或心脑综合征。

(2)心脏扩大(X 线、超声心动检查具有表现之一)。

(3)心电图显示以 R 波为主的 2 个或 2 个以上主要导联(Ⅰ、Ⅱ、aVF、V5)的 ST−T 改变持续 4d 以上伴动态变化、窦房阻滞、房室阻滞、完全性右或左束支阻滞,成联律、多形、多源、成对或并行性期前收缩,非房室结及房室折返引起的异位心动过速,低电压(新生儿除外)及异常 Q 波。

(4)CK−MB 升高或心肌肌钙蛋白(cTnI 和 cTnT)阳性。

(二)病原学诊断依据

1.确诊指标

自患儿心内膜、心肌、心包(活检、病理)或心包穿刺液检查,发现以下之一者可确定心肌炎由病毒引起。

(1)分离出病毒。

(2)用病毒核酸探针查到病毒核酸。

(3)特异性病毒抗体阳性。

2.参考依据

有以下之一者结合临床可考虑心肌炎系病毒引起。

(1)自患儿粪便、咽拭子或血液中分离到病毒,且恢复期血清同型抗体滴度较第一份血清升高或降低 4 倍以上。

（2）病毒早期患儿血中特异性 IgM 抗体阳性。

（3）用病毒核酸探针自患儿血中查到病毒核酸。

3.确诊依据

（1）具备临床诊断依据 2 项，可临床诊断为心肌炎。发病同时或发病前 1～3 周有病毒感染的证据更支持诊断。

（2）同时具备病原学确诊依据之一，可确诊为病毒性心肌炎。具备病原学参考依据之一，可临床诊断为病毒性心肌炎。

（3）凡不具备确诊依据，应给予必要的治疗或随诊，根据病情变化，确诊或除外心肌炎。

（4）应除外风湿性心肌炎、中毒性心肌炎、先天性心脏病、结缔组织病以及代谢性疾病的心肌损害、甲状腺功能亢进症、原发性心肌病、原发性心内膜弹性纤维增生症、先天性房室阻滞、心脏自主神经功能异常、β 受体功能亢进及药物引起的心电图改变。

八、分期

(一)急性期

新发病，症状及检查阳性发现明显且多变，一般病程在半年以内。

(二)迁延期

临床症状反复出现，客观检查指标迁延不愈，病程多在半年以上。

(三)慢性期

进行性心脏增大，反复心力衰竭或心律失常，病情时轻时重，病程在 1 年以上。

九、鉴别诊断

病毒性心肌炎主要需与以下疾病进行鉴别。

(一)扩张性心肌病

多隐匿起病，临床上主要表现心脏扩大、心力衰竭和心律失常，超声心动图显示为左心扩大为主的全心扩大，心脏收缩功能下降。心脏扩大和心脏收缩功能下降的程度较病毒性心肌炎严重。心肌酶谱多正常。多预后不良。但应注意病毒性心肌炎如不能痊愈后期将表现扩张性心肌病，即炎症性心肌病。

(二)风湿性心脏病

多有发热、关节炎等风湿热的病史，心脏表现以心脏瓣膜尤其二尖瓣和主动脉瓣受累为主，心电图 PR 间期延长最常见，ASO 多升高。

(三)冠状动脉性心脏病

儿童少见，在儿童多为川崎病合并冠状动脉损害，少数为遗传性高胆固醇血症导致的冠状动脉粥样硬化性心脏病和先天性冠状动脉发育异常。心电图上具有异常 Q 波的病毒性心肌炎尤其需注意鉴别诊断。通过超声心动图、冠状动脉 CT，必要时冠状动脉造影可确诊。

(四)心包炎

心电图会显示肢导低电压，超声心动图发现中到大量心包积液。

(五)先天性心脏病

多出生后即发现器质性心脏杂音和（或）发绀，超声心动图可发现心脏结构改变。

（六）功能性心血管疾病

包括 β 受体功能亢进和血管迷走性昏厥、体位性心动过速综合征等直立不耐受在内的一类疾病。这类疾病以学龄期儿童最常见，女孩多见，常常可以出现胸痛、胸闷、乏力、头晕、头痛等非特异症状，多有长时间直立、情绪激动、闷热环境等诱因。体检常常无阳性发现。心电图、超声心动图和生化心肌酶电解质等检查常常无阳性发现。部分 β 受体功能亢进症的儿童心电图可表现 T 波倒置，运动后或者给予普萘洛尔可使 T 波直立。直立试验或者直立倾斜试验有助于诊断，确诊前需除外器质性疾病。

十、治疗

本病目前尚无特效治疗，应结合患儿病情采取有效的综合措施，可使大部分患儿痊愈或好转。

（一）休息

卧床休息是心肌炎最重要的治疗。卧床休息可以减轻心脏负荷及减少心肌氧耗量。动物实验证实，运动可使病毒感染力增强，加重心肌损害。急性期至少卧床休息 3～4 周。有心功能不全或心脏扩大者更应强调绝对卧床休息 3 个月。恢复期也要避免剧烈运动。

（二）抗病毒治疗

对处于病毒血症阶段的早期患儿或者心肌活检证实有病毒复制的患儿，可选用抗病毒治疗。但病毒感染存在与否以及感染病毒的类型临床有时很难确定。干扰素（INF）对病毒性心肌炎有较好的疗效，它可以选择性抑制病毒 mRNA 与宿主细胞核蛋白体的结合，阻断病毒的复制，同时可抑制抗心肌抗体的产生，增强巨噬细胞的功能，调节机体免疫。利巴韦林与 INF－α 合用是 HCV 感染的标准治疗方案，并且对柯萨奇病毒感染有效。巨细胞病毒也是引起心肌炎的常见病毒，更昔洛韦对此病毒有效。pleconaril 是一种能够与柯萨奇病毒 B 直接结合，并阻止其与靶细胞结合并感染靶细胞的药物，早期的小样本研究疗效满意，大规模临床研究正在进行。

（三）改善心肌营养与代谢药物

1.大剂量维生素 C

缓慢静脉注射，对促进心肌病变的恢复、改善心肌代谢、减轻症状和纠正心源性休克有一定疗效。研究表明，大剂量维生素 C 治疗心肌炎的机制可能与清除自由基有关。用法每次 100～200mg/kg，1 次/d，2～4 周为 1 个疗程。

2.辅酶 Q10

参与氧化磷酸化及能量的生成过程，并有抗氧自由基及膜稳定作用，改善心肌的收缩力，保护缺血心肌。

3.1,6-二磷酸果糖

可改善心肌细胞线粒体能量代谢，能稳定细胞膜和溶酶体膜，抑制氧自由基生成，减轻组织损伤，保护心肌。

4.磷酸肌酸

能够更直接地提供能量，改善心肌代谢。

(四)免疫抑制药

一直以来,应用免疫抑制药治疗病毒性心肌炎是有争议的,免疫抑制药对于心肌炎的疗效还没有定论。免疫抑制药一方面可以抑制病毒诱导的对心肌组织造成损伤的自身免疫反应;但另一方面也会抑制机体对病毒的免疫反应,引起机体免疫力下降及病毒扩散,不恰当的使用有可能会加剧病情。因此,应把握好时间和剂量,不可盲目滥用。

一般病例不宜常规应用,主要用于暴发起病有心力衰竭、心源性休克或高度房室阻滞、室性心动过速、心室颤动等严重心律失常的危重患儿,或者慢性持续性心功能不全、心肌活检证实慢性心肌炎伴免疫激活而病毒检测阴性的患儿。

免疫抑制药常用甲泼尼龙或泼尼松,少数病例加用硫唑嘌呤。泼尼松开始剂量 $1\sim2mg/(kg \cdot d)$,分 3 次口服,$2\sim4$ 周后逐渐减量,至 8 周左右减至 $0.3mg/(kg \cdot d)$,维持 $2\sim3$ 个月后再逐渐减量停药,总疗程根据患儿具体情况确定,约半年。硫唑嘌呤 $2mg/(kg \cdot d)$,分 2 次口服,疗程同前。对于危重病例可采用冲击疗法,甲泼尼龙 $10\sim30mg/(kg \cdot d)$,于 $1\sim2h$ 内静脉滴注,连用 3d,然后渐减量改为口服泼尼松。

(五)大剂量丙种球蛋白

疗效还没有定论,但多数研究显示静脉注射大剂量丙种球蛋白用于急性病毒性心肌炎有良好疗效。目前多用于急性起病有心力衰竭、心源性休克或高度房室阻滞和室性心动过速等严重心律失常的重症患儿,对于慢性心肌炎心肌活检证实伴免疫激活的患儿也可试用。总剂量为 $2g/kg$,于 $2\sim3d$ 内静脉滴注。治疗机制可能为:①直接提供针对病毒的中和抗体。②阻断了 IgFc 段与心肌细胞上的病毒抗原 FcR 结合可改变免疫反应。③抑制炎症性细胞因子的产生,减轻补体介导的组织损伤。④影响细胞凋亡及调节细胞周期。

(六)对症治疗

1.控制心力衰竭

心肌炎使心肌应激性增高,对强心苷耐受性差,易出现中毒而发生心律失常。一般病例用地高辛口服,饱和量用常规的 2/3 量。心力衰竭不重,发展不快者,可用每天口服维持量法。

2.抢救心源性休克

及时应用血管活性药物,如多巴胺、多巴酚丁胺、氨力农、米力农等加强心肌收缩力,维持血压及改善微循环。必要时使用体外模式氧合。

3.心律失常的治疗

仅有早搏而无明显症状者,可先观察而不一定给予抗心律失常药治疗。快速型心律失常可选用抗心律失常药,要注意选择对心肌收缩力影响不大的药物。室上性心动过速无血流动力学障碍者可静脉注射腺苷,血流动力学不稳定者应直接电转复。心室心动过速者应用胺碘酮临床有效并且提高了存活率。但对心率缓慢的三度房室阻滞,QRS 波群宽或出现阿—斯综合征者需要安装临时人工心脏起搏器,如心脏阻滞 2 周不恢复可考虑安装永久起搏器。

(七)中医中药

黄芪、麦冬、人参等具有抗病毒和调节免疫功能的作用,临床上可根据病情选择应用。

十一、预后

绝大多数患儿预后良好,经适当治疗后可痊愈。少数患儿可发展成扩张性心肌病。极少数暴发起病者由于心肌弥散性炎症和坏死,发生心力衰竭、心源性休克或者严重心律失常,在早期死亡。暴发起病者如能存活,多数预后良好,很少会发展成扩张性心肌病。新生儿病毒性心肌炎往往病情重,病死率可高达 75%。

十二、护理问题

(一)活动无耐力

与心肌收缩力下降,组织供氧不足有关。

(二)潜在并发症

心律失常、心力衰竭、心源性休克。

十三、护理措施

(一)休息

急性期需卧床休息,减轻心脏负荷。

(二)药物治疗

(1)对于仍处于病毒血症阶段的早期患儿,可选用抗病毒治疗,但效果不确定。

(2)改善心肌营养:1,6－磷酸果糖改善心肌能量代谢,促进受损细胞的修复,常用剂量为 100~250mg/kg,静脉滴注,疗程 10~14d。同时可选用大剂量维生素 C、泛醌(CoQ10)、维生素 E 和复合 B 族维生素;中药生脉饮、黄芪口服液等。

(3)大剂量丙种球蛋白:通过免疫调节作用减轻心肌细胞损害,剂量 2g/kg,2~3d 内静脉滴注。

(4)糖皮质激素:通常不主张使用。对重型患儿合并心源性休克、致死性心律失常(Ⅲ度房室传导阻滞、室性心动过速),心肌活检证实慢性自身免疫性心肌炎症反应者应足量、早期应用,可用氢化可的松 10mg/(kg·d)。

(5)抗心力衰竭治疗:可根据病情联合应用利尿剂、洋地黄血管活性药物,应特别注意用洋地黄时饱和量应较常规剂量减少,并注意补充氯化钾,以避免洋地黄中毒。

(三)健康教育

(1)对患儿及家长介绍本病的治疗过程和预后,减少患儿和家长的焦虑和恐惧心理。

(2)强调休息对心肌炎恢复的重要性,使其能自觉配合治疗。

(3)告诉他们预防呼吸道感染和消化道感染的常识,疾病流行期间尽量避免去公共场所。

(4)带抗心律失常药物出院的患儿,应让患儿家长了解药物的名称、剂量、用药方法及其不良反应。

(5)嘱患儿出院后定期到门诊复查。

十四、出院指导

(1)注意休息,避免劳累。

(2)加强锻炼,增强体质。

(3)预防呼吸道感染,少去公共场所。

(4)带抗心律失常药物出院的患儿,应让患儿家长了解药物的名称、剂量,用药方法及其不良反应。

(5)嘱患儿出院后定期到门诊复查,一旦发病及时就诊治疗。

十五、评价

是否能及时发现患儿病情加重的迹象,如精神差、胸闷、胸痛、气短、乏力等症状,是否有缺氧的表现。是否发生心律失常、心力衰竭、心源性休克等并发症。

第三节　扩张型心肌病

心肌病(cardiomyopathy)为发生于心肌的疾病。该术语最初出现于 1957 年,当时指一组不能归因于冠状动脉病变的心肌病变。此后,心肌病的定义发生了变化。目前,心肌病的定义为心肌的结构或功能异常,且无高血压或肺动脉高压、无心脏瓣膜病变、无先天性心脏病而言。

以解剖与生理改变为依据,可将心肌病分为以下 3 型。①扩张(充血)型心肌病:此型左心室或双心室扩大,心肌收缩功能不同程度降低。一般其主要临床特征为收缩功能异常,表现为充血性心力衰竭的症状与体征。②肥厚性心肌病:先前称之为特发性肥厚性心肌病,以左心室肥厚为特征,可不对称。收缩功能通常正常,临床表现由左心室流出道梗阻、舒张功能障碍或心律失常引起,后者可致猝死。③限制型心肌病(restrictive cardiomyopathy):心房显著扩大,一般心室大小及收缩功能正常,舒张功能损害,症状由肺及体循环静脉充血引起,也可出现昏厥。

一、病因

扩张性心肌病(dilated cardiomyopathy,DCM)在各种类型心肌病中最为常见,在美国及欧洲,其年发病率为 2/10 万～8/10 万人口,据估计每 10 万人口中约有 36 人患有 DCM。最近的报道显示成人 DCM 患儿中 47% 为特发性,12% 与心肌炎有关,11% 与冠状动脉病变有关,另有 30% 为其他原因。在另外两个不同年龄儿童 DCM 的研究表明其中 2%～15% 有活体组织检查证实的心肌炎,其余 85%～90% 的患儿原因不明。此外,20%～30% 的 DCM 患儿为家族性的。

二、病理

扩张性心肌病病变以心肌纤维化为主,心肌肥厚不显著,心腔扩大明显,二尖瓣环和三尖瓣环增大,乳头肌伸长,常有心腔内附壁血栓,可累及心肌节律点及传导系统而引起心律失常。由于心肌纤维化,心肌收缩功能减弱,导致心力衰竭。

三、临床表现

本病起病及进展缓慢,症状轻重不一。主要表现为心脏增大,心力衰竭,心律失常,小动脉栓塞。患儿先出现心脏增大,但起初无症状,因此确定起病日期较困难,有时患儿已有射血分数下降,经数年仍无症状,以后在劳累后出现气喘、乏力、心悸、咳嗽、胸闷等症状,有的可有偏瘫。体格检查可见心尖搏动弥散或抬举,心浊音界向左扩大,心率增快,有时可有奔马律,可闻及 Ⅱ/Ⅵ～Ⅲ/Ⅵ 级收缩期杂音(心力衰竭控制后杂音减轻或消失),肝脏增大,下肢水肿等。

四、辅助检查

(一)胸部 X 线检查

心影扩大,由左心室、左心房扩大引起。常存在肺静脉充血,可发展为肺水肿。左肺部分区域可因左心房扩大压迫左支气管而致不张,也可出现胸腔积液。

(二)心电图及 HOLTER

大多数患儿心电图上呈窦性心动过速。常见非特异性 ST-T 变化,左心室肥大,左、右心房扩大及右心室肥大。46%的患儿 HOLTER 检查可发现心律失常。

(三)超声心动图

DCM 患儿的超声心动图特征包括左心室、左心房扩大,缩短分数及射血分数减低,左心室射血前期与射血期比率增加等。

(四)心导管检查与活体组织检查

由于 DCM 可由超声心动图检查确定,心导管检查主要用于排除异常的左冠状动脉起源,因这一情况在超声心动图检查时易于漏诊,必要时活体组织检查帮助确定心肌病的病因。

五、治疗

扩张性心肌病的临床特征为心输出量减少、液体潴留及血管收缩活性增加,后者为神经体液因素作用以维持足够的灌注压。因此,治疗的目的就是处理以上这些问题。此外,如怀疑代谢缺陷,应立刻予以经验性补充。

急性病例应推荐卧床休息,限制水及钠盐摄入以帮助控制液体潴留。每天称体重有助于评估液体潴留情况及指导利尿。

如确定系心动过速诱导的心肌病,应予以抗心律失常药治疗。药物的选择依心动过速的原因而定。普鲁卡因胺及 β 受体阻滞药是有效的抗心律失常药,但因其有负性肌力作用,在这种患儿应慎用。

增强心肌收缩力的药物治疗有以下。

(一)第一类为拟交感药物

包括多巴胺、多巴酚丁胺及肾上腺素。多巴胺小剂量时可改善肾脏功能,剂量加大可增强对心脏的作用,但也可引起外周血管阻力增加,并有可能致心律失常。多巴酚丁胺致心律失常作用较弱,但有报道因可引起肺动脉楔压升高而致肺水肿。这两种药物通常联合应用。

(二)第二类为增强心肌收缩力的药物

为双吡啶衍生剂包括氨力农及米力农,可通过抑制磷酸二酯酶增加细胞内钙的浓度,有强心及扩张外周血管的作用。其可能的不良反应为血小板减少、肝毒性及胃肠道刺激。

地高辛为可长期应用的经典心肌收缩力增强药物,但在危重病例,因心肌损害严重及肾功能减退,应减量慎用。

(三)利尿药

改善液体内环境平衡在扩张性心肌病的治疗中至关重要。呋塞米(速尿)为首选的药物,但应注意监测电解质水平,尤其是血钾水平,必要时可适当补充钾盐,也可与螺内酯等类药物合用。其他可应用的利尿药包括依他尼酸、布美他尼。

(四)血管扩张药

硝普钠及肼屈嗪可有效扩张外周血管,从而降低后负荷,增加心输出量及减低充盈压。有效的口服降低后负荷制剂包括 ACE 抑制剂。在儿科,最常用的为卡托普利及依那普利。ACE 抑制剂还有一定的抑制甚至逆转心肌病时的心室重塑作用。

(五)其他

治疗扩张性心肌病因心腔扩大,血流淤滞,有可能发生血栓形成。因而这些患儿应考虑应用华法林等类抗凝药。如已明确有心腔内血栓,应积极以肝素治疗,最终过渡到长期华法林治疗。

(六)心脏移植

儿童心脏移植近年已增加,且改善了严重心肌病患儿的存活率。因此,重症心肌病患儿如积极的内科治疗无效,应考虑心脏移植。

六、护理问题

(一)心输出量减少

与扩张性心肌病心肌收缩减弱,瓣膜相对性关闭不全有关。

(二)气体交换受损

与心力衰竭有关。

(三)体液过多

与水肿有关。

(四)有皮肤完整性受损的危险

与电极片的使用及电除颤灼伤有关。

七、护理措施

(一)吸氧

扩张性心肌病的儿童需要持续低流量吸氧,保证血氧饱和度高,以免血氧饱和度低引起一系列心脏或者肺脏并发症。

(二)抗感染

还需要预防感染,必要时可以应用抗生素预防,同时还应该注意保暖,避免受凉,避免感冒。

(三)监护

扩张性心肌病儿童急性期,还需要心电监护、血压监测、血氧监测,观察患儿的心电图变化,是否并发心律失常,血压是否平稳,及时对症处理。

(四)饮食护理

扩张性心肌病的儿童护理还需要注意饮食,不能吃太多的油,不要吃不新鲜的食物,或者刺激性的食物。

八、健康指导

(1)症状明显者应卧床休息;症状轻者可参加轻体力工作,避免劳累。保证充足的休息与睡眠,避免劳累。防寒保暖,预防上呼吸道感染。

（2）合理营养,增强抵抗力。给予高蛋白、高维生素、富含纤维素的清淡饮食,心力衰竭时应进低盐饮食。

（3）保持大便通畅、防止便秘。

第四节　肥厚型心肌病

肥厚性心肌病(hypertrophic cardiomyopathy,HCM)是左心室肥厚,但不扩张,诊断时应排除高血压、主动脉瓣狭窄、水肿及先天性心脏病等其他可引起肥厚的疾病。肥厚性心肌病命名与分类最为混乱。有的将有流出道狭窄的称为梗阻性心肌病。有的根据其心室肥厚是否对称而分类。如左右心室都肥厚的称为对称性,否则称为非对称性。一般对称性多数为非梗阻性,不对称多数为梗阻性,但也有左心室壁与室间隔肥厚,右心室壁不肥厚而左心室流出道不狭窄的,即只有不对称而无梗阻的。有的患儿室间隔特别肥厚,突入到左心室腔间,尤其在主动脉瓣下,表现为左心室流出道狭窄称为特发性肥厚性主动脉瓣下狭窄。肥厚性心肌病伴梗阻的不到总数的 25%。

一、病因

HCM 是一种原发性的通常是家族性的心脏疾病,因其发生年龄不同且许多遗传性病例呈亚临床过程,因而目前尚无其确切的发病率。有文献报道 HCM 的发病率为 2.5/10 万人口,占所有儿童原发性心肌病的 20%～30%。

HCM 通常以常染色体显性方式遗传,目前已知多个基因与典型的家族性肥厚性心肌病有关,这些基因均编码肌节蛋白,如 β 肌凝蛋白重链等。HCM 也可作为经母亲遗传的线粒体病遗传。许多患儿伴有与遗传综合征一致的畸形,如那些患有 Noonan 综合征、Pompe 病、Beckwith－Wiedemann 综合征的患儿。

二、病理

HCM 多数为左心室肥厚,心功能早期无明显障碍,临床上无明显症状,晚期有程度不等的心功能不全。梗阻型心肌病的病理特点是左心室肥厚重于右心室,室间隔肥厚更为显著,室间隔厚度与左心室壁厚度之比＞1.3∶1。左心室腔缩小,二尖瓣前叶增厚,室间隔局部肥厚增生,致左心室流出道狭窄梗阻,左心室腔收缩压升高,与左心室流出道和主动脉收缩压相比有明显压力阶差,左心室舒张末期压力也可增高,心排出量初期正常,之后逐渐降低。流出道的梗阻及其引起的压力阶差可因很多生理因素而异,凡使心室收缩力增强、室腔容量减少及后负荷减低等情况均可使梗阻加重,压差更大,反之亦然。所以患儿的流出道梗阻的程度并非固定,时时在变,各种影响以上三因素的情况和药物均可改变梗阻的程度。

HCM 的心肌普遍肥大(多数左心室重于右心室,心室重于心房),肌纤维增大,心肌细胞亦肥大,常有不同程度的间质纤维化、细胞变性,并有不同程度的坏死和瘢痕形成,很少有炎性细胞浸润。本病最突出的组织学改变为心肌细胞的排列杂乱无章,而非整齐划一。细胞间的连接常互相倾斜甚至垂直相连。这些错综的连接使心肌收缩时步调不整。再者,心肌细胞的凌乱排列还可影响心电的传播,甚至构成严重心律失常的病理基础。

三、临床表现

肥厚性心肌病主要表现为呼吸困难,心绞痛,昏厥,亦可发生猝死。呼吸困难主要由于左心室顺应性减退和二尖瓣反流引起左心房压力升高,左心室舒张末压力也升高,肺静脉回流受阻而引起肺淤血。心绞痛是由于心肌过度粗大或左心室流出道梗阻引起冠状动脉供血不足。由于脑供血不足,故剧烈运动时有昏厥,甚至猝死。年小儿可表现为生长落后,心力衰竭的发生率较年长儿高。

体格检查部分病例在心尖可闻及全收缩期杂音,并向左腋下放射,此杂音是由于二尖瓣反流所致。左心室流出道梗阻者沿胸骨左缘下方及心尖可及收缩期杂音,其程度直接与主动脉瓣下压力阶差有关。可有第二心音逆分裂(P2 在前,A2 在后)。有些病例心浊音界扩大,偶可听到奔马律。

四、辅助检查

(一)胸部 X 线检查

心影扩大,但如无合并心力衰竭则肺纹理都正常。

(二)心电图

90%~95%的 HCM 患儿有 12 导心电图异常,包括左心室肥大、ST-T 变化(如显著的 T 波倒置)、左心房扩大、异常的深 Q 波,外侧心前导联 R 波振幅降低等,但本病无特征性心电图改变。有些 HCM 患婴可有右心室肥厚的心电图表现,可能反映有右心室流出道梗阻存在。

(三)超声心动图

HCM 可见心室壁增厚,其增厚的分布并非匀称。在 M 型超声可见二尖瓣的前瓣有收缩期的向前运动,其运动的幅度和持续时间与左心室流出道的梗阻程度直接有关。梗阻型心肌病的室间隔与左心室后壁均有增厚,室间隔肥厚尤其突出,与左心室后壁的比值>1.3∶1(婴儿除外),而且左心室流出道内径变小。

(四)心导管检查

历史上,心导管检查在 HCM 的诊断及研究中起了重要作用。现今,超声心动图的精确应用已基本替代血流动力学研究及心血管造影。在婴儿,偶可应用心内膜心肌活体组织检查来确定病因,如线粒体肌病、糖原累积病等。不过现今骨骼肌活体组织检查更方便,且创伤更小。

五、治疗

(一)药物治疗

治疗的主旨为降低心肌的收缩力,改善舒张期的顺应性和预防猝死。

β受体阻滞药普萘洛尔(propranolol)为本病治疗的主要药物,它减慢心率,降低心肌收缩力,从而减轻左心室流出道梗阻;且可减低心肌的张力,使氧需量减少,缓解心绞痛;此外,普萘洛尔尚有一定的抗心律失常作用。其他临床上应用的选择性β受体阻滞药有阿替洛尔(atenolol)、美托洛尔(metoprolol)等。有 1/3~1/2 的患儿用药后症状缓解。对无症状的患儿是否需长期用药意见不一。本品似可制止病变的发展和预防猝死,但目前缺乏对照资料。

维拉帕米(verapamil)主要用于成人 HCM 患儿。短、长期研究表明口服维拉帕米可改善心脏症状及运动能力,但该药有潜在的致心律失常作用及偶可引起肺水肿及猝死,因而在儿童极少应用。洋地黄忌用,只有在心房颤动心室率太快时才有指征,以小剂量与普萘洛尔同用。利尿药和血管扩张药均不宜用。终末期 HCM 心腔扩大、心壁变薄及收缩功能减退时可应用洋地黄、利尿药和血管扩张药。

(二)手术治疗

对左心室流出道梗阻产生严重症状而药物治疗无效者(压差超过 50mmHg),可经主动脉切除室间隔的部分肥厚心肌(Morrow 手术),症状大多缓解。其他手术方式有二尖瓣换置术及心尖主动脉管道,但因疗效不确切,且并发症多、在儿科均极少应用。心脏移植是另一治疗手段。

(三)其他

近年成人 HCM 患儿有应用永久双腔起搏来降低左心室流出道梗阻,减轻症状,但疗效并不确切。酒精间隔消融在某些成人 HCM 症状患儿可降低左心室流出道压差,但这种实验性的治疗手段在小儿应慎用,因手术瘢痕可成为致心律失常的病理基础,增加猝死的危险。

六、护理问题

(一)潜在并发症

心力衰竭、洋地黄中毒、栓塞、心律失常、猝死。

(二)疼痛:胸痛

与劳力负荷下肥厚的心肌需氧量增加和供血供氧下降有关。

(三)有受伤的危险

与梗阻性 HCM 所致头晕及晕厥有关。

七、护理措施

(一)饮食护理

应注意饮食,不能多喝水,不能吃高盐,高脂的饮食,要限制水分的摄入,限制钠的摄入,防止出现水肿,加重心脏的负荷。

(二)生活护理

不能剧烈的活动,肥厚型心肌病最主要的是心脏功能是正常的,但是不能够剧烈活动。因为它剧烈活动以后,会造成肥厚梗阻会加重,甚至会出现明显的心律失常,出现猝死。

八、健康指导

(一)疾病知识指导

避免劳累、预防感染。

(二)饮食指导

高蛋白、高维生素、富含纤维素的清淡饮食。心力衰竭时限制含钠量高的饮食。

(三)用药指导与病情监测

坚持服用药物,以提高存活年限。教会患者及家属观察药物疗效及不良反应。定期随诊,防止病情进展、恶化。

第五节　心律失常

正常心脏激动起源于窦房结,并按一定的频率、速度及顺序传导到结间传导束、房室结、房室束、左右束支及蒲肯野纤维网而到达心室肌,称窦性心律。如激动的频率、起源或激动传导不正常,都可构成心律失常(cardiac arrhythmia)。

一、早搏

(一)概述

早搏又称期前收缩,由心脏异位兴奋灶发放的冲动所引起,为小儿时期最常见的心律失常。根据异位起搏点的部位不同可分为房性、房室交界性及室性早搏。早搏常见于无器质性心脏病的小儿,可由疲劳、精神紧张、自主神经功能不稳定等引起,也可发生于先天性心脏病、心肌炎。此外,药物及毒物中毒、电解质紊乱、心导管检查等均可引起早搏。健康学龄儿童有1%~2%有早搏。

(二)诊断与鉴别诊断

1.病史采集

小儿症状较轻,常缺乏主诉。个别年长儿可述心悸、胸闷、胸部不适。既往可有发作病史。

2.体格检查

扪测脉搏或心脏听诊可检测到早搏,早搏次数因人而异,同一患儿在不同时间亦可有较大出入。某些患儿于运动后心率增快时早搏减少,但也有反而增多者。后者提示可能同时有器质性心脏病存在的可能。

3.辅助检查

(1)常规检查。

1)常规12导心电图:在发作时检查能确诊。

2)24h动态心电图:监测一天内的心律,诊断阳性率及意义较大。

(2)其他检查。

1)窦房结心电图:可进一步明确房性/交界性早搏及窦房结功能。

2)二维超声心动图:了解有无心内结构异常或器质性病变。

4.诊断标准

(1)心脏听诊可听到提前的心搏之后有较长的间隙。

(2)心电图特点。

1)房性早搏:①P'波提前,可与前一心动的 T 波重叠,形态与窦性 P 波稍有差异,但方向一致。②P'-R>0.10s。③早搏之后代偿间隙不完全。④P'波之后的 QRS 波群形态与窦性相同,如发生室内差异性传导,则 QRS 波群可呈宽大畸形;P'波之后如无 QRS 波群,称为阻滞性早搏。

2)交界性早搏:①QRS-T 波提前,形态、时限正常,亦可出现室内差异性传导。②提前的QRS 波群前或后有逆行 P'波,P'-R<0.10s,R-P'<0.20s,P'有时可与 QRS 波群重叠。

③代偿间隙不完全。

3)室性早搏:①QRS波群提前,形态异常、宽大,QRS波群>0.10s,T波与主波方向相反。②代偿间隙完全。③有时在同一导联出现形态不一,配对时间不等的室性早搏,称为多源性早搏。

5.鉴别诊断

根据室性早搏发生的基础,临床上又将室性早搏分为功能性早搏(良性早搏)和病理性早搏(器质性早搏)两类。

(1)功能性早搏:其特点如下。①多为偶发性。②无器质性心脏病,即通过查体和X线检查、超声心动图及有关的化验均未发现其他异常。③运动后早搏减少或消失,休息或卧床时早搏可增加。④心电图除有早搏外,无其他异常。⑤早搏多起源于右室,QRS波群呈左束支传导阻滞图形。

(2)病理性早搏:其特点如下。①心电图上QRS波群形态宽大畸形特别明显,其时限可>0.16s。②早搏频发(≥8次/min),心电图上在同一导联其形态多变,呈多源性或多形性,多呈二联律、三联律或四联律。③联律间期不等或甚短或并行心律性早搏。④有时提前出现的QRS波群落在T波上,此称R-on-T现象,可致室性心动过速或心室颤动。⑤早搏后常继以ST段或T波的改变。⑥运动后早搏增加。⑦心电图上有QRS波群低电压或几种类型的早搏同时存在。⑧早搏伴QT间期延长或PR间期改变。⑨早搏多起源于左室,QRS波群呈右束支阻滞图形。⑩通过查体、X线检查、超声心动图或有关化验检查,多发现有心脏病的基础。应用洋地黄类药物出现早搏时,应考虑药物中毒,应予停药。

(三)治疗

1.一般治疗

生活规律,睡眠充足,避免过累或紧张,停用可疑药物,避免接触毒物。必须针对基本病因治疗原发病。

2.基本药物治疗

(1)室上性(房性及交界性)早搏:大多数发生于无明显其他症状的小儿,一般不须治疗。如果有以下情况则须进行治疗。

1)器质性心脏病伴室上性早搏增多。

2)虽无器质性心脏病但有较重自觉症状。

3)室上性早搏触发室上性心动过速。治疗可选用以下药物之一:①普罗帕酮(心律平):用于心功能正常者,每天8~15mg/kg,分3次口服。②β$_1$受体阻滞药:适用于活动、情绪激动或窦性心律增加时易发的早搏。普萘洛尔(心得安),每天1mg/kg,分3次口服。③上述药物疗效不佳者,可口服地高辛,或地高辛与普萘洛尔联合用药,亦可选用维罗帕米(异搏定)、奎尼丁、胺碘酮等。

(2)室性早搏:无明显其他症状、无器质性心脏病者一般不需治疗。如果以下两种情况并存,有可能发生室性心动过速与心室颤动而须用药物治疗:①有器质性心脏病(风湿性心脏病、心肌炎)证据。②出现复杂的室性早搏,如多源、成对或起始于T波或U波上的早搏。③早搏次数>10次/min,有自觉症状。常用药物有普萘洛尔,每天1mg/kg,分3次口服;普罗帕酮每天 8～15mg/kg,分 3 次口服,也可选用美西律(慢心律),每天 10mg/kg,分 3 次口服;胺碘酮每天 10mg/kg,7～10d 后减为每天 5mg/kg;莫雷西嗪(乙吗噻嗪)每次 2～6mg/kg,每 8h 1 次口服。如为洋地黄中毒者,除停用洋地黄外,首选苯妥英钠,每次 3～5mg/kg,每天 3 次口服;并口服氯化钾每天 75～100mg/kg。心脏手术后发生的室性早搏也可用苯妥英钠。QT 间期延长综合征发生的室性早搏需长期服较大剂量的普萘洛尔,并避免用延长 QT 间期的药物如胺碘酮、奎尼丁。

(四)预后

本病预后取决于原发疾病。有些无器质性心脏病的患儿早搏可持续多年,不少患儿早搏最终消失,个别患儿可发展为更严重的心律失常,如室性心动过速等。应该指出,小儿时期绝大多数早搏预后是良好的。

(五)预防

避免诱发因素,如疲劳、紧张;对可能引起早搏的心脏病,如风湿性心脏病、心肌炎要积极治疗和预防,注意电解质紊乱或药物的影响。

(六)护理问题

1.心跳不规则

与情绪激动、精神紧张、劳累、消化不良、植物神经系统不稳定有关。

2.心慌

与心律不齐有关。

3.病理性早搏

常并发于心脏病。

(七)护理措施

1.保持足够的休息时间

儿童要有充足的休息时间,睡眠不好的青少年身体容易出现不良的状况,如果早搏时,心跳加快,应尽量卧床休息,避免过度的运动。

2.合理的饮食

儿童正处于生长发育的阶段,应给孩子补充营养物质,合理的安排日常的饮食,给孩子多吃富含营养和维生素的食物,少吃辛辣刺激性的食物,这些食物会诱发孩子发生早搏的现象。

3.适当的锻炼

孩子参加锻炼可以提高对疾病的抗病能力,增强体质,从而避免了过早的出现早搏,需要孩子长期的坚持才有效。

4.按时服药

频繁发生早搏的孩子,应在康复期间按照医生的要求按时服药,服药期间如有不良的身体反应,应及时停药并去医院检查。

5.定期复查

服药治疗期间还要定期地去医院进行复查,观察服药后的病情状况,如果仍有心律失常、心悸等情况,需要做进一步的治疗。

二、阵发性室上性心动过速

(一)概述

阵发性室上性心动过速(paroxysmal supraventricular tachycardia)简称室上速,是由心房或房室交界处异位兴奋灶快速释放冲动所产生的快速心律失常。可发生于任何年龄,但初次发作多见于1岁以内的婴儿,有反复发作倾向,是对药物反应良好的儿科急症之一,若不及时治疗易致心力衰竭。该心律失常多发生于无器质性心脏病的小儿,可由疲劳、精神紧张、过度换气、呼吸道感染等诱发,但也见于器质性心脏病的患儿,如先天性心脏病、心内膜弹力纤维增生症、预激综合征、病毒性心肌炎、扩张型心肌病、风湿性心瓣膜病等,也见于心脏手术时和手术后及心导管检查等。

(二)诊断

1.病史采集

(1)现病史:询问患儿有无发作性烦躁不安、面色青灰、皮肤湿冷、呼吸增快、脉搏细弱现象。询问在上述发作时有无伴发干咳或呕吐现象。对年长儿询问有无心悸、心前区不适、头晕等症状,并注意询问是否有突然发作和突然停止特点,每次治疗后发作持续时间多久。发作前有无疲劳、精神紧张、过度换气等。

(2)过去史:询问有无先天性心脏病、心内膜弹力纤维增生症、预激综合征、病毒性心肌炎、扩张型心肌病、风湿性心瓣膜病、洋地黄中毒、呼吸道感染、心脏手术、心导管检查等病史。

(3)个人史:询问出生时是否是早产儿,询问自幼是否有喂养困难现象。

(4)家族史:询问直系亲属中有无类似心动过速发作史,有无心脏病史。

2.体格检查

(1)一般表现:发作时患儿突然表现烦躁不安,面色青灰,口唇发绀,皮肤湿冷、多汗,呼吸增快,脉搏细弱。

(2)心脏检查:室上性心动过速以阵发性、突停、心率加速、心律绝对匀齐为特点。心率突然增快在160～300次/min,第一心音强度完全一致。每次发作可持续数秒至数天。发作停止时心率突然恢复正常,如发作时间超过24h,可查见肝大等心力衰竭体征。

3.辅助检查

(1)常规检查:常规12导心电图或24h动态心电图,心电图特点见下述,在室上性心动过速发作间歇期部分患儿可有预激综合征的心电图表现。

(2)其他检查。

1)X线胸片及二维超声心动图(2-DE)检查取决于原来有无器质性心脏病变和心力衰竭。透视及2-DE下可见心脏搏动减弱。

2)原发病为病毒性心肌炎、先天性心脏病、心内膜弹力纤维增生症、风湿性心瓣膜病、感染时各有相应的实验室检查表现。

4.诊断标准

(1)临床表现:心动过速突发突止。发作时患儿突然出现面色苍白、烦躁不安、口唇发绀、呼吸急促;儿童心率>160次/min,婴儿心率>230次/min,心音强弱一致,心律绝对规则。每次发作时持续数秒、数分或数小时,然后突然终止。

（2）心电图表现。

1）PR间期绝对匀齐,心室率婴儿230～325次/min,儿童160～220次/min。

2）QRS波群形态同窦性,若伴有室内差异性传导则呈右束支阻滞型。

3）P波常与前

心动的T波重叠,无法分辨。若P波出现,房性心动过速PR间期>0.10s,交界性心动过速P波呈逆行性,PⅡ、PⅢ、PavF倒置,PavR直立,PR间期<0.10s。

4）发作时间较久者可有暂时性ST-T波改变,发作终止后仍可持续1～2周。

(三)治疗

1.一般治疗

（1）潜水反射法:可提高迷走神经张力。用4～5℃的湿毛巾敷患儿面部,每次10～14s,隔3～5min可重复再用,一般不超过3次,此法适用于新生儿、小婴儿。对年长儿可令其吸气后屏气,再将面部浸入5℃冷水中,未终止者可停数分钟后重复1次。

（2）压迫颈动脉窦法:用于年长儿,可提高迷走神经张力。患儿仰卧,头略后仰、侧颈。在甲状软骨水平触到右侧颈动脉搏动后,用大拇指向颈椎横突方向压迫,以按摩为主,每次5～10s,一旦转律,立即停止,如无效,再试压左侧,禁忌两侧同时压迫。

（3）刺激咽部:以压舌板或手指刺激患儿咽部,使之产生恶心、呕吐。

（4）屏气法:用于较大儿童,让患儿深吸气后屏气10～20s。

2.药物治疗

（1）洋地黄类药物:平均复律时间2h。用于发作>24h、病情较重或合并心力衰竭者。禁忌证:①室性心动过速或洋地黄中毒引起的室上性心动过速者。②逆传型房室折返性心动过速。低血钾、心肌炎、伴房室阻滞者慎用。一般采用快速饱和法。毛花苷C(西地兰)饱和量,<2岁者0.03～0.04mg/kg,>2岁者0.02～0.03mg/kg;地高辛饱和量,<2岁者0.05～0.06mg/kg,>2岁者0.03～0.05mg/kg,总量不超过1.5mg/kg。均先以半量静脉注射,余量每6～8h后分2次静脉注射。12h内完成饱和量。

（2）普罗帕酮(心律平):平均复律时间8min。剂量为每次1～1.5mg/kg,溶于10mL葡萄糖溶液中,静脉缓慢推注10～15min。无效者可于10～20min后重复1～2次。有效时可改为口服,剂量每次5mg/kg,每6～8h1次。有心力衰竭、房室阻滞者禁用。

（3）β₁受体阻滞药:可用于预激综合征或自律性室上性心动过速。常用普萘洛尔,小儿静脉注射剂量为每次0.05～0.2mg/kg,以5%葡萄糖溶液稀释后缓慢静脉注射,时间5～10min,可每6～8h重复1次。重度房室阻滞,伴有哮喘症及心力衰竭者禁用。

（4）维拉帕米(异搏定):剂量为每次0.1mg/kg,静脉滴注或缓慢静脉注射,每分钟不超过1mg,最大量<3mg。有心力衰竭、低血压、逆传型房室折返性心动过速、新生儿和3个月以下的婴儿禁用。

（5）三磷酸腺苷(ATP):平均复律时间20s。有房室阻滞及窦房结功能不全者慎用。剂量0.1mg/kg,在3～4s内快速静脉注射,如无效,3min后可重复第2剂,每次按0.05～0.1mg/kg递增,直至最大量0.25～0.3mg/kg。不良反应有面色潮红、恶心呕吐、头痛、窦性心动过缓、房室阻滞等,多持续数秒消失。若心动过缓不消失,可用氨茶碱解救,剂量5～6mg/kg,静脉注射。

（6）奎尼丁或普鲁卡因胺：奎尼丁口服剂量开始为每天 30mg/kg，分 4～5 次，每 2～3h 口服 1 次，转律后改用维持量。普鲁卡因胺口服剂量为每天 50mg/kg，分 4～6 次口服；肌内注射用量为每次 6mg/kg，每 6h 1 次，至心动过速停止或出现中毒反应为止。

（7）胺碘酮：主要用于顽固性病例，尤其是用于普罗帕酮治疗无效者或疗效较差者。1mg/kg，用 5% 葡萄糖溶液稀释后静脉注射，或每分钟 5～10μg/kg 静脉滴注，注意避光。口服每天 10mg/kg，分 3 次口服，7d 后减量为每天 5mg/kg，分 2 次口服，每周服 5d，停 2d。注意甲亢或甲减、心动过缓、低血压等。

3.其他治疗

对药物疗效不佳者可考虑用同步直流电击复律，或心房调搏治疗。近年来对发作频繁、药物难以满意控制的室上性心动过速、房室旁道折返心动过速采用射频消融术治疗取得成功。

（四）预后

阵发性室上性心动过速属于对药物反应好、可以完全治愈的儿科急症之一，若不及时治疗易致心力衰竭。本病急性发作期，经治疗终止发作，发作终止后口服药物预防复发，对反复发作或并发心力衰竭者，发作终止后可口服地高辛维持量 6～12 个月。对预激综合征患儿奎尼丁或普萘洛尔预防复发的效果较好，可持续用半年至 1 年。部分患儿随年龄增长而自愈。如治疗效果不理想，应注意导致室上性心动过速的原因，改用确切药物治疗。对反复发作患儿而且确诊为房室旁道折返所致，应进行射频消融术治疗。经射频消融术治疗后随访 3 年无复发且无器质性心脏病者为治愈。

（五）预防

避免诱发因素，如疲劳、精神紧张、过度换气、呼吸道感染等，对可能引起发作的器质性心脏病如先天性心脏病、预激综合征、病毒性心肌炎、风湿性心瓣膜病等，应积极治疗，对心脏手术时和手术后、心导管检查中可能引起的发作也应积极处理。

（六）护理问题

1.急性上呼吸道感染

与炎症感染有关。

2.呕吐、烦躁不安

与病情发作有关。

（七）护理措施

1.减少氧耗

持续性心率增快，会导致心肌耗氧增加，给予持续鼻导管吸氧，流量控制在 1～1.5L/min，控制异位心律的发展。

2.严密监测生命体征，密切观察病情变化

心率快而规则是其主要特点，可达 230～300 次/min，律齐，无心脏扩大及心衰体征。有文献报道，1/3～3/4 室上速的婴儿就诊时已发生充血性心力衰竭和（或）心源性休克。因此，一旦怀疑该病，即予床边心电监护，监测心律、波形、心率、血压和呼吸频率、节律的变化，评估患儿反应、面色、末梢循环的变化，动态观察生命体征，及时发现病情的变化，及时做心电图检查。一经确诊,还要记录 24 h 出入量,及早发现心输出量改变,防止心力衰竭。甚至心源性休克的发生。

三、阵发性室性心动过速

(一)概述

阵发性室性心动过速(paroxysmal ventricular tachycardia)简称室速,是由心室异位兴奋灶快速释放冲动所产生的以连续发生 3 个或 3 个以上的室性早搏为特征的快速心律失常。室速可导致严重的心排出量不足,也可为心室颤动的前奏。多发生于器质性心脏病如心肌炎、扩张型心肌病、先天性心脏病、心肌浦肯野细胞瘤等,也见于心脏手术、心导管检查、药物中毒、抗心律失常药的作用、酸中毒、感染、缺氧、电解质紊乱等患儿,小儿时期较少见。

(二)诊断与鉴别诊断

1.病史采集

(1)现病史:询问患儿在发作前有无诱因,如有无感染、缺氧及电解质紊乱等。询问患儿发作时有无烦躁不安、面色苍白、呼吸急促等。对年长儿询问有无心悸、心前区痛、胸闷,有无昏厥、休克及心力衰竭等表现。

(2)过去史:有无心肌炎、先天性心脏病、扩张型心肌病、心肌浦肯野细胞瘤病史,有无接受心脏手术、心导管检查病史。有无接受抗心律失常药治疗。

(3)个人史:询问患儿出生时及生长发育时有无心率过快或过慢现象。

(4)家族史:询问患儿父母及其他亲属中有无类似发作史,有无心脏病史。

2.体格检查

(1)一般表现:注意患儿有无面色苍白、气促、烦躁不安等情况。注意有无原发病的表现。

(2)心脏检查:听诊时注意在患儿体温正常及安静时心率是否增快,常＞150 次/min,节律整齐或稍有不齐,心音可有强弱不等。对发作持续 24h 以上者注意有无肝大等心力衰竭体征。

3.辅助检查

(1)常规检查:常规 12 导心电图或 24h 动态心电图。

(2)其他检查。

1)X 线胸片及二维超声心动图:(2－DE)检查取决于原来有无器质性心脏病变和心力衰竭。透视及 2－DE 下可见心脏搏动减弱。

2)原发病为病毒性心肌炎、先天性心脏病、扩张型心肌病、酸中毒、感染、缺氧、电解质紊乱时各有相应的实验室检查表现。

4.诊断标准

(1)临床表现:起病快,在原有心脏病的基础上突然烦躁、心悸、气促、胸闷、头晕,严重者可引起心力衰竭、心源性脑缺血综合征(阿－斯综合征),甚至猝死。心率 150～250 次/min,婴儿可达 300 次/min,稍有心律不齐,第一心音强弱不等。

(2)心电图表现。

1)QRS 波群畸形宽大,时间＞0.10s,T 波与 QRS 波群主波方向相反。

2)心室率 150～250 次/min,RR 间期略不齐。

3)P 波频率较 QRS 波群为慢,P 波与 QRS 波群之间无固定关系。

4)可出现心室夺获及室性融合波。

5.鉴别诊断

(1)室上性心动过速伴室内差异性传导：常发生于无明显器质性心脏病患儿，一般情况相对较好，有反复发作史，刺激迷走神经可终止发作。心电图 T 波中可发现 P 波，QRS 波群呈右束支阻滞型，RR 匀齐，心率多>200 次/min。

(2)非阵发性室性心动过速：心室率为 100 次/min 左右，心室率与窦性心律相近或稍快，无症状。

(三)治疗

1.一般治疗

立即卧床休息，吸氧。针对病因治疗原发病。

2.药物治疗

注意分析室速病因，选用恰当药物治疗，以免发展为心室颤动，如治疗后仍有反复发作者可在治疗原发病同时试用射频消融治疗。

(1)利多卡因：为首选药物，用于无血流动力学障碍者。剂量为 1mg/kg 静脉滴注或缓慢静脉注射。必要时可每 10～15min 重复，总量不超过 5mg/kg。控制心动过速后，以每分钟 20～50μg/kg 静脉滴注。该药剂量过大能引起惊厥、传导阻滞等毒性反应，少数患儿对此药有过敏现象。

(2)美西律：1～2mg/kg 加入 5％葡萄糖溶液 20mL 静脉注射。必要时 20min 后重复使用，不超过 3 次。见效后改为每分钟 5～10μg/kg 静脉滴注或口服。对心肌疾病及心功能不全者亦较安全。有严重心动过缓及传导阻滞者禁用。

(3)苯妥英钠：3～5mg/kg 溶于生理盐水 20mL 缓慢静脉注射，一次量不宜超过 150mg。有效后改为口服。对洋地黄中毒引起的室性心律失常治疗效果较佳。该药为强碱性，不可溢出静脉外。

(4)普罗帕酮：1～1.5mg/kg 溶于 5％葡萄糖溶液 20mL 静脉注射，数分钟起作用，必要时 20min 可再用。有效后改口服。有心功能不全者联合应用地高辛。

(5)普萘洛尔：0.1～0.15mg/kg 加入 5％葡萄糖溶液 10～20mL，于 10min 缓慢静脉注射，一次量不超过 3mg。注射后 2～5min 起作用，必要时 6～8h 可重复注射。有效后改为口服。此药对 QT 间期延长综合征及二尖瓣脱垂引起的室性心律失常治疗效果好。

(6)异丙肾上腺素：0.5～1mg 溶于 5％葡萄糖溶液 200mL 静脉滴注，每分钟 0.1～0.25μg/kg，用于 QT 间期延期综合征并发的尖端扭转型室性心动过速。

(7)胺碘酮：2.5～5mg/kg 加入 5％葡萄糖溶液 20mL 静脉注射。可重复 2～3 次。

3.其他治疗

(1)同步直流电击复律：对急性重症病例、有血流动力学障碍者、药物治疗无效者可应用同步直流电击复律。禁用于洋地黄中毒者。术前静脉注射地西泮(安定)0.2～0.5mg/kg，或氯胺酮 0.7～1.0mg/kg，再用利多卡因 1mg/kg 静脉滴注。开始放电，电能量 2J/kg，无效时隔 20～30min 重复电击，不宜超过 3 次。个别患儿采用射频消融治疗获得痊愈。

(2)手术治疗：心肌浦肯野细胞瘤须手术切除。

(四)预后

本病的预后比室上性心动过速严重,同时有心脏病存在者病死率可达 50％以上,原先无心脏病者可发展为心室颤动,甚至死亡。所以必须及时诊断,予以适当处理。对重症病例首选同步直流电复律。药物治疗首选利多卡因。室性心动过速经治疗消失后,如随访 3 年无复发且无器质性心脏病者为治愈。肥厚型心肌病者可服用普萘洛尔或维拉帕米(异搏定)预防复发。心肌炎、扩张型心肌病及缺血性心肌病可口服普罗帕酮、莫雷西嗪、胺碘酮、美西律预防复发。先天性心脏病者可口服苯妥英钠、胺碘酮预防复发。

(五)预防

对可能引起发作的器质性心脏病如心肌炎、扩张型心肌病、先天性心脏病、心肌浦肯野细胞瘤等,应积极治疗,对心脏手术时和手术后、心导管检查中可能引起的发作也应积极处理。

(六)护理问题

1.病情发作

与突然刺激、惊吓有关,有些患儿具有终止心动过速的经历。

2.晕厥

与心率过快有关。

3.发绀、出汗

可出现四肢皮肤湿冷,呼吸困难,甚至意识丧失。

4.焦虑

与心律失常、对治疗及手术缺乏信心有关。

(七)并发症

(1)心脏性猝死。

(2)阿-斯综合征。

(3)心动过速性心肌病。

(4)心力衰竭。

(八)护理措施

(1)严格观察心电图 Q-T 间期的变化,及时控制频发的室性期前收缩。

(2)避免使用已知能诱发室性心律失常的药物,积极纠正危险因素如低钾、低血镁、心力衰竭等。

(3)避免诱发因素,如饱餐、受凉、情绪激动及用力排便。

(4)加强巡视,及时询问患儿及家属的情况。

四、房室阻滞

(一)概述

房室阻滞(atrioventricular conduction block)是由于房室传导系统某部位的不应期异常延长,致使激动传导延缓或部分甚至全部不能下传所发生的缓慢性心律失常。按其阻滞程度不同,在心电图上分为 3 度。

第Ⅰ度:全部激动能下传到心室,但速度减慢;第Ⅱ度:部分激动不能下传到心室;第Ⅲ度,全部激动不能达到心室,又称完全性房室阻滞。常见的病因如下。

（1）药物作用：以洋地黄作用最为常见，过量的奎尼丁或普鲁卡因胺也可产生Ⅰ度或Ⅱ度阻滞。

（2）各种感染：以风湿性心脏炎最为常见。病毒性或原因不明的心肌炎、急性感染也可引起房室阻滞。

（3）先天性心脏病：房间隔或室间隔缺损最常见。

（4）原因不明的心肌病，特别是扩张型心肌病。

（5）其他：迷走神经张力过高、心脏手术对传导系统的创伤，先天性完全性房室阻滞可见于母亲患系统性红斑狼疮的婴儿。

（二）诊断与鉴别诊断

1.病史采集

（1）现病史：询问患儿有无乏力、气短、胸闷、心悸、眩晕和昏厥，甚至发生阿-斯综合征现象，可突然意识丧失、抽搐。询问婴儿有无嗜睡、拒奶、无力。询问有无发热、关节疼痛、环形红斑、舞蹈病等风湿热表现及病毒性心肌炎表现。询问是否在服用强心药或某些抗心律失常药。

（2）过去史：询问自幼患儿体质如何，有无先天性心脏病、风湿性心肌炎、心肌炎、心肌病、心内膜弹力纤维增生症、低血钙、酸中毒、白喉病史。是否接受过心脏手术。

（3）个人史：询问患儿有无按时接受预防接种。

（4）家族史：询问家属中有无类似患儿。询问母亲在妊娠早期有无先兆流产、感染、接触放射线等病史。母亲有无系统性红斑狼疮或其他自身免疫性疾病病史。

2.体格检查

（1）一般表现：注意有无意识改变、血压改变，有无心力衰竭表现如肝大、水肿等。

（2）心脏检查：注意有无心界扩大。注意有无第一心音低钝、强弱不齐，有无第三或第四心音，有无心律不齐、搏动脱漏。心底部是否有喷射性收缩期杂音。先天性完全性房室阻滞者生后心率缓慢，有时心房与心室同时收缩使第一心音增强呈"大炮音"，心脏多无畸形。

3.辅助检查

（1）常规检查：常规12导心电图或24h动态心电图，心电图特点见下述。

（2）其他检查。

1）X线胸片及二维超声心动图（2-DE）检查取决于原来有无器质性心脏病变和心力衰竭。

2）可有原发病的表现如血沉增快、ASO或心肌酶谱升高等。

4.诊断标准

（1）临床表现。

1）Ⅰ度房室阻滞：多无自觉症状，仅第一心音较低钝。

2）Ⅱ度房室阻滞：亦可无症状，有时有头晕、乏力、心悸，剧烈运动时可由Ⅱ度转为Ⅲ度房室阻滞而引起心源性脑缺血综合征。

3）Ⅲ度房室阻滞：有头晕、乏力、心悸、气急，亦可无症状，剧烈运动诱发心源性脑缺血综合征时，有休克表现。心率慢而规则，心率多在40次/min左右，第一心音强弱不一，有时可闻及第三心音或第四心音。大部分患儿在心底部可听到Ⅰ～Ⅱ级喷射性杂音。

(2)心电图表现。

1)Ⅰ度房室阻滞:PR间期延长超过正常最高值,小儿>0.18s,成人>0.20s。每个P波后面均有QRS波群。

2)Ⅱ度房室阻滞:①Ⅱ度一型(莫氏一型,又称文氏现象)。PR间期逐渐延长,RR间期逐渐缩短,直至发生1次心室漏搏。脱漏前后两个R波距离小于最短RR间期的2倍。②Ⅱ度二型(莫氏二型):PR间期正常或延长而固定,P波规律出现,部分P波后无QRS波群,房室阻滞的比例为2:1或3:1。脱漏前后两个R波距离为RR间期的简单倍数。

3)Ⅲ度房室阻滞:P波与QRS波群之间无固定关系,PP间隔与RR间隔各有其固定的规律,心房率比心室率快,心室心律为交界性或心室自身节律。

5.鉴别诊断

(1)迷走神经张力过高:小儿无任何自觉症状,一般在静卧后、按压颈动脉或眼球后PR间期延长,但在直立或运动后PR间期常缩短至正常。

(2)Ⅱ度窦房阻滞:Ⅱ度房室阻滞中,心室漏搏中无QRS波群但仍有P波,Ⅱ度窦房阻滞的漏搏中无QRS波群也无P波。

(三)治疗

1.一般治疗

对病因明确者应积极治疗病因。根据原发病及临床症状给予对症处理。

2.药物治疗

(1)Ⅰ度和Ⅱ度一型房室阻滞:无须特殊治疗。

(2)Ⅱ度二型房室阻滞:心动过缓者(<60次/min)可试用阿托品,每次0.01~0.03mg/kg,每天3~4次口服或皮下注射。也可用山莨菪碱,或小剂量异丙肾上腺素5~10mg,每天2~3次,舌下含化。如症状明显或发生阿-斯综合征,可静脉滴注异丙肾上腺素,每分钟0.1~0.25μg/kg,同时吸氧、纠正酸中毒。

(3)Ⅲ度房室阻滞:先天性无症状者,一般不需使用药物治疗,但应跟踪随访,每年复查动态心电图。发生阿-斯综合征或心力衰竭可静脉滴注异丙肾上腺素、吸氧、纠正酸中毒。后天性如重症心肌炎患儿,应使用糖皮质激素、异丙肾上腺素、阿托品等药物,如效果仍不佳时应装临时起搏器,直至炎症被控制、阻滞减轻或消失后停用。

3.其他治疗

安置人工起搏器适应证如下:①阿-斯综合征或心力衰竭。②伴频发或多源性室性早搏或室性心动过速。③房室阻滞在房室束以下,QRS波群畸形宽大。④中度或重度活动受限。⑤婴儿心室率持续<55次/min,1岁以上低于40次/min;合并先天性心脏病者<60次/min。⑥急性心肌炎或心内手术后发生严重完全性房室阻滞。⑦新生儿期伴有呼吸窘迫综合征。可先装临时起搏器,如2周内仍未恢复,则安置永久起搏器。

(四)预后

本病预后不一,非手术引起的获得性者,可能完全恢复,手术引起者预后较差。先天性Ⅲ度房室阻滞,尤其是不伴有其他先天性心脏病者预后较好;Ⅰ、Ⅱ度房室阻滞经治疗去除病因及诱发因素,心室率正常,无低心排出量症状或心源性脑缺氧综合征,心电图正常,随访3年无复发且无器质性心脏病者为治愈。

（五）预防

对可能引起发作的器质性心脏病、感染以及药物影响，应积极监测和治疗，对心脏手术时应尽量减少对房室传导区的创伤。

（六）护理问题

1.有受伤的危险

与恶心、心律失常致头晕、胸闷有关。

2.胸闷致活动无耐力

与心律失常致心排出量减少、组织缺氧有关。

3.知识缺乏

缺乏疾病相关知识，家庭应对无效。

4.生活自理能力下降

与医源性限制有关。

（七）护理措施

（1）严密观察生命体征及心电图的变化，发现频发的室性停搏、高度房室传导阻滞等应立即报告医生，协助采取积极的处理措施。

（2）做好抢救准备，建立静脉通道，备好纠正心律失常的药物及其它抢救药品，除颤器。

（3）指导患儿进食清淡易消化饮食，多食纤维素丰富的食物，保持大便通畅。

（八）健康指导

1.疾病知识指导

向患者及家属讲解房室阻滞的常见原因、诱因及防治知识。嘱患者注意劳逸结合，生活规律，保证充足的休息与睡眠；保持乐观、稳定的情绪；戒烟酒，避免摄入刺激性食物如咖啡、浓茶等，避免饱餐；避免感染。

2.用药指导与病情监测

说明按医嘱药物的重要性，不可自行减量、停药或擅自改用其他药物。教给患者自测脉搏的方法利于自我监测病情。告诉患者药物可能出现的不良反应，嘱有异常时及时就诊。对反复发生严重心律失常危及生命者，教会家属心肺复苏术以备应急。

第六节　心力衰竭

心力衰竭（heart failure）是指心脏工作能力（心肌收缩或舒张功能）下降使心排出量绝对或相对不足，不能满足全身组织代谢需要，出现肺循环和（或）体循环淤血的病理生理状态。《成人慢性心力衰竭诊断和治疗指南》中定义心力衰竭为由于心脏器质性或功能性疾病损害心室充盈和射血能力而引起的临床综合征。由于并非所有患儿在就诊时即有容量负荷过重，因此，主张使用"心力衰竭"这一术语替代旧的术语"充血性心力衰竭"。心力衰竭是小儿时期危重症之一，特别是急性心力衰竭，起病急，进展快，如不早期诊断及处理，则严重威胁小儿的生命。

一、病因

引起小儿心力衰竭的病因很多,根据血流动力学及病理生理改变可大致分为以下几种。①心肌收缩功能障碍(心肌衰竭)包括各种原因所致的心肌炎、扩张性心肌病等。②心室前负荷过重(容量负荷过重)包括左向右分流型先天性心脏病、瓣膜反流性疾病、输液过多过快等。③心室后负荷过重(压力负荷过重)左室压力负荷过重见于高血压、主动脉瓣狭窄、主动脉缩窄等;右心室压力负荷过重见于肺动脉高压、肺动脉瓣狭窄等。④心室充盈障碍包括缩窄性心包炎、限制性心肌病或肥厚性心肌病等。

另外,支气管肺炎、贫血、营养不良、电解质紊乱和缺氧等都是儿童心力衰竭发生的诱因。

二、发病机制

心力衰竭的发病机制比较复杂,不同原因所致的心力衰竭以及心力衰竭发展的不同阶段其机制都有所不同,但其基本机制多为心肌收缩和心肌舒张功能障碍。心力衰竭时由于心排出量下降,组织氧供不足,机体动用各种储备力量进行代偿。这些代偿机制初始对机体是有益的,使心功能维持在正常水平,但是长期维持最终发生失代偿,并且代偿机制也有负性效应,最终发生心力衰竭。心力衰竭的发生不仅由于血流动力学的障碍,同时还有神经体液因素的参与,并且心肌重构在其发生中起重要作用。

(一)血流动力学机制

心排出量主要根据以下因素进行控制和调节:前负荷,后负荷,心肌收缩力,心率。

1.前负荷

按照 Frank—Starling 定律,心脏前负荷的增加使回心血量增加,心室舒张末期容积增加,心肌纤维拉长,从而增加心肌收缩力和心排出量。若容量过度增加,心肌牵张超过一定的长度,心排出量反而下降。

2.后负荷

心脏后负荷的增加常以心肌肥厚作为主要的代偿机制,使心排出量在相当长时间内维持正常。随着疾病发展,心肌细胞结构和功能进一步破坏,使心功能下降,心力衰竭随之发生。

(二)神经内分泌体液机制

心力衰竭时,体内出现一系列的神经内分泌和体液因子的变化进行代偿。神经内分泌的长期慢性激活促进心肌重构,加重心肌损伤和心功能恶化,又进一步激活神经内分泌系统和细胞因子等形成恶性循环。

1.交感肾上腺素能系统

心力衰竭时,交感神经兴奋性增高,大量去甲肾上腺素和肾上腺素释放入血,血中儿茶酚胺水平增高,借以增强心肌收缩力、加快心率、收缩外周血管和维持血压起代偿作用。但这种交感神经兴奋增高及儿茶酚胺持续增高对机体是有害的。①直接心肌毒性作用。②心肌细胞β肾上腺素能受体密度下调(重度心力衰竭可减少50%)和β肾上腺素能受体对β肾上腺素能受体激动药的反应性明显降低,降低心肌收缩力。③交感神经兴奋并刺激肾素—血管紧张素—醛固酮系统(rennin angiotensin aldosterone system,RAAS),导致外周血管阻力增高,水钠潴留,心肌氧耗加大。④损害舒张功能。

2.肾素－血管紧张素－醛固酮系统

心力衰竭时 RAAS 激活,血中肾素、血管紧张素Ⅰ、Ⅱ及醛固酮水平均明显增高,导致外周血管阻力增加、水钠潴留及血容量增加,前后负荷增加,对心力衰竭起代偿作用。同时,血管紧张素Ⅱ及醛固酮的分泌增加,使心脏、血管平滑肌细胞和内皮细胞发生了一系列改变,结构发生重构,促进心力衰竭恶化。近年来通过生物化学分子生物学技术的发展,发现在肾外组织尤其是脑和心血管系统,还存在局部组织的 RAAS。心力衰竭时心脏局部组织 RAAS 活性增高,通过细胞自分泌、旁分泌产生的血管紧张素Ⅱ也参与心肌收缩性及血管收缩性的调节,并有促生长作用引起心室肥厚及血管平滑肌生长(心室和血管重构)。

3.利钠肽类

对心力衰竭发病机制中神经内分泌变化,也注意到具有血管扩张、利尿和排钠作用的心脏保护因子,如利钠肽类、前列腺素、血管内皮舒张因子和肾上腺髓质素等。已证实有 3 种利钠肽,即心房利钠肽、脑利钠肽(brain natriuretic peptide,BNP)和 C－利钠肽。BNP 具有利尿、排钠和扩张血管的作用,并且有抑制肾素、醛固酮和交感神经系统作用。心力衰竭时,由于心室扩张、容量负荷过重导致心室壁应力增加,刺激心室肌细胞合成和分泌 BNP,其增高程度与心力衰竭严重程度呈正相关。因此,血浆 BNP 水平可作为评定心力衰竭进程和判断预后的指标。

4.其他

研究表明许多炎症细胞因子参与了心力衰竭的发生和发展,如肿瘤坏死因子、白细胞介素、单核细胞趋化蛋白等。此外,内皮素、血管加压素和生长激素等多种血管活性物质可能参与了心力衰竭的发生。

(三)心肌重构

心肌重构是由于一系列复杂的分子和细胞机制导致心肌结构、功能和表型的变化,包括心肌细胞肥大、凋亡,胚胎基因和蛋白的再表达,心肌细胞外基质的量和组成的变化等。在初始的心肌损伤以后,有各种不同的继发性介导因素直接或间接作用于心肌而促进心室重构,形成恶性循环,心力衰竭进行性恶化。

三、临床表现

年长患儿心力衰竭的临床表现与成年人相似,而婴幼儿时期则不完全相同。其特点分述如下。

(一)年长患儿心力衰竭

1.心肌功能障碍的表现

(1)心脏扩大:由于心肌收缩功能减低,导致心室腔扩张或肥厚。但急性心肌炎、快速性心律失常、肺静脉阻塞等的早期心功能减低时,心脏扩大常不明显。

(2)心动过速:心力衰竭时由于心排出量绝对或相对减少,通过反射引起交感神经兴奋及迷走神经抑制,引起代偿性心率增快。

(3)心音改变:心音低钝,重者常出现奔马律,舒张期奔马律常为心力衰竭的重要体征。

(4)可见脉压小,少部分患儿可出现交替脉,四肢末端发凉。

2.肺淤血的表现

(1)呼吸急促:呼吸频率增快(间质性肺水肿所致),如心力衰竭进展导致肺泡和支气管水肿,则呼吸频率更加增快,重者可有呼吸困难与发绀。

(2)肺部啰音:肺泡水肿可出现湿啰音。支气管黏膜水肿或肺动脉和左心房扩大(尤其是左向右大分流量型先天性心脏病)压迫支气管可出现哮鸣音。

(3)咳泡沫血痰:肺泡和支气管黏膜淤血所致。

3.体循环淤血的表现

(1)肝增大:肝由于淤血肿大伴触痛。肝大小常表示容量负荷过重的程度。

(2)颈静脉怒张:可见颈外静脉膨胀(半坐位)。压迫肿大肝时,颈静脉充盈更明显(肝颈静脉回流征阳性)。

(3)水肿。

(二)婴幼儿心力衰竭

婴幼儿心力衰竭最显著的临床表现是呼吸急促,尤其是在哺乳时更加明显。喂养困难,多表现为食量减少及进食时间延长,但哺喂困难缺乏特异性。常伴有显著多汗(可能与交感神经兴奋有关),体重增长缓慢。正常婴幼儿的肝虽可于肋下可触到 1~2cm,但如肿大超过此范围,尤其是短期内改变,更有临床意义。婴幼儿容量血管床相对较大,极少表现周围性水肿,婴儿眼睑轻度水肿较常见。婴幼儿心力衰竭少见咳泡沫血痰。婴儿由于颈部较短,皮下脂肪较丰满,颈静脉怒张常不明显。

四、辅助检查

(一)X 线检查

心脏扩大,可见心搏动减弱(透视下),肺淤血(上叶肺静脉扩张,肺纹理增多、模糊,肺野透光度降低,肺门阴影增宽模糊)或肺水肿(以肺门为中心的对称性分布的大片状阴影)表现。

(二)超声心动图

超声心动图测定心功能和血流动力学监测是非创伤技术,它具有无创、操作简单、可重复性等优点。

1.射血分数(ejection fraction,EF)

为心脏每搏量与左心室舒张末期容量之比,即左心室舒张期末容量与左心室收缩期末容量之差,除以左心室舒张期末容量。是反映左心室泵血功能敏感的指标,是应用最广泛的左心室收缩功能指标之一。EF 正常值为 56%~78%。按照美国超声心动图学会制订的指南,以二维超声心动图检测的 EF<55% 为不正常,中度及重度异常分别为 44% 及 30%。

2.短轴缩短率(fractional short,FS)

为左心室收缩时缩短的百分率,即左室舒张期末内径与左室收缩期末内径之差,除以左室舒张期末内径。其意义与 EF 相同。左心室收缩不完全同步或对称、室壁增厚、运动差异、室隔平坦均可影响 FS 的检测。FS 正常值为 28%~38%,心力衰竭时 FS 降低(<25%)。

3.心肌做功指数

又称 Tei 指数,是用于评价心室整体功能(收缩功能和舒张功能)的指标。多采用脉冲多普勒检测血流的方法,亦可应用 TDI 技术测定 Tei 指数。测量方法简便、重复性强,且不受心率、心室几何形态和压力影响。根据脉冲多普勒二尖瓣口血流图和左心室流出道血流图计算 Tei 指数。按照下列公式计算,Tei 指数=(ICT+IRT)/ET。其中 ICT 为等容积收缩时间,IRT(IVRT)为等容舒张时间,ET 为射血时间。Tei 指数从出生至 3 岁之间有所下降,但 3 岁以后至成人阶段保持相对稳定。心力衰竭患儿 Tei 指数明显延长。

4.脉冲多普勒超声心动图

测定心室舒张功能,正常的二尖瓣、三尖瓣流速曲线呈正向双峰。第 1 峰较高,出现在心室快速充盈期,称 E 峰。第 2 峰较低,出现在心房收缩期,称 A 峰。E 波的峰值流速,舒张功能异常者常有 E 峰减低。A 波的峰值流速,舒张功能异常者 A 峰增高。E 峰/A 峰的血流速度的比值,是敏感反映心室舒张功能的指标,舒张功能异常者 E/A 减低。二尖瓣血流 E 波减速时间(DT)正常值为(193±23)ms。舒张功能异常 DT 延长,可用于评价快速充盈率。

5.组织多普勒显像(tissue Doppler imaging,TDI)

是采用特殊滤波装置将高频率和低振幅的血流信号删除而保留低频率和高振幅的室壁运动信号,并以色彩、频谱或曲线选择性地显示室壁运动的频率或振幅信息的显像技术。TDI 可反映心肌局部收缩和舒张功能。

(三)有创性血流动力学测定

目前主要采用 Swan-Ganz 气囊漂浮导管和温度稀释法。气囊漂浮导管可进行心脏血管内压力(肺动脉压力,肺动脉楔压)测定,结合热稀释法测每分钟心排出量,并计算出血流动力学参数。

1.每搏输出量和心排血指数

每搏输出量即心脏在单位时间内泵出的血量,因为每搏量受体表面积影响大,故以单位体表面积的每搏输出量即心排血指数来估价心排血功能更为正确。

2.外周血管阻力和肺血管阻力

可代表左、右心室后负荷,小儿患儿常按体表面积计算,即外周血管阻力指数及肺血管阻力指数。

3.心室每搏做功指数

可反映心室的容量和压力做功。心肌收缩性能是决定心排出量的重要因素。左、右心室每搏做功指数是衡量心室收缩性能的指标。

一般来讲,肺小动脉楔压反映左心前负荷,肺动脉楔压增高(正常值为 2~14mmHg),提示肺淤血或肺水肿。而中心静脉压反映右心前负荷。

(四)脑利钠肽

脑利钠肽(BNP)是心肌分泌的重要肽类激素,心力衰竭时由于室壁应力增加,导致其分泌和释放增加。BNP 循环水平升高与心室容量负荷过重、心室功能和血流动力学密切相关。心力衰竭时,患儿循环中 BNP 水平升高,并与心力衰竭的严重程度呈正相关,可作为辅助诊断心力衰竭的客观生化标志物。BNP 水平有助于心力衰竭病情轻重程度和心功能的判断以及心力衰竭治疗的监测。BNP 和 NT-pro BNP 两者以 1∶1 比例存在,故均可作为诊断标志物。NT-pro BNP 具有更高的血浆浓度稳定性(半衰期为 60~120min,生理活性相对稳定,冻存-70℃活性可保存数月;BNP 半衰期为 20min)。美国 FDA 已批准检测血浆 BNP 作为辅助诊断心力衰竭的方法。欧洲心力衰竭指南建议以血浆 BNP 的检测作为筛选诊断心力衰竭的指标，以鉴别心源性和非心源性呼吸急促。

五、诊断

(一)心力衰竭诊断

心力衰竭的诊断是综合病因、病史、症状、体征及客观检查而做出的。首先应有明确的器质性心脏病的诊断或具有引起心力衰竭的病因，其次心力衰竭的症状和体征是诊断心力衰竭的重要依据(参见临床表现)。

(二)心力衰竭类型的判断

1.急性心力衰竭和慢性心力衰竭

依据心力衰竭发生速度、发展过程及机体是否具有充分时间发挥其代偿机制，将心力衰竭分为急性和慢性。

(1)急性心力衰竭:是由于突然发生心脏结构或功能异常，导致短期内心排出量明显下降，器官灌注不良和静脉急性淤血。急性心力衰竭可表现为急性肺水肿或心源性休克。见于心脏手术后低心排出量综合征、暴发性心肌炎和川崎病合并心肌梗死。

(2)慢性心力衰竭:是逐渐发生的心脏结构和功能异常或急性心力衰竭渐变所致。一般均有代偿性心脏扩大或肥厚及其他代偿机制参与，心室重构是其特征。稳定的慢性心力衰竭患儿在多种因素作用下(如感染、心律失常、中断治疗等)可促发突然出现急性加重表现，又称慢性心力衰竭急性失代偿期(急性发作)。

2.左心衰、右心衰和全心力衰竭

(1)左心衰:指左心室代偿功能不全引起，临床上以肺循环淤血及心排出量降低表现为主。

(2)右心衰:指右心室代偿功能不全引起，临床上以体循环淤血表现为主。单纯右心衰主要见于肺源性心脏病、肺动脉瓣狭窄及肺动脉高压等。

(3)全心力衰竭:左、右心室同时受累，左心衰与右心衰同时出现;或者左心衰后肺动脉压力增高，使右心负荷加重，经长期后右心衰相继出现。

3.收缩性心力衰竭和舒张性心力衰竭

(1)收缩性心力衰竭:是由于心室收缩功能障碍导致心脏泵血功能低下并有静脉淤血的表现。临床特点为左心室扩大、左心室收缩期末容量增大和射血分数降低(LVEF≤40%)。

(2)舒张性心力衰竭:是由于心室舒张期松弛和充盈障碍导致心室接受血液能力受损，表现为左心室充盈压增高并有静脉淤血的表现。临床通常采用多普勒超声心动图记录的二尖瓣和肺静脉血流频谱估测左室舒张功能。

4.低心排出量型心力衰竭和高心排出量型心力衰竭

(1)低心排出量型心力衰竭:指心排出量降低，有外周循环异常的临床表现，如外周血管收缩、发冷、苍白等。

(2)高心排出量型心力衰竭:由于容量负荷过重导致的心力衰竭，心排出量正常或高于正常。主要见于左向右分流型先心病、急性肾小球肾炎的循环充血、甲状腺功能亢进、严重贫血、脚气病、体动—静脉瘘等。

（四）心力衰竭临床状况评估

纽约心脏病学会（NYHA）提出一项小儿心脏病患儿心功能分级方案来评价心力衰竭的程度，主要根据患儿自觉的活动能力分为 4 级。Ⅰ级：体力活动不受限制。学龄期儿童能够参加体育课并且能和同龄儿童一样参加活动。Ⅱ级：体力活动轻度受限。休息时无任何不适，但一般活动可引起疲乏、心悸或呼吸困难。学龄期儿童能够参加体育课，但是能参加的活动量比同龄儿童小。可能存在继发性生长障碍。Ⅲ级：体力活动明显受限。少于平时一般活动即可引起症状，如步行 15min，就可感到疲乏、心悸或呼吸困难。学龄期儿童不能参加体育，存在继发性生长障碍。Ⅳ级：不能从事任何体力活动，休息时亦有心力衰竭症状，并在活动后加重。存在继发性生长障碍。

六、治疗

急性心力衰竭以循环重建和挽救生命为目的。慢性心力衰竭的治疗目标为改善症状，提高运动耐量，改善生活质量，降低病死率。目前慢性心力衰竭的治疗已从过去短期应用改善血流动力学药物（如利尿药、正性肌力药和血管扩张药）的治疗转为长期应用神经内分泌拮抗药（如血管紧张素转化酶抑制药和 β 受体阻滞药）修复性的治疗策略，以改善衰竭心脏的功能。

（一）病因治疗

急性风湿热需用抗风湿药物，如肾上腺皮质激素、阿司匹林等。先天性心脏病需介入或手术矫治，内科抗心力衰竭治疗往往是术前准备，术后也需继续治疗一个时期。如心力衰竭由重度贫血、甲亢以及病毒性心肌炎引起，需及时治疗原发疾病。

积极防治心力衰竭的诱发因素，如控制感染和心律失常，纠正水、电解质酸碱平衡失调。

（二）一般治疗

1.休息和镇静

休息可减轻心脏负荷。应尽量避免患儿烦躁，必要时适当应用镇静药。

2.限盐限水

控制钠盐摄入，限制液体入量，一般控制在 60～80mL/kg。

3.吸氧

对于呼吸急促和发绀的患儿及时给予吸氧。

（三）药物治疗

1.正性肌力药物

（1）洋地黄类药物：洋地黄（digitalis）作用于心肌细胞膜上的 Na^+-K^+-ATP 酶抑制其活性，使细胞内 $Na+$ 浓度升高，通过 Na^+-Ca^{2+} 交换使细胞内 Ca^{2+} 升高，增强心肌收缩。除正性肌力作用外，洋地黄还具有负性传导作用（减慢房室结传导）及负性频率作用。此外，心力衰竭时，洋地黄可改善压力感受器的敏感性和功能，直接抑制过度的神经内分泌活性（主要是交感活性）。

洋地黄对左心瓣膜反流、心内膜弹性纤维增生症、扩张性心肌病和某些先天性心脏病等所致的充血性心力衰竭均有益。迄今为止洋地黄类药物仍是儿科临床上应用广泛的强心药物之一。

强心苷的治疗量与正性肌力作用呈线性关系，即小剂量有小作用，随剂量递增正性肌力作用亦见加强，直到出现中毒为止。儿科最常应用的洋地黄制剂为地高辛，可口服和静脉注射。

地高辛的负荷量为 0.03～0.04mg/kg,首次给总量的 1/2,余量分 2 次,隔 6～8h 给予。负荷后 12h 给维持量,每天维持量为负荷量的 1/5,分 2 次给予,疗程据病情而定。心肌炎和心肌病的患儿对洋地黄耐受性差,一般在常规剂量的基础上减 1/3～1/2。

在用药过程中注意心率和心律的变化,如出现心律失常要考虑洋地黄中毒的可能,常见的心律失常类型包括室性早搏、房室阻滞和阵发性心动过速等。此外,洋地黄中毒常常还有胃肠道和神经系统的症状。洋地黄中毒时应立即停用洋地黄和利尿药,同时补充钾盐,并针对心律失常进行治疗。

(2)非洋地黄类正性肌力药:通过增加心肌细胞内环磷酸腺苷含量等机制,增加细胞 Ca^{2+} 浓度或通过增加心肌肌钙蛋白对 Ca^{2+} 的敏感性发挥正性肌力作用。

常用药物包括以下两种。

1)β 肾上腺素能受体激动药:主要药物有多巴胺和多巴酚丁胺,多用于紧急情况的急性心力衰竭,危重难治性心力衰竭和心源性休克患儿。联合应用常取得较好疗效。但是只能通过静脉滴注用药,并具有正性变速作用及致心律失常作用,且使心肌氧耗量增加,临床应用受到限制。

多巴胺的生物学效应与剂量大小有关,小剂量 2～5μg/(kg·min)主要兴奋多巴胺受体,增加肾血流量,尿量增多;中等剂量 5～15μg/(kg·min)主要兴奋 β₁ 肾上腺素能受体,增加心肌收缩力及肾血流量;大剂量＞15μg/(kg·min)主要兴奋 α₁ 肾上腺素能受体,使肾血流量减少,可引起外周血管阻力和肺血管阻力增加及心率加快,从而更增加心肌氧耗量。中等剂量对小儿较为适宜。急性心力衰竭伴有心源性休克或低血压以及少尿者宜选用多巴胺,但肺血管阻力升高者宜慎用。多巴胺的正性变速性作用及心肌氧耗量增加为其缺点,使用时避免漏出血管外(局部坏死),禁与碱性药伍用(失活)。

多巴酚丁胺主要作用于 β₁ 肾上腺素能受体,亦作用于 β₂ 肾上腺素能受体。本药适用于不伴有低血压的急性心力衰竭,尤其是手术后低心排出量综合征宜选用。其血流动力学效应优于多巴胺,但增加心排出量的作用与剂量和年龄呈正相关,即新生儿及婴儿较儿童效果差。易产生耐药性,一般用药不超过 24～72h。

多巴胺和多巴酚丁胺联合应用,常取得较好疗效。对心源性休克患儿各 7.5μg/(kg·min),肺动脉楔压不升高,心排出量增高,血压上升。

2)磷酸二酯酶抑制药:此类药物具有正性肌力及血管扩张作用,能明显改善心力衰竭患儿的血流动力学,不影响心率,也不影响心肌氧耗量。适用于心脏手术后心力衰竭或持续肺动脉高压者。长期治疗不良反应多,对长期生存率可能有不利影响,故多用于急性心力衰竭或难治性心力衰竭的短期治疗,治疗持续时间多不超过 1 周。常用药物包括氨力农和米力农。米力农静脉首次剂量 50μg/kg(10～15min),维持量以 0.25～0.5μg/(kg·min)静脉滴注维持。

2.利尿药

通过抑制肾小管的不同部位,阻止钠和水的再吸收产生利尿作用,从而直接减轻水肿,减轻前负荷,缓解心力衰竭症状。

(1)襻利尿药:主要作用于 Henle 襻上升支,能可逆性地抑制 Na^+、K^+、Cl^- 的转运,抑制钠、氯的再吸收。由于钠钾交换,故尿内排钠、氯及钾。利尿作用强大迅速,用于急性心力衰竭伴有肺水肿或重症及难治性心力衰竭患儿。此类药包括呋塞米(速尿)、布美他尼等。

(2)噻嗪类利尿药:主要作用在远端肾曲小管,抑制钠的再吸收,远端钠与钾的交换增多,亦促进钾的排出。此类药包括氢氯噻嗪(双氢克尿塞)等,用于轻、中度水肿患儿。

(3)保钾利尿药:包括螺内酯、氨苯蝶啶及阿米洛利等。螺内酯主要作用于远端肾曲小管和集合管,竞争性抑制醛固酮的作用,并可抑制醛固酮引起的心肌间质纤维化。目前一般在NYAH心功能Ⅲ级和Ⅳ级的患儿在常规治疗基础上可加用小剂量螺内酯治疗。如出现高血钾或肾功能不全,螺内酯应适当减量或停用。

同类的利尿药一般无协同作用,尚可增加不良反应,不主张合用。保钾和排钾利尿药合用是常用的联合方式,有明显协同作用,并防止低钾,可不必补钾。肾功能不全者禁用保钾利尿药。在用药过程中注意体液或电解质紊乱情况,如低钠血症、低钾血症、低血容量等。心力衰竭症状控制后,不能将利尿药作为单一治疗,应与ACEI和β受体阻滞药联合应用。

3.血管扩张药

血管扩张药对心力衰竭的血流动力学影响,可因患儿的临床情况而异,对左心室充盈压增高者,血管扩张药可使心排出量增加;反之,对左心室充盈压降低或正常者,则可使心排出量减少。故应用血管扩张药时,应预先了解患儿的左心室充盈压情况(常以肺动脉楔压为指标),并在治疗中进行必要的监测。对于依赖升高的左心室充盈压来维持心排出量的阻塞性心瓣膜病(如二尖瓣狭窄、主动脉瓣狭窄及左心室流出道梗阻)的患儿不宜应用强效血管扩张药。

选用血管扩张药应按患儿血流动力学变化特征与药物作用及其效应而定,前负荷过度者,宜选用扩张静脉药;后负荷过度者,宜选用扩张小动脉药;前后负荷均过度者,宜选用均衡扩张小动脉和静脉药。但上述原则,必须结合具体病情而选用。

常用药物包括以下几种。

(1)硝普钠:能释放一氧化氮,使环磷酸鸟苷升高而松弛血管平滑肌。直接扩张小动脉、静脉的血管平滑肌,具有作用强、生效快和持续时间短的特点。硝普钠对急性心力衰竭(尤其是左心衰竭与肺水肿)伴有外周血管阻力明显增加者效果显著,在婴幼儿心脏手术出现的低心排出量综合征,常与多巴胺或多巴酚丁胺联合应用。本药需静脉滴注给药,应临时配制并且避光使用,开始量宜小,递增到有效剂量。静脉滴注过程中应密切注意低血压或氰化物中毒(头痛、呕吐、呼吸急促、心动过速及意识改变),必要时测血硫氰酸盐(thiocyanate)水平(应<5mg%)。

(2)硝酸甘油:有较强的直接扩张静脉血管平滑肌的作用。对心室充盈压增高及急性肺水肿者,可静脉滴注硝酸甘油。前负荷降低时不宜使用,以免使心排出量减少加重。本药治疗常可产生耐药性。为防止耐药性发生,可采用最小有效剂量,间歇用药,补充巯基供体(如N-乙酰半胱氨酸或蛋氨酸),加用卡托普利等方法。可从 $0.25\sim0.5\mu g/(kg\cdot min)$,每天6h静脉滴注开始,每天递增 $0.25\sim0.5\mu g/(kg\cdot min)$,疗程多不超过7d。

(3)酚妥拉明:主要阻滞 α_1、α_2 肾上腺素能受体,扩张小动脉,降低后负荷。但因可增加去甲肾上腺素的释放,因而有增快心率的不良反应。目前临床应用逐渐减少。

(4)血管紧张素转化酶抑制药:治疗心力衰竭疗效突出,已超越单独的血管扩张作用,目前已广泛用于临床。

4.血管紧张素转化酶抑制药及血管紧张素Ⅱ受体拮抗药

血管紧张素转化酶抑制药(angiotensin converting enzyme inhibitor,ACEI)不仅能缓解心力衰竭的症状,还可降低患儿的病死率并改善长期预后。ACEI能够防止心室重构,包括无症状的心力衰竭患儿,被誉为慢性心力衰竭治疗的"基石",成为能使顽固性充血性心力衰竭患儿延长寿命的少数药物之一。

ACEI作用机制主要包括以下几个方面。

(1)血流动力学效应:扩张小动脉和静脉,降低心脏前、后负荷,使心肌氧耗量减少及减少冠状血管阻力、增加冠状动脉血流、增加心肌供氧、保护心肌。

(2)抑制RAAS:阻断循环或心脏组织血管紧张素Ⅱ的生物效应,防治心脏重构从而保护心肌。

(3)抗自由基:含有巯基的ACEI具有清除氧自由基,防止脂质过氧化,保护心肌。

(4)作用于缓激肽系统:使缓激肽的降解减少,加强内源性缓激肽作用,激活β_2受体,产生一氧化氮与前列腺素,发挥扩张小动脉和保护细胞的作用。

小儿先天性心脏病合并心力衰竭、心内膜弹性纤维增生症和扩张性心肌病常选用此药。目前主张只要没有应用禁忌,心力衰竭患儿应尽早开始并坚持长期ACEI治疗。儿科临床上应用最多的是卡托普利和依那普利。应从小剂量开始,如果耐受逐渐增加剂量,直到最大耐受剂量或靶剂量(目标剂量),而不按症状改善与否及程度来调节剂量。ACEI不宜用于严重肾功能不全、高钾血症、双侧肾动脉狭窄及明显主动脉瓣及二尖瓣狭窄等疾病。不良反应有低血压、肾功能恶化、高血钾、咳嗽和血管性水肿等。

血管紧张素受体拮抗药(angiotensin receptor blocker,ARB)可同时阻断血管紧张素转化酶和非血管紧张素转化酶介导的血管紧张素Ⅱ生成效应,理论上其阻断血管紧张素Ⅱ的作用更完全。目前已有资料尚不足以证明ARB治疗心力衰竭的疗效与ACEI相当或更佳,故仍以ACEI为治疗首选。ARB不影响缓激肽降解和前列腺素合成,无ACEI常见不良反应(咳嗽、血管神经性水肿),因此,常用于不能耐受ACEI不良反应患儿的替代治疗。

5.β受体阻滞药

β受体阻滞药主要通过阻断内源性神经激素,抑制交感神经系统而发挥作用。

(1)保护心脏:阻止儿茶酚胺毒性对心肌的损害,减少去甲肾上腺素引起的心肌细胞内钙负荷过重,减少儿茶酚胺代谢过程中产生的氧自由基。

(2)β肾上腺素受体上调:可使β受体数量及密度增加,恢复β受体正常的敏感性。

(3)减慢过快心率,减少氧的消耗及增加心肌能量的贮备。

(4)降低前、后负荷:通过抑制儿茶酚胺直接对血管的收缩作用;间接改变RAAS,扩张血管,减轻水钠潴留。

(5)改善心肌舒张功能。

儿童β受体阻滞药治疗经验有限。使用时应注意以下几点。

1)目前主要用于扩张性心肌病引起的心力衰竭。对血流动力学稳定(未静脉应用血管活性药物)的左心室收缩功能不全的Ⅱ级和Ⅲ级心力衰竭患儿,在ACEI、利尿药和洋地黄类药物应用的基础上可谨慎使用。

2)宜用选择性 β_1 受体阻滞药(如美托洛尔和比索洛尔)和非选择性 β_1、β_2 和 α_1 受体阻滞药(如卡维地洛)。③部分患儿使用 β 受体阻滞药后病情恶化或不能耐受而停止治疗,故剂量宜从小量开始,严密观察下缓慢增加剂量,美托洛尔初始剂量为 0.5mg/(kg·d),分 2 次服,2～3 周逐渐增加剂量可达 2mg/(kg·d)。卡维地洛剂量初始为 0.05～0.1mg/(kg·d),分 2 次口服,每 1～2 周递增 1 次,每次增加 0.1mg/(kg·d),最大耐受量 0.3～0.5mg(kg·d),在第 1 次用药和每次加剂量后需观察 2h,注意心动过缓或者低血压。④不适用于急性心力衰竭,因其起效常需 2～6 个月。

6.心肌代谢赋活药

能量代谢障碍可作为引起心力衰竭的原因,也可作为心力衰竭的继发后果。近年来多推荐应用辅酶 Q10、1,6-二磷酸果糖和磷酸肌酸等心肌代谢赋活药物。

(四)舒张性心力衰竭的治疗

目前关于舒张功能衰竭的治疗仍是经验性和对症的。首先寻找和治疗基本病因,如通过介入或者外科手术治疗主动脉缩窄、主动脉瓣狭窄、左心室流出道梗阻,缩窄性心包炎行心包切除术,积极控制高血压等。其次,需改善心室的顺应性,增加心室的充盈,从而改善心室舒张功能。主要药物包括以下几种。①β 受体阻滞药:可减慢心率,降低心肌收缩力,延长心室充盈时间,从而改善心室舒张功能。肥厚性心肌病,尤其是梗阻性肥厚性心肌病,β 受体阻滞药常为首选药物。②钙通道阻滞药:可改善心室舒张功能,阻滞钙通道,使进入细胞内 Ca^{2+} 减少,改善心肌的去收缩活动;且具有一定的负性肌力作用,而改善心室的舒张、增加充盈率和充盈度。常选用维拉帕米、地尔硫草等药物。③ACEI:抑制血管紧张素 Ⅱ 的产生,从而抑制心室肥厚;改善舒张期的心肌伸展性和降低室壁应力。④利尿药或静脉扩张药:急性期或急剧恶化期,临床表现为肺淤血或水肿者应采用利尿药(襻利尿药)或静脉扩张药(硝酸酯类)。

(五)难治性心力衰竭的治疗

心力衰竭的患儿,经常规合理的最佳治疗方法,效果不满意,仍不能改善症状或症状持续恶化,称难治性心力衰竭。难治性心力衰竭的治疗需注意以下几方面。

1.针对病因和诱因进行治疗

仔细分析造成难治性心力衰竭的病因和诱因并采取相应的治疗措施予以纠正。

2.控制液体潴留

难治性心力衰竭患儿肾灌注减少常使肾对利尿药的反应减弱,常需要两种利尿药联用或大剂量静脉利尿药或与能够增加肾血流的药物,如多巴胺静脉滴注合用。经以上治疗水肿仍难以消退,也可考虑透析疗法(超滤或血滤)。

3.合理使用神经体液拮抗药

难治性心力衰竭患儿使用 ACEI 易出现低血压和肾功能不全,β 受体阻滞药易使心力衰竭恶化。故这两类药物只能耐受小剂量或者不能耐受。对于低血压及周围低灌注者,不能使用这两类药物。有明显液体潴留者不能应用 β 受体阻滞药。

4.血管活性药物联合应用

联合使用血管扩张药(硝普钠或硝酸甘油)和正性肌力药物(多巴胺、多巴酚丁胺或米力农)常有相加作用,改善心功能、利尿,稳定临床状况。有条件者应采用球囊漂浮(Swan—

Ganz)导管监测血流动力学指标以指导临床用药。

5.机械辅助治疗

应用常规疗法强化治疗无效时可酌情选用以下机械辅助疗法。

(1)主动脉内球囊反搏:将一根带气囊导管置于降主动脉近端,气囊导管(根据气囊充气量多少,有4~40mL等不同容积,供不同体重儿童选用)连接在压力泵上,用心电图控制气泵的节律,在心室舒张时快速气囊充气,以提高主动脉内舒张压从而提高冠状动脉灌注压,心肌供血增加;心室收缩前,气囊快速排气,减少左室射血阻力,降低后负荷从而改善心功能。

(2)左心机械辅助循环:是将左心室的血引入主动脉,以减少左心室做功,同时保障体内重要脏器的供血。适应证为心脏移植患儿的过度治疗;心源性休克(心脏手术后低心排综合征、暴发型心肌炎)经治疗无效者。

(3)心脏再同步化治疗(cardiac resynchronization therapy,CRT):指通过置入右心室及左心室电极,同时起搏左、右心室,通过多部位起搏恢复心室同步收缩,临床研究证实,对于药物治疗无效并伴有左心室收缩不同步的重度心力衰竭患儿,CRT可以改善心功能,并可减少进行性心力衰竭导致的死亡。

2006年中华医学会心电生理和起搏分会心脏再同步治疗慢性心力衰竭的建议中认为,凡是符合以下条件的慢性心力衰竭患儿,除非有禁忌证,均应接受CRT:LVEF≤35%;窦性心律;左心室舒张末期内径≥55mm;使用优化药物治疗,仍为NYHA 3~4级;心脏不同步(QRS≥120ms)。

6.心脏移植

心肌病终末期心力衰竭和对于药物治疗和外科干预无效的复杂先天性心脏病晚期心力衰竭患儿,心脏移植作为一种治疗手段被逐渐接受。发达国家心脏移植术后五年存活率为65%左右。除了供体心脏短缺外,心脏移植的主要问题是移植排异,也是术后死亡的主要原因。

(六)研究中的治疗方法

1.药物治疗

包括内皮素受体拮抗药、肾上腺髓质素、生长激素、肿瘤坏死因子单克隆抗体等都是研究中有治疗前景的药物。

2.心力衰竭的细胞移植

近年来,采用自体骨髓源性干细胞移植修复心肌细胞的再生已成为研究的热点。自体骨髓来源的干细胞具有取材方便、无免疫源性、具有多向分化潜能、合乎伦理学要求等特点。细胞移植所采用的途径主要经冠状动脉注入、开胸手术时注入心外膜下和经导管注入心内膜下3种。自体骨髓干细胞移植治疗心力衰竭是很有前途的新方法,临床研究已开始进行,但要广泛应用于临床尚有许多问题待解决,而目前还没有促使干细胞对心肌组织特异性靶向趋化的有效方法,干细胞在损伤心肌中的生存条件还需要进一步阐明。

3.基因治疗

是在分子水平上纠正致病基因的结构或表达缺陷。心力衰竭的基因治疗,目前仍在实验阶段尚未应用于临床。但近年由于分子生物学理论和技术的进展,分子心血管病学的研究亦取得了飞速的进展,对心力衰竭的治疗展示了良好的发展前景。

七、护理评估

(一)健康史

详细询问患者的病史、发病过程。有无呼吸困难、咳嗽、气喘、胸闷浮肿及青紫史,发现心脏杂音及其他心脏疾患的具体时间。收集病饮食、生活方式,活动情况,尿量多少等。

(二)症状、体征

检查患者精神状态,测量呼吸、脉搏及血压,观察患儿四肢末梢循环情况。记录心音、心率及心律的变化,呼吸形式及节律,肝脏大小,有无水肿及腹水。还应注意评估患儿的心功能状态。

(三)心功能评价

儿童心功能状态评价分为四级。Ⅰ级:仅有心脏病体征,无症状,活动不受限,心功能代偿。Ⅱ级:活动量加大时出现症状,活动轻度受限。Ⅲ级:活动较多即出现症状,活动明显受限。Ⅳ级:安静休息即有症状,完全失去劳动能力。

(四)社会-心理因素

评估家长对本病的认识程度、预后及护理常识的了解情况。是否有焦虑和恐惧,家庭经济条件如何。

(五)实验室检查结果

及时了解患儿胸片、心电图及超声心动图检查结果,判断心功能情况。

八、护理问题

(一)心排出量减少

与心肌收缩力降低有关。

(二)体液过多

于心排血量下降,静脉回流受阻,体内水钠潴留有关。

(三)气体交换受损

与肺循环淤血、肺水肿有关。

(四)潜在并发症

肺水肿、药物副作用:洋地黄中毒、低钾血症。

(五)焦虑

与疾病的危险程度及环境改变有关。

九、护理措施

(1)避免感染,防止感染引起心力衰竭加重。

(2)不要大量喝水,同时低盐饮食,以免血容量增加过多,心脏的负担增大,诱发心力衰竭。

(3)合理、规律生活,戒烟、戒酒,避免重体力劳动,适量运动。

(4)规律口服利尿剂、排出体内多余的水分,减少血容量,同时长期口服改善心力衰竭预后的药物。

(5)按时复查,在医生的建议下,及时调整药物,积极改善心力衰竭的症状,从而延长生存率。

第七节　先天性心脏病

先天性心脏病(congenital heart disease)的发病率约为 0.7%。轻症可无任何症状或症状不明显,一般是在体格检查时发现心脏杂音(heart murmur)的。多数患儿在 3 岁以前,特别是 1 岁以内出现症状,包括体重和身长增长缓慢,活动耐受差,易患肺炎,口唇和甲床发绀,婴儿时期喂养困难、气急、多汗、声音嘶哑等。先天性心脏病可根据有无青紫分成 3 大类:无青紫型、潜在青紫型和青紫型。

一、室间隔缺损

室间隔缺损(ventricular septal defect)是先天性心脏病中最常见的类型,约占总数的 25%。

(一)血流动力学

由于左心室的收缩压显著高于右心室,分流方向为左心室到右心室,室间隔缺损的血流动力学改变与缺损大小及肺血管床状况有关。缺损小时,左向右分流量很小,血流动力学改变不明显。中等大小的室间隔缺损时,有明显的左向右分流,肺动脉压正常或轻度升高;大型的室间隔缺损时,分流量大,肺循环的血流量可为体循环的 3~5 倍。随着病程进展,肺小动脉痉挛,产生动力性肺动脉高压,渐渐引起继发性肺小动脉内膜增厚及硬化,形成阻力性肺动脉高压。左向右分流量显著减少,继而呈现双向分流,甚至反向分流,临床上出现发绀,发展成为艾森曼格综合征。

(二)临床表现

1.症状

中型及大型室间隔缺损在新生儿后期及婴儿期即可出现喂养困难、多汗、体重不增,反复呼吸道感染,出生后半年内常发生充血性心力衰竭。

2.体格检查

发现胸骨左缘下方响亮、粗糙的全收缩期杂音,向心前区及后背传导,并有震颤(thrill),心尖部伴随较短的舒张期隆隆样杂音。肺动脉第二心音可增强,提示肺动脉高压(pulmonary hypertension),当有明显肺动脉高压或艾森曼格综合征时,临床上出现发绀,并逐渐加重。此时心脏杂音往往减轻,肺动脉第二心音显著亢进。小型室间隔缺损多无临床症状。40%左、右室间隔缺损可能在 3~4 岁自行关闭。膜周部、肌部缺损容易自然愈合。

(三)诊断

根据病史及临床表现和心脏杂音特点多可做出临床诊断,进一步可做心电图、X 线胸片、超声心动图确诊。如有重度肺动脉高压需做心导管检查。

1.心电图

大型缺损为左心室、右心室肥大。

2.X 线检查

大型室间隔缺损,心影呈中度或中度以上增大,肺动脉段明显突出,血管影增粗,搏动强烈,左心室、右心室增大,左心房也增大,主动脉影正常或较小,肺动脉高压以右心室增大为主。

3.超声心动图

二维超声心动图可探查室间隔缺损的部位,大小和数目,结合叠加彩色多普勒心动图还可以明确分流方向、速度。在无肺动脉口狭窄的病例,尚可利用多普勒技术无创性估测肺动脉压力。

4.心导管检查及选择性左心室造影

单纯性室间隔缺损者不需施行创伤性心导管检查。如有重度肺动脉高压,主动脉瓣脱垂,继发性右心室漏斗部狭窄或合并其他心脏畸形时,才需要做心导管检查。

(四)治疗

婴儿期间发生的心力衰竭,应用洋地黄,利尿剂、扩血管药物等内科治疗。任何年龄的大型缺损内科治疗无效,婴儿期已出现肺动脉高压,QP/QS>2∶1以及脊上型室间隔缺损等均为外科手术指征。小型室间隔缺损因是感染性心内膜炎的危险因素,也应在学龄前手术修补。如出现艾森曼格综合征,则无手术指征。

(五)护理问题

1.低效性呼吸型态

与术后伤口疼痛有关。

2.心输出量减少

与心功能减退、水电解质失调有关。

3.有脱管的危险

与患者烦躁、管道固定不当有关。

4.体温升高

与术后炎症应激反应有关。

5.有感染的危险

与机体免疫力低下有关。

6.皮肤受损的危险

与被动体位、活动受限有关。

7.潜在并发症

急性左心衰竭、肺功能不全等。

(六)观察要点

1.术前

(1)心功能监测,严密的观察心律的性质和心率。

(2)肺功能监测,观察患者呼吸的频率、节律,有无咳嗽,咳痰及血氧饱和度的变化。

(3)监测体温,观察有无感染征象。

2.术后

(1)循环系统的护理。

(2)呼吸系统的护理。

(3)肾功能的监测。

(4)管道护理。

(5)体温监测。

(6)并发症观察。

(七)护理措施

1.术前

(1)按心血管外科围手术期术前一般护理常规。

(2)测量四肢血压。

(3)活动:卧床休息 嘱患者减少活动量,有肺动脉高压者避免剧烈活动,防止缺氧发作。

(4)预防感染:保暖防寒,避免受凉后感冒,并发呼吸道感染。

(5)密切观察其有无心力衰竭、感冒或肺部感染等症状。

(6)遵医嘱吸氧,提高肺内氧分压,利于肺血管扩张、增加肺的弥散功能,纠正缺氧。

(7)遵医嘱给予极化液,调整心功能者,使用强心、利尿、扩管药,确保药物的准确输入,监测水、电解质平衡,必要时记录出入量或尿量。

2.术后转入 CICU

(1)按心血管外科围手术期 CICU 一般护理常规。

(2)术后易出现心动过缓、Ⅲ度房室传导阻滞,应密切观察心律变化。

(3)术前肺动脉高压患者,预防发生肺动脉高压危象。

(4)维护左心功能:控制晶体入量,LAP 不能高于 CVP。

(5)室缺合并二尖瓣关闭不全者,LAP、CVP、BP 维持在保证有效心排出量的低水平,严格控制入量,加强利尿。

(6)室缺合并主动脉瓣关闭不全者,控制血压平稳。

二、房间隔缺损

房间隔缺损(atrial septal defect)约占先天性心脏病发病总数的 10%,是成人时期最常见的先天性心脏病。根据解剖病变部位的不同,可分为 3 种类型:第 1 孔型(原发孔)(ostium primum)缺损、第 2 孔型(继发孔)(foramen secundum)缺损和静脉窦(vein sinus)型缺损。房间隔缺损可单独存在,也可合并其他畸形,较常见的为肺静脉异位引流(anomalous venous connection) ,肺动脉瓣狭窄(pulmonary valve stenosis)及二尖瓣裂缺(mitral valve cleavage)。

(一)血流动力学

房间隔缺损时左向右分流量取决于缺损的大小,两侧心室的相对顺应性和体循环,肺循环的相对阻力。小型房间隔缺损时,两心房压相差无几,分流量小;大型房间隔缺损时,左心房水平大量含氧量高的血流向右心房分流,右心房接受腔静脉回流血量加上左房分流的血量,导致右心室舒张期容量负荷过重,小部分病例当分流量已超过肺血管床容量的限度,可产生动力性肺动脉高压。

(二)临床表现

1.症状

婴儿期房间隔缺损大多无症状。一般由常规体格检查时闻及心脏杂音而发现此病。儿童期可表现为乏力,活动后气促,易患呼吸道感染。大分流量病例在成人可能发生心力衰竭(heart failure)和发绀(cyanosis)。

2.体征

心前区较饱满,右心搏动增强,胸骨左缘第 2～3 肋间可闻收缩中期Ⅰ～Ⅲ级喷射性杂音(ejection systolic murmur)。肺动脉瓣区第二心音固定分裂,分流量大时,造成三尖瓣相对狭窄,胸骨左缘下方可闻及舒张期隆隆样杂音。如同时合并二尖瓣脱垂,心尖区可闻及全收缩期或收缩晚期杂音,并向腋下传导。

(三)诊断和鉴别诊断

1.诊断

根据病史及临床表现和心脏杂音特点多可做出临床诊断。进一步可做心电图,X 线胸片,超声心动图确诊。一般无须心导管检查。

(1)心电图:电轴右偏,右心室肥大,右侧心前区可有不完全右束支传导阻滞,P－R 间期延长,少数可有 P 波高尖。如果电轴左偏,提示原发孔型房间隔缺损。

(2)X 线检查:右心房、右心室,肺动脉均可扩大,肺门血管影增粗,搏动强烈。

(3)超声心动图:右心房、右心室流出道扩大,室间隔与左心室后壁呈矛盾运动或室间隔于收缩期呈异常向前运动。大多数单纯房间隔缺损经超声心动图诊断后,无须心导管检查而可直接行矫治手术。

(4)心导管检查:当临床资料与诊断不一致,或怀疑有肺动脉高压时,需做心导管检查。

2.鉴别诊断

需与其他类型先天性心脏病相鉴别。

(四)治疗

单纯性房间隔缺损有明显临床症状或无症状,但肺循环血流量(QP)为体循环血流量(QS)的 1 倍以上者,均应在 2～6 岁行手术修补治疗,或应用蘑菇伞装置堵闭缺损。婴儿症状明显或并发心力衰竭者可早期施行手术治疗,手术病死率＜1%。

(五)护理问题

1.活动无耐力

与心脏疾病有关。

2.有呼吸道感染的危险

与肺部充血有关。

3.心输出量减少

与心功能减退、水电解质失调有关。

4.有感染的危险

与机体免疫力低下有关。

5.皮肤受损的危险

与被动体位、活动受限有关。

6.潜在并发症

急性左心衰竭、肺功能不全等。

(六)护理措施

1.术前

(1)按心血管外科围手术期术前一般护理常规。

(2)测量四肢血压。

(3)活动:有肺动脉高压者避免剧烈活动,防止缺氧发作。

(4)遵医嘱吸氧。

(5)遵医嘱给予极化液,调整心功能者,使用强心、利尿、扩管药,确保药物的准确输入,监测水、电解质平衡,必要时记录出入量或尿量。

2.术后转入 CICU

(1)按心血管外科围手术期 CICU 一般护理常规。

(2)维护左心功能,防止发生肺水肿、严重心律失常。

(3)房间隔缺损大者,左心发育较差,易出现急性左心衰,术后左心功能维护更突出。

(4)循环维持满意情况下:CVP 小于 8mmHg,LAP 小于 5mmHg,切忌输液过多,严格控制单位时间内液体入量。

(5)术前有肺动脉高压或反复肺感染者:①增加呼吸机辅助呼吸时间,初期高浓度吸氧,适度过度通气。②有效镇静,吸痰操作轻柔。

3.术后转出 CICU

(1)按心血管外科围手术期转出 CICU 一般护理常规。

(2)可能出现传导阻滞者,应及时启用起搏器或输入异丙肾上腺素。

(3)根据病情指导适量运动。

三、动脉导管未闭

动脉导管未闭(PATENT DUCTUS ARTERIOSUS,PDA)为小儿先天性心脏病常见类型之一,占先天性心脏病发病总数的 15%。出生后,动脉导管渐渐关闭,经数月到 1 年,在解剖学上也完全关闭。若持续开放,并产生病理、生理改变,即称动脉导管未闭。

(一)血流动力学

左向右分流量的大小与导管的粗细及主动脉,肺动脉的压差有关。由于主动脉在收缩期和舒张期的压力均超过肺动脉,因而通过未闭动脉导管的左向右分流的血液连续不断,使肺循环及左心房、左心室、升主动脉的血流量明显增加,左心负荷加重。长期大量血流向肺循环的冲击,肺小动脉可有反应性痉挛,形成动力性肺动脉高压;继之管壁增厚硬化导致阻力性肺动脉高压,右心室肥厚,甚至衰竭。当肺动脉压力超过主动脉压时,产生肺动脉血流逆向分流入主动脉,患儿出现差异性发绀(differential cyanosis),即两下肢发绀较显著,左上肢有轻度青紫,右上肢正常。

(二)临床表现

1.症状

动脉导管细小者临床上可无症状,导管粗大者可有咳嗽、气急,喂养困难及生长发育落后等。

2.体征

胸骨左缘上方有一连续性"机器"样杂音,占整个收缩期与舒张期,于收缩末期最响,杂音向左锁骨下,颈部和背部传导。分流量大者因相对性二尖瓣狭窄而在心尖部可闻及较短的舒张期杂音。肺动脉瓣区第二心音增强,由于舒张压降低,脉压增宽,可出现周围血管体征,如水冲脉、指甲床毛细血管搏动等。

(三)诊断和鉴别诊断

1.诊断

根据病史,临床表现和心脏杂音特点多可做出临床诊断。进一步可做心电图,X线胸片,超声心动图确诊。一般无须心导管检查。

(1)心电图:分流量大者可有不同程度的左心室、左心房肥大,显著肺动脉高压者左心室、右心室肥厚,严重者甚至仅见右心室肥厚。

(2)X线检查:动脉导管细者心血管影可正常。分流量大者示心胸比率增大,左心室增大,心尖向下扩张,左心房亦轻度增大,肺血增多,肺动脉段突出,肺门血管影增粗。肺动脉高压时肺门处肺动脉总干及其分支扩大,而远端肺野肺小动脉狭小,主动脉弓正常或凸出。

(3)超声心动图:对诊断极有帮助。可以直接探查到未闭合的动脉导管,脉冲多普勒也可探测到典型的收缩期与舒张期连续性湍流频谱。彩色多普勒可见红色流柱出自降主动脉。

(4)心导管检查:当肺血管阻力增加或疑有其他合并畸形时有必要施行心导管检查,它可发现肺动脉血氧含量较右心室为高。有时心导管可以从肺动脉通过未闭导管插入降主动脉。

(5)心血管造影:逆行主动脉造影对复杂病例的诊断有重要价值,在主动脉根部注入造影剂可见主动脉与肺动脉同时显影,未闭动脉导管也能显影。

2.鉴别诊断

需与其他类型先天性心脏病相鉴别。

(四)并发症

感染性动脉炎、充血性心力衰竭、心内膜炎等是常见的并发症。

(五)治疗原则

为防止心内膜炎,有效治疗和控制心功能不全和肺动脉高压,不同年龄,大小的动脉导管均应手术或经介入方法予以关闭。早产儿动脉导管未闭伴有症状者,生后1周内使用吲哚美辛(消炎痛)治疗。采用介入疗法可选择弹簧圈(coil),蘑菇伞等堵闭动脉导管。

(六)护理评估

(1)分流量大者,活动后心悸、气短、乏力。反复呼吸道感染症状。

(2)严重肺动脉高压者,发绀、咳血、腹胀、下肢水肿。

(3)胸骨左缘2~3肋间可闻及连续的机器样杂音。

(4)舒张压低,脉压宽,水冲脉,枪击音。

(七)护理措施

(1)术后每30min测量血压1次。

(2)重视疼痛护理,必要时给予镇痛镇静剂。

(3)观察有无腹痛、恶心、呕吐等腹部症状,发现异常及时报告医生及时处理。

(4)给予心理安慰,消除恐惧心理,保持情绪稳定,取得患儿及家属的配合。

(八)健康指导

(1)术后指导患者饮食,尽量少食多餐,易消化的食物。

(2)术后根据心功能状况指导患儿进行适宜的活动。

(3)加强呼吸、咳嗽的训练。

(4)术后注意保暖,避免感冒的发生。

(5)出院后定期复查。

四、肺动脉狭窄

肺动脉狭窄(pulmonary stenosis,PS)是先天性心脏病之一,占先天性心脏病的10%～20%,包括肺动脉瓣狭窄(pulmonary valve stenosis),漏斗部狭窄(infundibular stenosis)和肺动脉分支狭窄(branch pulmonary artery stenosis)。其中,以肺动脉瓣狭窄最常见。

(一)血流动力学和病理生理变化

肺动脉狭窄,右心室排血受阻,收缩期负荷加重,致右心室压力增高,右心室出现代偿性增厚,狭窄后的肺动脉压力降低,形成右心室与肺动脉之间的压力阶差。右心室代偿失调后可出现右心衰竭,右心房压力增高。如合并房间隔缺损或卵圆孔未闭,可产生右向左分流,出现发绀。

(二)临床表现

1.症状

症状和狭窄的严重程度及年龄有关。早期可无症状,狭窄较轻者可无症状。主要表现为劳累后气急、乏力、心悸,少数发生水肿、昏厥。

2.体征

轻度狭窄者一般不影响生长、发育。心脏可见心前区隆起,胸骨左缘下方搏动较强。肺动脉瓣区可扪及收缩期震颤,并可闻及Ⅱ～Ⅳ级收缩期喷射性杂音,向颈部传导。肺动脉瓣区第二心音减低。如发生右心室衰竭,可有颈静脉怒张、肝大、下肢水肿。

(三)诊断和鉴别诊断

1.诊断

根据临床表现,X线、心电图、超声心动图检查,一般可明确诊断。右心导管检查可测定右心室与肺动脉之间的压力阶差,结合右心室造影可鉴别有无漏斗部狭窄。

2.鉴别诊断

需与其他类型先天性心脏病相鉴别。

(四)治疗原则

轻度狭窄一般可以随访,中重度狭窄首选经心导管球囊扩张肺动脉瓣多可以获得满意疗效。介入治疗效果不佳,合并漏斗部狭窄者可用外科手术治疗。

(五)护理问题

1.低效性呼吸型态

与术后伤口疼痛有关。

2.心输出量减少

与心功能减退、水电解质失调有关。

3.有脱管的危险

与患者烦躁、管道固定不当有关。

4.体温升高

与术后炎症应激反应有关。

5.有感染的危险

与机体免疫力低下有关。

6.皮肤受损的危险

与被动体位、活动受限有关

7.潜在并发症

低心排综合征、右心衰竭。

(六)护理措施

1.术前

(1)按心血管外科围手术期术前一般护理常规。

(2)测量四肢血压。

(3)活动:有肺动脉高压者避免剧烈活动,防止缺氧发作。

(4)遵医嘱给予吸氧。

(5)遵医嘱给予极化液,调整心功能者,使用强心、利尿、扩管药,确保药物的准确输入。

(6)监测水、电解质平衡,必要时记录出入量或尿量。

(7)预防感染:保暖防寒,避免受凉后感冒,并发呼吸道感染。

(8)密切观察其有无心力衰竭、感冒或肺部感染等症状。

2.术后转入 CICU

按心血管外科围手术期 CICU 一般护理常规。

3.术后转出 CICU

(1)按心血管外科围手术期转出 CICU 一般护理常规。

(2)可能出现传导阻滞者,应及时启用起搏器或输入异丙肾上腺素。

4.并发症护理

(1)心脏骤停行心肺复苏。

(2)低心排出量。

1)症状:平均动脉压<50mmHg,尿量<0.5mL/(kg·h),中枢与末梢温差>4℃,指端发凉、苍白。

2)护理:充足氧供,加强呼吸道护理,镇静,避免不良刺激,确保血管活性药有效输入,必要时配合医生转 CICU 行呼吸支持或 IABP 辅助。

(3)灌注肺。

1)症状:急性进行性呼吸困难、发绀、血痰和难以纠正的低氧血症。

2)护理:充足氧供,加强呼吸道护理,镇静,避免不良刺激,必要时配合医生转 CICU 行呼吸支持。

(4)心律失常。

1)常见有:室性早搏、室性心动过速、室上性心动过速、房颤、实行心动过缓、传导阻滞等。

2)护理:心电监护,密切观察心律、心率变化,必要时行心电图检查,有异常及时报告医生配合处理。

(七)健康教育

1.心理指导

成人患者一般有较好的自我调节能力,可以通过听音乐等放松心情;儿童一般自我调节能力较差,护士应指导患儿家属多陪伴孩子玩耍,鼓励患儿说出内心的想法。

2.健康指导

(1)术前指导患者及家属注意天气变化,防止感冒。

(2)增加营养,多食用易消化的食物。

(3)保证充足的睡眠。

3.出院指导

(1)出院3个月后进行复查,如果在此期间出现胸闷、心慌等不适症状,应及时就诊。

(2)正中切口者,3个月内平卧位休息。

(3)出院后不能做较剧烈的运动。

(4)遵医嘱服药,定期复查;不适随诊。

4.健康促进

(1)了解心功能情况,所用药物的作用、剂量、服用时间、注意事项、副作用等。

(2)避免剧烈的体育活动,活动量以不引起疲劳为度。

(3)食营养丰富的易消化饮食,适当控制盐的摄入。

五、法洛四联征

法洛四联征(tetralogy of fallot)是存活婴儿中最常见的青紫型先天性心脏病,占先天性心脏病的10%～15%。法洛四联征由以下4种畸形组成。①肺动脉狭窄(pulmonary steno-sis):以漏斗部狭窄多见,其次为漏斗部和瓣膜合并狭窄。②室间隔缺损(VSD):多属高位膜周部缺损。③主动脉骑跨(over－riding of aorta):主动脉骑跨于左右两心室之上。④右心室肥厚(right ventricular hypertrophy):为肺动脉狭窄后右心室收缩期阻力负荷增大的结果。以上4种畸形中以肺动脉狭窄最重要。

(一)血流动力学

由于肺动脉口狭窄,血液从右心室进入肺循环受阻,引起右心室的肥厚,右心室压力增高。右心室的静脉血部分射入骑跨的主动脉,导致青紫。同时因肺循环的血流减少,更加重了青紫的程度。由于进入肺循环的血流减少,增粗的支气管动脉与血管间常形成侧支循环。

(二)临床表现

1.症状

在动脉导管关闭前,肺循环血流量减少程度较轻,青紫可不明显。动脉导管的关闭和漏斗部狭窄随年龄增长而逐渐加重,青紫日益明显,并出现杵状指(趾)(clubbing)。因血含氧量下降,活动耐力差,啼哭,情绪激动,体力活动时即可出现气急及青紫加重。患儿多有蹲踞(squatting)症状,蹲踞时下肢屈曲,使静脉回心血量减少,减轻了心脏负荷。同时下肢动脉受压,体循环阻力增加,使右心室流向主动脉的血流量减少,从而缺氧症状暂时得以缓解。1岁以内婴儿则喜欢取蜷曲卧位,其道理与蹲踞症状相同。长期缺氧致使指、趾端毛细血管扩张增生,局部软组织、骨细胞、骨组织也增生肥大,随后指(趾)端膨胀如鼓槌状。年长儿常诉头痛,头昏,与脑缺氧有关。婴儿有时在吃奶或哭闹后出现阵发性呼吸困难,严重者可引起突然昏厥,抽搐。这是由于在肺动脉漏斗部狭窄的基础上,突然发生该处肌部痉挛,引起一时性肺动脉口梗阻,使脑缺氧加重所致,称为缺氧发作(hypoxic spells)。此外,可因红细胞增加,血黏稠度高,血流变慢而引起脑血栓,若为细菌性血栓,则易形成脑脓肿。法洛四联症常见并发症为脑血栓,脑脓肿及感染性心内膜炎。

2.体征

体格发育多落后。体格检查时胸骨左缘中部可闻及Ⅱ～Ⅲ级喷射性收缩期杂音,其响度取决于肺动脉狭窄程度。漏斗部痉挛时,杂音暂时消失。肺动脉第二心音均减弱或消失。但主动脉骑跨时位置靠近胸壁,故有时在肺动脉瓣区仅可听到来自主动脉瓣关闭时响亮而单一的第二心音。

(三)诊断和鉴别诊断

1.诊断

根据病史及临床表现和心脏杂音特点多可做出临床诊断,进一步可做心动图,X线胸片,超声心动图确诊。必要时施行心导管检查。

(1)心电图检查:电轴右偏,右心室肥大,狭窄严重者往往出现S-T段和T波异常,亦可见右心房肥大。

(2)X线胸片:心脏大小正常或稍增大,心尖圆钝上翘,肺动脉段凹陷,构成"靴状"心影,肺门血管影缩小,两侧肺野透亮度增加。侧支循环丰富者两肺野呈现网状血管影。

(3)超声心动图:主动脉骑跨于室间隔之上,内径增宽。右心室内径增大,流出道狭窄,右心室壁和室间隔呈对称性增厚。左心室内径缩小。多普勒彩色血流显像可见右心室直接将血液注入骑跨的主动脉。

(4)心导管检查:可测定右心室与肺动脉之间的压力差。将造影剂注于右心室,可见主动脉与肺动脉几乎同时显影。主动脉阴影增粗,且位置偏前,稍偏右。此外,尚可显示肺动脉狭窄的部位和程度以及肺动脉分支的形态。造影对制订手术方案有较大帮助。

2.鉴别诊断

需与其他类型先天性心脏病相鉴别。

(四)治疗

须行根治手术。

(五)护理问题

1.活动无耐力

与组织缺氧有关。

2.营养失调

与组织缺氧有关。

3.有感染的危险

与机体免疫力下降有关。

4.潜在并发症

支气管肺炎。

(六)护理措施

(1)要制订适合孩子活动量以及生活制度,对于轻型没有症状的孩子,他可以和正常儿童一样的活动。有症状的患儿应该限制活动,同时避免剧烈的哭闹和激动,因为容易增加心脏的负担。对于重型的孩子应当卧床休息,进行妥善的生活照顾。

(2)要注意预防感染,感染往往可以导致孩子的疾病加重或者反复,所以要积极的避免。穿衣服冷热要适中防止着凉,一旦有感染要积极地进行治疗。

(3)营养要合理,要给予孩子高蛋白、高热量、高维生素的饮食,能够增强体质,适当限制食盐的摄入,还要多给予适当蔬菜类、粗纤维的食物,能够保证大便的通畅,避免因为便秘加重心脏负担。

(4)对于重型的孩子可能会出现喂养困难,要细心耐心、少食多餐,避免呛奶和呼吸困难,同时在家庭生活中家长要及时观察病情变化,要注意观察孩子的活动能力、面色情况、呼吸是否平稳,甚至可以数数心率、监测孩子的尿量以及水肿的情况。

(5)对于青紫型先天性心脏病的孩子要注意多喝水防止血栓形成,如果先天性心脏病合并贫血应该及时纠正,可以补充富含铁的食物。

(6)对于心功能比较好的孩子,可以按时进行预防接种。

第八节　心包炎

心包炎是指由各种原因所致的心包炎症,多为全身性疾病的一部分,亦可心包本身的疾病所致。临床多见急性心包炎和慢性缩窄性心包炎两种。

一、急性心包炎

急性心包炎是心包脏层和壁层的急性炎症。病因大都继发于全身性疾病,在新生儿主要原发病为败血症,婴幼儿多为肺炎、脓胸、败血症,4～5岁儿童多为风湿热、结核及其他化脓菌感染。

(一)诊断

1.病史

发病诱因:应详细了解患儿有无感染、结缔组织病,心脏手术,肿瘤、尿毒症等疾病的存在。

2.临床症状

(1)全身症状:感染性心包炎者,多有毒血症状,如发热、畏寒、多汗、困乏、食欲缺乏等。非感染性心包炎的毒血症状较轻,肿瘤性者可无发热。

(2)心前区疼痛:较大儿童常自述心前区刺痛或压迫感,平卧时加重,坐起或前俯位可减轻,疼痛可向肩背及腹部放射。婴幼儿常表现为烦躁不安,哭闹。

(3)心包积液压迫症状:表现为眩晕,气促与气闷,有大量积液时可压迫食管或喉返神经,引起吞咽困难或失音。

3.体格检查

(1)心包摩擦音:在整个心前区均可听到,以胸骨左缘下端最为清楚。

(2)心包积液。

1)心包积液本身体征表现为:心尖搏动微弱或消失,心界扩大,心音遥远。

2)心脏压塞征表现为:患儿呈急性病容;呼吸困难,发绀;心尖搏动消失,心浊音界扩大,心率加快,心音遥远;动脉压下降,脉压变小,静脉压升高,并出现奇脉,表现为吸气时脉搏幅度减弱;颈静脉怒张,肝大,腹腔积液,双下肢水肿等。迅速发生的大量心包积液可导致心源性休克。

3)左肺受压征表现为:大量心包积液压迫左肺下叶时,可产生肺不张,体检时可发现左肩胛的内下方有一浊音区,并伴有语颤增强及支气管呼吸音,亦称 EWART 征。

4.并发症

急性心包炎短时间内积液量大时可并发心脏压塞、肺不张,心源性休克等并发症。

5.辅助检查

(1)胸部 X 线检查:心影呈烧瓶状或梨形,左右心缘各弓消失,腔静脉影增宽,卧位时心底部心影增宽。

(2)心电图:QRS 低电压,ST-T 改变并呈动态变化,病初除 AVR 和 V₁外 ST 段均呈弓背向上的抬高,持续数日恢复到基线水平,T 波普遍性低平,有平坦转变为倒置,持续数日到数周。

(3)超声心动图:可探知心包积液的有无及判断积液量的多少。

(4)心包穿刺:经上述检查提示有心包积液时可进行心包穿刺,目的是了解积液的性质及致病菌,解除心脏压塞及治疗化脓性心包炎时局部注射抗生素和引流。

6.诊断

(1)急性心包炎的诊断并不困难,但婴幼儿心包炎不典型易误诊,在诊断时必须结合病史进行全面检查以防误诊,漏诊。最易误诊为心肌病,也应与慢性心力衰竭、营养不良性水肿以及肝硬化、结核性腹膜炎等进行鉴别。

(2)急性心包炎如果积液量少往往不引起临床症状,此时心电图及 X 线检查也常无改变。而超声心动图检查是行之有效的可靠的方法。

(3)心包穿刺是诊断和治疗心包积液的重要手段,既可明确有无积液,又能明确心包积液的量,部位及性质。但属创伤性检查,选择该项时应慎重。一般从剑突与左肋弓交界处穿刺比较安全。

(4)化脓性心包炎多见于婴幼儿,年长儿的化脓性心包炎不易找到原发感染灶,容易误诊、漏诊。一定要进行全面临床检查,如全身感染中毒症状较重、高热、呼吸困难、心动过速、肝大等时应考虑到本病。

(二)鉴别诊断

1.急性心肌炎

临床症状,X 线胸片及心电图与急性心包炎相似,但一般不出现心包摩擦音及奇脉,心肌酶及肌钙蛋白明显升高。

2.纵隔肿瘤

可压迫上腔静脉,气管,支气管等,出现颈静脉怒张及呼吸困难等,但胸部 X 线平片及 CT 扫描检查可明确诊断。

(三)治疗

急性心包炎的处理关键是治疗原发病,各项处理措施主要是针对心包积液的吸收和促进炎症消退并且防止心脏压塞和心包粘连的发生。

1.一般治疗

患儿应卧床休息,呼吸困难时应采取半卧位并吸氧,胸骨疼痛应给予对症处理,必要时给予止痛药。

2.病因治疗

(1)化脓性心包炎:应及早应用敏感有效的抗生素,采用两种抗生素联合使用,并每隔 1～2d 心包穿刺排脓,同时进行冲洗,并心脏内注射抗生素及琥珀酸氢化可的松。

(2)结核性心包炎:宜用抗结核疗法,必要时进行心包穿刺抽出渗液以减轻严重症状。

(3)风湿性心包炎:按风湿热处理原则进行治疗,心包炎症可消退。

(4)病毒性心包炎:一般应用对症处理,症状明显时可加用阿司匹林。

(5)肾上腺糖皮质激素:适用于各型心包炎,以促进渗出液或脓液的吸收,从而减少继发性缩窄性心包炎。

(6)心脏压塞:应紧急进行心包穿刺或心包切开引流术,以解除心脏压塞症状。

(四)护理评估

1.健康史

评估患儿有无结核病史和近期有无纵隔、肺部或全身其他部位的感染史;有无风湿性疾病、心肾疾病及肿瘤、外伤、过敏、放射性损伤的病史。

2.身体状况

(1)全身症状:多由原发疾病或心包炎症本身引起,感染性心包炎常有畏寒、发热、肌肉酸痛、出汗等全身感染症状,结核性心包炎还有低热、盗汗、乏力等。

(2)心前区疼痛:为最初出现的症状,是纤维蛋白性心包炎的重要表现,多见于急性非特异心包炎和感染性心包炎(不包括结核性心包炎)。部位常在心前区或胸骨后,呈锐痛或刺痛,可放射至颈部、左肩、左臂、左肩胛区或左上腹部,于体位改变、深呼吸、咳嗽、吞咽、左侧卧位时明显。

(3)呼吸困难:是渗出性心包炎最突出的症状。心脏压塞时,可有端坐呼吸、呼吸浅快、身体前倾和口唇发绀等。

(4)心包摩擦音:是心包炎特征性体征,在胸骨左缘第 3、4 肋间听诊最清楚,呈抓刮样粗糙音,与心音的发生无相关性。部分患者可在胸壁触到心包摩擦感。

（5）心包积液征及心脏压塞征:心浊音界向两侧扩大,并随体位改变而变化,心尖搏动弱而弥散或消失,心率快,心音低钝而遥远。颈静脉怒张、肝大、腹腔积液、下肢水肿。血压下降、脉压变小、奇脉,甚至出现休克征象。

（6）其他:气管、喉返神经、食管等受压,可出现刺激性咳嗽、声音嘶哑、吞咽困难等。

3.心理状况

患儿常因心前区疼痛、呼吸困难而紧张、烦躁,急性心脏压塞时可出现晕厥,患儿更感到恐慌不安。

（五）护理问题

1.疼痛（心前区疼痛）

与心包纤维蛋白性炎症有关。

2.气体交换受损

与肺淤血及肺组织受压有关。

3.心排血量减少

与大量心包积液妨碍心室舒张充盈有关。

4.体温过高

与感染有关。

（六）护理目标

（1）疼痛减轻或消失。

（2）呼吸困难减轻或消失。

（3）心排出量能满足机体需要,心排出量减少症状和肺淤血症状减轻或消失。

（4）体温降至正常范围。

（七）护理措施

1.一般护理

（1）保持病室环境:安静、舒适、空气新鲜,温湿度适宜;安置患儿取半卧位或前倾坐位休息,提供床头桌便于伏案休息,以减轻呼吸困难。

（2）饮食:给予低热量、低动物脂肪、低胆固醇、适量蛋白质和富含维生素的食物,少食多餐,避免饱餐及刺激性食物;有肺淤血症状时给低盐饮食。

（3）吸氧:出现呼吸困难或胸痛时立即给予氧气吸入,一般为 $1\sim2L/min$ 持续吸氧,嘱家长让患儿少说话,以减少耗氧。

（4）药物:心前区疼痛时,遵医嘱适当给予镇静剂以减轻疼痛,嘱患者勿用力咳嗽或突然改变体位,以免诱发或加重心前区疼痛。

（5）保暖防寒:畏寒或寒战时,注意保暖;高热时,给予物理降温或按医嘱给予小剂量退热剂,退热时需补充体液,以防虚脱,及时揩干汗液、更换衣服床单,防止受凉。

2.病情观察

（1）定时监测和记录生命体征:了解患儿心前区疼痛的变化情况,密切观察心脏压塞的表现。

（2）观察：患儿呼吸困难，血压明显下降、口唇发绀、面色苍白、心动过速，甚至休克时，应及时向医生报告，并做好心包穿刺的准备工作。

（3）记录：对水肿明显和应用利尿剂治疗患者，需准确记录出入量，观察水肿部位的皮肤及有无乏力、恶心、呕吐、腹胀、心律不齐等低血钾表现，并定期复查血清钾，出现低钾血症时遵医嘱及时补充氯化钾。

3.心包穿刺术护理

（1）准备：术前应备好心包穿刺包，急救药品及器械；向患者做好解释工作，将治疗的意义、过程、术中配合等情况告诉患者（如术中勿剧烈咳嗽或深呼吸），必要时遵医嘱给予少量镇静剂。

（2）配合：术中应陪伴患者，给予支持、安慰；熟练地配合医生进行穿刺治疗，配合医生观察心电图，如出现S-T段抬高或室性期前收缩提示针尖触及心室壁，出现PR段抬高和房性期前收缩，则提示针尖触及心房，应提醒医生立即退针。

（3）术后护理：术后应记录抽液量和积液性质，按要求留标本送检；嘱患者绝对卧床4H，可采取半卧位或平卧位；密切观察患者的血压、呼吸、脉搏、心率及心律的变化，并做好记录，发现异常及时进行处理；如患者因手术刺激出现胸痛或精神紧张影响休息时，可给予镇静剂。

4.健康指导

告知急性心包炎患儿及家属，经积极病因治疗，大多数可以痊愈，仅极少数会演变成慢性缩窄性心包炎。因此，必须坚持足够疗程的有效药物治疗，以预防缩窄性心包炎的发生。指导患者充分休息，摄取高热量、高蛋白、高维生素的易消化饮食，限制钠盐摄入。防寒保暖；防止呼吸道感染。

（八）护理评价

（1）心前区疼痛有无缓解，能否随意调整体位，深呼吸、咳嗽、吞咽是否受影响，心包摩擦音是否消失。

（2）呼吸的频率及深度是否已恢复正常，发绀有无消失。

（3）血压和脉压是否已恢复正常，水肿、肝大等心脏压塞征象是否好转或已消失。

（4）体温有无下降或已恢复正常，血白细胞计数是否正常。

（5）紧张、烦躁、恐慌不安等不良心理反应有无消失，情绪是否稳定。

二、慢性缩窄性心包炎

慢性缩窄性心包炎多见于年长儿，主要由结核病引起，亦可见于其他化脓性细菌感染或创伤性心包炎，极少见于风湿性疾病。其特点为心包显著增厚，将心脏固定于纵隔、横膈或胸壁，增厚固定的心包限制了心脏的舒缩活动，使心脏搏出量减少而出现一系列临床症状和体征。

（一）诊断

1.病史

发病诱因：应了解患儿有无急性心包炎病史，有无结核病史及结核病接触史，有无心包外伤及心包手术史，有无慢性自身免疫性疾病等。

2.临床表现

起病缓慢，部分患儿有急性心包炎病史。患儿有不同程度的呼吸困难、腹部膨胀、乏力，头晕、胃纳减退,咳嗽,体重减轻和肝区疼痛,水肿等。

3.体格检查

(1)静脉淤血体征:可见轻度发绀,颈静脉怒张,于吸气时明显。肝脏明显大,伴有腹腔积液,也可见胸腔积液和踝部水肿。

(2)心脏体征:心尖搏动微弱,位置固定。心浊音界正常或稍缩小。听诊心率较快,心音遥远,低钝,有时在胸骨左缘第3与4肋间听到舒张早期额外音,响度变化大,有时呈拍击性称心包叩击音。可有期前收缩、心房扑动或心房纤颤等。

(3)其他:动脉压减低,脉压变小,常出现奇脉。

4.并发症

慢性缩窄性心包炎可并发低蛋白血症、营养不良贫血、继发性免疫功能低下等并发症。

5.辅助检查

(1)胸部 X 线检查:心脏阴影大小正常或稍大,左右心缘正常弧弓消失,呈平直僵硬,心脏搏动减弱,上腔静脉明显增宽,部分患儿心包有钙化呈蛋壳状,此外,可见心房增大。

(2)心电图:多数有低电压,窦性心动过速,少数可有房颤,多个导联 T 波平坦或倒置。有时 P 波增宽或增高呈"二尖瓣型 P 波"或"肺型 P 波"表现,左、右心房扩大,也可有右心室肥厚。

(3)超声心动图:可见右心室前壁或左心室后壁振幅变小,如同时有心包积液,则可发现心包壁层增厚程度。

6.诊断重点

慢性缩窄性心包炎患儿的心包广泛粘连、增厚、钙化,形成了纤维瘢痕的外壳,影响心排出量和心脏的活动及代谢,可导致心肌萎缩,纤维变性、脂肪浸润和钙化。因此,临床特点多样化。发病隐袭常在急性心包炎后数月或几年后出现呼吸困难,腹胀痛,乏力,厌食,心悸等症状。体征有心尖搏动减弱、心界不大,心率快,胸骨左缘第3~4肋间可听到心包叩击音等心脏本身表现以及肝大,腹腔积液、颈静脉怒张等体静脉淤血的表现。本病的特点是体征比症状明显。

X 线检查的心包钙化是重要的诊断依据。心缘变直形成异常心弓有利于诊断。

(二)鉴别诊断

1.充血性心力衰竭

既往心脏病病史,心脏增大,常可存在心脏瓣膜杂音,下肢水肿明显而腹胀相对较轻。应用利尿药后静脉压明显下降,而慢性缩窄性心包炎应用利尿药对静脉压影响不大。

2.肝硬化或肝静脉血栓形成的门静脉高压症

均可有肝大和(或)腹腔积液。依据临床症状及头部、上肢静脉压有无升高,易于和缩窄性心包炎进行鉴别。此外,门静脉高压症患儿行食管钡餐造影检查,可见食管下段静脉曲张。

3.扩张型心肌病

体检可见心脏明显增大,心尖搏动向左移位,听诊二尖瓣或三尖瓣可有收缩期杂音。心电图左室肥厚或左束支传导阻滞,或病理性 Q 波及 T 波倒置。X 线心脏像向两侧扩大,尤以左室明显,搏动减弱,上腔静脉扩张不明显。

4.限制性心肌病

超声心动图检查可有心肌、心内膜特征性增厚和反射性增强,室腔缩小及心尖闭塞等特点可资鉴别。少数患儿进行全面检查后,诊断仍难确定时,可做心包活体组织检查。

5.结核性腹膜炎

有发热,腹痛和结核中毒症状。腹腔积液性质为渗出液,无心脏异常及颈静脉怒张、奇脉等。

(三)治疗

1.治疗原则

一旦确诊,应在急性症状消退后,及早考虑手术治疗。

2.治疗方法

(1)一般治疗:手术前应卧床休息,低盐饮食,酌情给予利尿药,有贫血及血清蛋白降低者,应给予支持疗法,对病程较长,心功能减退较明显者,术前或术后可给予强心药。

(2)抗感染治疗:有活动性结核病者,在手术前应抗结核治疗1~2个月,术后均应积极进行抗结核治疗9~12个月,甚至更长时间。对于其他化脓菌感染应根据病情及药敏试验选用敏感抗生素联合治疗。

(3)手术治疗:施行心包剥离术,并切除一部分增厚的心包,以解除心脏的压迫和束缚。

(四)预后

(1)绝大多数缩窄性心包炎患儿经外科手术后,心功能可恢复正常,临床症状消失。

(2)病史较长,心功能较差,或心肌对强心药反应差或肝肾功能很差者,手术效果不理想一般不宜手术。

(五)护理评估

1.健康史

评估心包炎病史和治疗情况。

2.身体状况

起病缓慢,主要表现为不同程度的呼吸困难,头晕、乏力、衰弱、心悸、胸闷、咳嗽、腹胀、食欲减退、肝区疼痛等;体征主要有颈静脉怒张、肝大、腹腔积液、下肢水肿等;心脏听诊有心音低钝,心包叩击音及期前收缩、心房颤动等心律失常;晚期可有收缩压下降,脉压变小等。

3.心理状况

患儿因病程漫长、生活不能自理或需要做心包切开术等而焦虑不安。

(六)护理问题

1.活动无耐力

与心排血量不足有关。

2.体液过多

与体循环淤血有关。

(七)护理目标

(1)活动耐力增强,能胜任日常体力活动。

(2)水肿减轻或消退。

(八)护理措施

1.一般护理

(1)活动量:患儿需卧床休息至心悸、气短、水肿症状减轻后,方可起床轻微活动,并逐渐增加活动量。合理安排每日活动计划,以活动后不出现心慌、呼吸困难、水肿加重等为控制活动量的标准。

(2)饮食:给予高蛋白、高热量、高维生素饮食,适当限制钠盐摄入,防止因低蛋白血症及水钠潴留而加重腹腔积液及下肢水肿。

(3)皮肤护理:因机体抵抗力低下及水肿部位循环不良、营养障碍,易形成压疮和继发感染,故应加强皮肤护理,以免产生压疮。

(4)心理沟通:加强与患儿的心理沟通,体贴关怀患儿,与家属共同做好思想疏导工作,消除患儿的不良心理反应,使患儿树立信心,以良好的精神状态配合各项治疗。

2.病情观察

定时监测和记录生命体征,准确记录出入量,密切观察心脏压塞症状的变化,发现病情变化尽快向医生报告,以便及时处理。

3.心包切开术的护理

心包切开引流术的目的是缓解压迫症状,防止心肌萎缩。

(1)术前沟通:术前向患儿说明手术的意义和手术的必要性、可靠性,解除思想顾虑,使患儿和家属增加对手术的心理适应性和对医护人员的信任感。

(2)术后护理:术后做好引流管的护理,记录引流液的量和性质,并按要求留标本送检;同时严密观察患者的脉搏、心率、心律和血压变化,如有异常及时报告医生并协助处理。

4.健康指导

嘱咐家属,患儿应注意充分休息,加强营养,注意防寒保暖,防止呼吸道感染。指出应尽早接受手术治疗,以获得持久的血流动力学恢复和临床症状明显改善。

(九)护理评价

(1)活动后心悸、气短、乏力等症状有无减轻或缓解,日常生活能否自理。

(2)水肿有无减轻或已消失,颈静脉怒张、肝大、腹水等有无减轻或已恢复正常。

第五章 小儿神经系统疾病

第一节 先天性颅脑畸形

一、神经管闭合障碍

(一)无脑畸形(anencephaly)

无脑畸形发生于胚胎0～4周,由于神经褶不能融合为封闭的神经管,使神经组织暴露于羊水中,前脑的生发细胞全部退化,表现为大脑阙如,小脑、脑干、脊髓很小。女性多于男性,可能是遗传和环境因素的相互作用。孕母感染、叶酸缺乏、糖尿病、放射线及药物作用均可引起。无脑儿可发育到足月,但生后存活短暂。可根据羊水和母亲血中的甲胎蛋白(AFP)增高可确诊。正常母亲血中和羊水中AFP为15～500ng/mL,12～25周达高峰。如AFP>1000ng/mL,考虑有开放性神经管畸形如无脑畸形。孕前4周至孕后8～12周口服叶酸0.8mg/d,可起到预防作用。

(二)脑膨出(cephaloceles)

因颅骨闭合不全、颅骨缺损,脑皮质和脑膜通过颅骨缺损伸出颅外,可位于额、鼻咽部、颞部或顶部。

1.诊断要点

按膨出内容物,可分为以下方面。

(1)脑膜膨出:膨出物仅为硬脑膜和脑脊液。

(2)脑膜脑膨出:膨出物有脑组织、脑膜和脑脊液,无脑室进入。

(3)积水性脑膨出:脑室系统的一部分与膨出的腔交通。

(4)囊性脑膜脑膨出:有脑和脑室膨出,并在硬膜和组织之间有液体存在的空间。

2.主要表现

膨出物的被膜可为正常皮肤或红色的膜,脑膨出常为圆形软肿块,其大小依颅骨缺损情况而不同。膨出物可随患儿哭闹张力增加,常可触及波动。穿刺液证实为脑脊液可确诊。

3.神经系统受累程度

因病变范围而不同,常见智力发育迟缓、局限性不同程度肢体运动障碍、视觉障碍,鼻根部受损可影响嗅觉。脑膨出可发生脑积水,还可与其他畸形同时存在。膨出的包块可逐渐增大,囊壁破裂后感染可致脑膜炎。

4.影像学检查

MRI检查能显示颅骨缺损和膨出物,区分膨出物的成分。MRI还可发现是否合并其他颅脑畸形,通常T1W像可发现病变,T2W像可鉴别内容物的成分。

5.治疗要点

以手术为主。近年来主张尽早进行,可在生后数天或数周内。合并多种畸形者预后不佳。

(三)小脑扁桃体延髓联合畸形(arnold－chiari malfor－mation)

1.诊断要点

可分为 4 型。

(1)Ⅰ型:也称先天性小脑扁桃体疝,是由颅、颈部发育异常引起的。主要表现为:①小脑扁桃体向下延长,下端变尖,呈楔形,通过枕骨大孔进入高位颈椎椎管。小脑扁桃体低于枕骨大孔 3mm 以内仍属正常范围,3～5mm 为界限性异常,5mm 以上则为病理状态。②延髓与第四脑室位置正常,但第四脑室可延长。

临床症状轻,往往无症状或到成年后出现。临床症状与小脑扁桃体疝的程度有关。下疝＞12mm,肯定出现症状,5～10mm 者 30％无症状。一般不合并脑畸形,但有轻或中等程度的脑积水,可并发脊髓、颅底、脊椎异常。

(2)Ⅱ型:是一种复杂的畸形,除Ⅰ型表现外,还有脑干及第四脑室变形、脊髓脊膜膨出、脊髓空洞、大的中间块、胼胝体发育不全和颅骨陷窝等其他畸形。临床表现为发育迟缓、癫痫、呼吸暂停,以及下肢末端轻瘫和括约肌障碍。

(3)Ⅲ型:在Ⅱ型畸形的基础上,并发下枕部或高颈部脑膨出(脑疝处于枕骨外或疝入颈椎管内)。疝出部分有小脑和大脑半球枕叶,偶尔也包含延髓和桥脑。第四脑室常受压,并伴有脑积水。均有明显的颅底凹陷、枕骨大孔扩大及枕下部脑膜脑膨出。疝出脑组织因为坏死、胶质增生和灰质异位等原因,往往没有功能。可合并有小头畸形。

(4)Ⅳ型:表现为严重的小脑发育不良,甚至小脑阙如,脑干发育小,后颅窝相对扩大,充满脑脊液。不合并梗阻性脑积水,也不合并其他神经系统畸形。

2.临床表现

(1)脊髓损害症状:绝大多数患儿系脊髓空洞症所致,呈不同程度的渐进性肢体运动和感觉障碍,通常先累及一侧上肢,晚期出现呼吸困难和括约肌功能障碍。

(2)脑神经及颈神经症状:可出现声音嘶哑、吞咽困难、颈项疼痛等症状。

(3)小脑症状:表现为眼球震颤、步态不稳等。

(4)颅内压增高症状:常发生在伴有脑积水者。

3.治疗要点

以对症治疗为主。有压迫症状者可手术治疗。

(四)胼胝体发育不全(corpus colosum dysplasia)

1.病因

胼胝体形成于胚胎 10～12 周,早期的感染和缺血可导致其发育不良。胼胝体畸形可表现为部分胼胝体阙如或全部胼胝体和周围结构的阙如,常合并其他脑发育异常,其症状与伴发的脑畸形有关。

2.主要表现

先天性胼胝体阙如本身一般无明显症状,多数到成年及儿童期发现,仅有轻度的视觉障碍、智力正常。伴有其他脑发育异常者,常有精神发育迟缓和癫痫。婴儿常有痉挛性瘫痪及其他锥体束受累的表现,还可有脑积水。X－性连锁遗传的胼胝体阙如,其特点为生后数小时惊厥发作,并有严重的发育迟缓。

3.CT 和 MRI 检查

一般表现为前联合和海马联合阙如。两个侧脑室明显分离,中间壁向外侧移位,侧脑室后角向中间方向扩大,在两侧大脑半球之间形成大的蛛网膜下隙。

室间孔拉长,第三脑室扩大,其顶向后延长。小脑延髓池扩大。胼胝体发育不全常合并其他脑发育异常,如小脑畸形、异常脑裂、颅神经阙如、脑穿通畸形和脑积水等。

4.治疗要点

无特殊治疗方法,可对症治疗。

(五)先天性颅脑畸形的护理问题

1.脑积水

与发育不良有关。

2.呼吸障碍

与脊髓损害有关。

3.表面皮肤不全

注意保护,需清洁消毒,如壁薄容易破裂,可在出生不久后手术。

4.神经功能障碍

与脑膜膨出有关。

(六)先天性颅脑畸形的并发症

(1)Chiari 畸形。

(2)脑积水。

(3)内耳畸形(Mondini)、脑脊液耳漏。

(4)括约肌功能障碍。

(七)先天性颅脑畸形的护理措施

1.急性期护理

绝对卧床休息,病情危重者 24～48h 内禁食,3d 不能禁食者给予鼻饲,颅内压增高的患儿,必须控制液体量,给低盐饮食。

2.呼吸障碍

保持呼吸道畅通,给予氧气吸入。

3.皮肤护理

注意躯体活动障碍处的护理,注意瘫痪肢体居于功能位置,翻身,防治褥疮。

4.高热

体温在 38℃以上的患儿,按照常温护理,首先考虑物理降温,如冰敷、酒精擦浴等。

5.排尿

排尿困难者需定时按摩膀胱,伴有尿潴留时,留置导尿管。尿失禁时,及时更换床单,保持会阴干燥。

6.其他

便秘 3d 以上者给予缓泻剂或开塞露通便,颅内压增高时禁用大量液体灌肠;发生上消化道出血时,按医嘱给予止血剂,输血补液等;康复时需要加强营养,注意语言、肢体训练及心理护理。

二、脑憩室化障碍

(一)前脑无裂畸形

胚胎 6 周前,如果前脑不能或部分不能分化,则不能形成两侧半球和各脑叶,便形成前脑无裂畸形,在纵向上不能形成纵裂,在横向或水平方向上不能划分端脑和间脑。前脑无裂畸形的常见病因有染色体异常、宫内感染、母亲糖尿病、严重酒精中毒和可卡因中毒等,临床表现为面部畸形、发育迟缓和癫痫发作。根据脑裂发育不全的程度,可分为 3 型:无脑叶型、半脑叶型和脑叶型。无脑叶型只有原始的单一脑室,无大脑纵裂、大脑镰和胼胝体,多数有颅面部畸形,存活时间不长。半脑叶型为 H 形单脑室,可有原始的大脑镰,但不能完全形成两侧半球,两侧基底节部分可完全融合,一般无面部畸形或仅有较轻的面部畸形。脑叶型大部分脑裂形成,脑室大致分化,但一侧脑室前角未分化,透明隔阙如。基底节分化成两半,额叶上部分开,下部融合,脑实质跨越中线两侧相连,只发育一侧单一的大脑动脉;常合并神经元移行异常、胼胝体发育不全、大脑镰不发育等畸形,面部畸形较少。头颅 CT 及 MRI 可明确诊断。

(二)视-隔发育不全

包括视神经发育不全和透明隔阙如或发育不全。病因不清,可能为常染色体隐性或显性遗传,多数与母亲服用奎宁、抗癫痫药物和可卡因有关,还见于巨细胞病毒感染。

临床表现有眼球震颤、视觉活动下降、视敏度减弱,也可表现为正常视力;神经系统有运动障碍,半数患儿有癫痫发作;约 2/3 合并下丘脑和垂体功能障碍,内分泌功能失调,包括生长激素、肾上腺皮质激素和甲状腺激素缺乏,常表现为生长发育落后或停滞。诊断依据眼科检查和影像学表现,如视乳头发育不良、并发透明隔部分或完全阙如,即可诊断视隔发育不全。

三、神经元移行障碍

神经元移性和皮质分层发生在胚胎第 6～7 周,延续到第 24～26 周,最终发育成具有六层神经细胞的大脑皮质。在神经元移行过程中如果发生损害,如遗传因素、病毒感染、中毒、缺氧和缺血,都可以损害胶质纤维,产生各种畸形,如无脑回畸形、多微小脑回、层状或局灶状脑灰质异位等。主要症状为精神运动发育落后及癫痫发作。头颅 CT、MRI 可明确诊断。

四、小头畸形

头围较正常小儿低 2 个标准差可诊断为小头畸形。常见原因有:①母亲孕期感染、中毒、接触放射线等影响胎儿脑发育;②染色体畸变,如 21－三体、18－三体、13－三体等;③出生后缺氧、感染、外伤引起脑损伤和脑萎缩,导致继发性小头畸形;④颅缝早闭,亦称狭颅症或颅缝骨化症,是由先天发育障碍引起颅骨变形和神经系统功能障碍,以单个或多个骨缝(包括颅穹隆、颅面及颅底骨缝)过早闭合为特点。

小头畸形患儿智力和发育往往落后,少数可正常。部分患儿合并惊厥或脑瘫。CT 可见脑萎缩、脑室及蛛网膜下隙增宽。

Rett 综合征也表现为小头畸形,多见于女孩。出生时头围正常,生后 6 个月到 4 岁发育停滞,表现为小头、智力退步,逐渐失去已经获得的手的技能,出现重复的双手拍打、搓洗、拧绞动作,伴阵发性过度换气、咬牙、凝视、共济失调等,可有癫痫及锥体束征。

治疗主要是明确病因,治疗原发病及对症治疗。颅缝早闭限制了脑的发育,故宜早期手术治疗,目的是为了重开颅缝,使颅腔有所扩大,防止颅内压增高,保证脑的正常发育。生后6个月以内施行手术效果较好,一旦出现视神经萎缩或智能障碍者,即使手术神经功能也不易恢复。

五、后颅窝畸形和囊肿

(一)先天性第四脑室中、侧孔闭锁综合征(dandy-walker syndrome)

典型 CT 表现为第四脑室极度扩张并向后延伸,或后颅凹巨大囊肿并与第四脑室呈宽口交通;小脑蚓部阙如,小脑半球受压,向前外侧移位,脑干前移,枕骨变薄;后颅凹容积增大,窦汇及天幕抬高,并有不同程度的脑积水。

变异型(比典型者更为常见)CT 表现为第四脑室上部相对正常,可见袋状憩室从下髓帆发出,大小形态不一;小脑溪加宽,下蚓部发育不全,上蚓部相对正常,一般不伴窦汇抬高和脑积水。

临床表现为脑积水、眼球震颤、强直、智力低下等,还可合并其他神经系统异常,如胼胝体发育不全、灰质移行异常等。

(二)枕大池畸形增大

小脑半球发育正常,小脑蚓部完整,第四脑室正常,只是枕大池外型大,可延伸到小脑蚓部以上达直窦。可伴有后颅窝扩大,枕骨花边样压迹。需用鞘内注射造影剂与蛛网膜囊肿鉴别。

(三)后颅窝蛛网膜囊肿

后颅窝内蛛网膜分裂成两层包裹而成的含有脑脊液的囊肿,一般与蛛网膜下隙不相通。第四脑室和小脑蚓部发育正常,但可受囊肿压迫发生变形和移位。囊肿的密度和信号强度与脑脊液相似,注射造影剂后囊肿不增强。

六、脑穿通畸形和水脑畸形

(一)脑穿通畸形

指大脑半球大块缺损,形成空洞或囊肿,常与脑室及脑表面相通,可为脑发育异常或脑发育后各种原因(出血、缺氧、感染)造成脑组织破坏导致。多在生后6个月以内出现症状,主要表现为发育落后、惊厥、脑性瘫痪。脑 CT、MRI 可显示病变部位和大小。无特殊治疗。

(二)水脑畸形

大脑半球大部分缺损,可残存部分组织,皮质部分由充盈液体的薄膜囊代替。基底神经节、丘脑、脑干、小脑可存在或变形。出生时头颅大小正常,逐渐增大,伴有颅缝裂开、囟门增大饱满。预后不良,存活不超过1个月。

七、颅底凹陷症(basilar invagination)

又称颅底压迹(basilar impression)、颅底凹入或颅底内翻。以枕骨大孔为中心的颅底组织及寰、枢椎骨质发育畸形,延髓受压和局部神经根被牵拉而出现相应症状。

（一）诊断要点

1.病因

（1）原发性颅底凹陷症为先天发育异常，可合并其他畸形，如小脑延髓下疝、中脑水管狭窄、脑积水、延髓与脊髓空洞症等。

（2）继发性颅底凹陷症较少见，多继发于畸形性骨炎（Paget病）、骨软化症、佝偻病、类风湿性关节炎及甲状旁腺功能亢进等。枕大孔筋膜、韧带、硬脑膜、蛛网膜可随年龄的增长、头部活动增多、轻微头外伤等诱发而增厚、粘连呈束带状，使小脑、延髓、颅神经、上段颈髓和颈神经根受压，牵拉、影响椎动脉的血供出现相应症状。如脑脊液循环受阻，则可形成阻塞性脑积水，产生颅高压。

2.临床表现

（1）多于青壮年起病，颈项部、后枕部疼痛。查体有感觉迟钝，面颊部左右不对称，颈项粗短，颈部运动不灵活，颈椎前凸消失。

（2）可出现颅神经、延髓和（或）脊髓受累，以及小脑及基底动脉供血不足等症状。①颅神经损害以后组为著，出现声音嘶哑、言语不清、吞咽困难、舌肌萎缩等；②延髓和（或）上段颈髓损害，出现感觉、运动等障碍，四肢无力或瘫痪，巴宾斯基征阳性；③小脑症状为眼球震颤、小脑性共济失调；④颈神经根症状表现为颈痛、头痛，一侧或双侧上肢酸胀、麻痹、无力；⑤基底动脉供血不足表现为发作性体位性头晕，恶心及呕吐等。

3.影像学检查

颅颈侧位、张口正位X线摄片，若齿状突凸入硬腭至枕骨大孔后缘连线3mm以上可确诊。MRI检查有助于诊断，不仅可提示骨结构异常，还可发现伴发的神经组织改变。

（二）治疗要点

临床症状严重，X线平片或MRI检查畸形明显应手术治疗。如检查有改变，临床症状轻微者不宜手术。

（三）护理问题

1.疼痛

与神经受压有关。

2.言语不清、吞咽困难等

与神经损害有关。

3.头晕、恶心

与压迫影响动脉血供有关。

（四）护理措施

1.心理护理

多数患儿存在不同的心理障碍，表现为自卑、暴躁、不善言语，应与患儿及家属建立良好的护患关系。及时讲解疾病的治疗方法和预后，使其树立战胜疾病的信心和勇气。

2.生命体征监测

术后容易出现呼吸、心率情况急剧改变，给予持续低流量吸氧，特别注意血氧饱和度的变化。

3.饮食护理

术后当日禁食,待排气后由留置胃管给予流质饮食,需要教育家属和小儿防治自行拔除胃管。

八、脑积水(hydrocephalus)

脑积水是因脑室系统脑脊液循环障碍,或蛛网膜颗粒吸收减少,或异常脉络丛分泌脑脊液过多所致。过多的脑脊液使脑室扩大,以致产生脑积水的各种临床表现。脑脊液主要由各个脑室分泌。侧脑室脉络丛分泌脑脊液经室间孔入第三脑室,再经中脑导水管入第四脑室,经第四脑室的正中孔和侧孔到小脑延髓池,达基底池后上行至大脑半球的蛛网膜下腔。4/5的脑脊液由上矢状窦旁的蛛网膜颗粒吸收,1/5由脊髓静脉的蛛网膜绒毛吸收。

(一)诊断要点

1.病因与机制

产生脑积水原因:①脑脊液生成过多,见于脑室脉络膜腺瘤,极少见;②蛛网膜吸收障碍,少见;③脑脊液循环障碍,绝大多数脑积水为此类。障碍发生在第四脑室孔以上,出现阻塞性(非交通性)脑积水,脑脊液梗阻在脑室系统之内;发生在第四脑室孔以下,出现非阻塞性(交通性)脑积水,脑脊液从脑室系统流至蛛网膜下隙,但吸收障碍。

脑脊液循环障碍常见病因:①先天畸形,如室间孔闭锁、中脑导水管畸形狭窄分叉、周围胶质增生、脑膜膨出等致循环通路阻塞;②感染,如化脓性脑膜炎和结核性脑膜炎,炎症增生的纤维组织导致蛛网膜下隙粘连和循环孔道的阻塞;③颅内出血后的纤维增生,如新生儿颅内出血后脑脊液吸收不良是新生儿脑积水的常见病因;④肿瘤,可阻塞脑脊液循环,多为神经胶质瘤、脉络丛乳头状瘤和室管膜瘤。

2.临床表现与病理变化

与出现的年龄、程度轻重和时间长短有关。婴儿因颅缝、囟门未闭合,出现头围迅速增大、骨缝分离、囟门扩大,张力高;由于颅内压增高,静脉回流受阻,头皮静脉均有明显的怒张,颅部叩诊有破壶声。颅内高压导致眼球下视(落日征)、斜眼、眼球震颤,严重者可致视盘水肿和萎缩。如颅内压过高,可出现烦躁不安,嗜睡、呕吐、惊厥。精神运动发育不同程度落后,其他症状尚有视觉和嗅觉障碍、共济失调等。

3.辅助检查

(1)头颅透光试验:严重脑积水婴儿整个头颅都透光,硬膜下积液在额顶部透光。

(2)颅骨平片:可见颅腔扩大,头面比例不对称,颅骨菲薄,颅缝分离,前囟后囟扩大,蝶鞍加深等改变。

(3)脑CT、MRI:①阻塞性脑积水为单侧或双侧脑室间孔梗阻导致单侧或双侧脑室扩张,第三、四脑室正常;导水管狭窄表现为双侧脑室及第三脑室扩张,第四脑室正常;第四脑室中孔及侧孔阻塞引起所有脑室扩张。②交通性脑积水为各个脑室均扩张,但程度较轻,第四脑室扩张程度最小。基底池扩张,脑脊液蓄积引起脑沟增宽,有时难与脑萎缩鉴别。

4.预后

取决于治疗的及时与否以及引起脑积水的病因和病程。如不能及时解决阻塞的原因,影响智力发育。先天性因素所致者预后差。

(二)治疗要点

病情轻,发展缓慢并稳定者可用保守治疗,重症尤其是进展性脑积水应采用手术治疗。

1.一般治疗

可采取头高脚低位(床头抬高15°~30°),低盐饮食,适当限制饮水,应用利尿剂对暂时性的脑积水有帮助。

2.药物治疗

给予减少脑脊液分泌的药物。醋氮酰胺为首选,25~50mg/(kg·d),3~4次/d。此药可引起代谢性酸中毒,用时应注意。亦可应用50%甘油盐水、氯塞酮、地高辛等。

3.手术治疗

(1)病因治疗:解除阻塞病因系最理想方法,包括大脑导水管成形术或扩张术、第四脑室正中孔切开或成形术等。

(2)脑脊液通道改道手术:阻塞部位在第三脑室或第四脑室,可用导管连接侧脑室和小脑延髓池。由于较重的非阻塞性脑积水,可将蛛网膜下隙的脑脊液引流向腹腔、胸腔、输尿管。脑室—上矢状窦分流术可用于阻塞或非阻塞性脑积水。

(三)护理问题

1.有窒息的危险

与喉痉挛、呼吸道分泌物有关。

2.有受伤的危险

与疾病发作以及患儿生活无法自理有关。

3.意识障碍、躯体活动障碍

与脑实质炎症、昏迷、瘫痪有关。

4.潜在并发症

颅内压增高、脑水肿、酸中毒、呼吸衰竭、循环衰竭。

(四)观察要点

1.术前观察要点

(1)观察患儿的生命体征及意识、瞳孔的变化。

(2)有无走路不稳、说话不清的症状出现。

(3)有无颅内压增高症的出现。

2.术后观察要点

(1)密切观察患儿意识、瞳孔、生命体征的变化,尤其是呼吸的情况。

(2)观察患儿的四肢感觉运动情况。

(3)观察患儿的体位是否正确,伤口是否渗血,辅料是否清洁干燥。

(五)护理措施

1.协助降低颅内压

(1)防止颅内压增高。

(2)按医嘱用药。

(3)密切观察病情变化。

2.防治发生惊厥

(1)协助其将患儿头偏向向一侧。

(2)口腔保护以免舌咬伤。

(3)拉好床档,避免躁动及惊厥时受伤或坠床。

(4)保持呼吸道通畅避免窒息。

(5)必要时应给予镇静剂。

(六)健康教育

1.心理护理

耐心倾听患儿或家属的主诉,及时解除患儿不适,帮助患儿或家属克服心理障碍,建立战胜疾病的信心。

2.健康指导

向患儿及其家属讲解疾病的症状、体征以及术前术后的注意事项。合理搭配饮食,适当增加营养。

3.出院指导

(1)按时来医院复诊。

(2)观察伤口情况,术后 1 个月内不宜洗头,如有不适及时来医院就诊。

(3)适当休息,注意劳逸结合,保持情绪稳定。

4.健康促进

按时进行康复锻炼,以尽快恢复功能,提高生活质量,早日重返社会。

第二节　小儿脑性瘫痪

一、概述

小儿脑性瘫痪是指发育中的大脑因各种遗传因素或后天性损伤所致的一组儿童神经系统综合征,临床主要表现为肌张力、姿势或运动异常。根据对功能的影响程度不同,脑性瘫痪可在生后的 1～2 岁得到诊断,轻微异常可至 2 岁后得以诊断。约 50％病例需借助辅助器械维持活动,例如,矫形器、助步器、轮椅等,2/3 可合并其他残障。脑性瘫痪的诊断必须除外了感染、缺氧缺血脑病、内分泌疾患和可能的遗传性疾病之后方能诊断。

脑性瘫痪与发育中的大脑在皮质神经网络和皮层下运动控制受损有关,不仅影响到运动功能,同时也会影响到感觉传导功能。在发达国家,脑性瘫痪的发病率为 2.5/1000 活产儿,主要影响行走或手的运动,但也可影响语言、眼球运动、吞咽、关节畸形和认知功能。社会心理与疾病负担有可能影响患儿一生。

脑性瘫痪多因运动中枢、锥体束、桥脑损伤所引起,临床医生可通过临床检查,结合神经影像学和分子遗传学技术发现病因,明确诊断,并予以药物和康复干预。

脑性瘫痪患儿中有 70％～80％与产前因素有关,10％与出生后窒息有关,其中半数以上为足月儿；早产儿，特别是 26 周前早产儿，发生脑性瘫痪的危险性大大增加；遗传性疾病、早期脑发育中大脑的继发性损害、脑发育畸形等通常见于足月儿，继发于窒息和感染所致的脑室周围白质软化常见于 24～34 周早产儿；在足月儿缺氧缺血性脑病，基底核、丘脑、大脑灰质可有不同程度的影响。

已知的病因包括：大脑发育畸形，如无脑回、脑裂畸形、丹—沃（Dandy—Walkel 综合征）综合征、TORCH 感染等。重要的前驱病因包括：早产、低出生体重、臀先露、胎膜的炎症、血栓形成、产程异常、窒息和感染。母亲智能低下、糖尿病、甲状腺疾病为重要的危险因素。仅 10%～20% 的病例有继发性病因，如中枢神经系统感染、创伤、脑血管意外和严重的缺氧缺血脑病。

二、诊断与鉴别诊断

（一）病史采集

详细的病史询问包括产前、产时和出生后的整个过程，产前因素、母亲因素、围生期病因、遗传性疾病、脑发育异常等均是重要的诊断线索和病因。妊娠期胎动减少是产前一个重要的因素，如果没有新生儿脑病的存在，则不考虑围生期因素，家族史有助于排除遗传性疾病的可能，同时需询问视觉、听力、喂养、大小便功能等情况以及心肺方面的问题。

（二）体格检查

脑性瘫痪代表着反射驱动活动缺乏皮质控制，婴儿早期运动发育落后、痉挛和姿势异常是重要的诊断线索，早期包括原始反射持续存在、上运动神经元体征、运动姿势异常、粗大运动与精细运动发育延迟等，如不能抬头、躯干控制不佳、持续或不对称性握拳、过度伸展姿势、伸舌障碍、口部多动等。

详细的神经系统检查对脑性瘫痪的诊断十分重要，首先应明确肌张力情况，肌张力是正常、增高还是减低，张力增高又可分为痉挛、僵直或张力障碍。痉挛性肌张力增高为速度依赖性，可伴有上运动神经元体征，如肌阵挛、反射亢进、巴宾斯基征阳性、痉挛性无力或手部运动欠灵活等。僵直为非速度依赖性，为多组肌群的同时收缩所致，无固定体位或姿势。张力障碍性肌张力增高则表现为不自主地持续或间断性的肌肉收缩，从而出现扭动、重复动作和姿势异常，中枢性张力减退与周围神经肌肉病变所致的张力减退不同，前者肌力存在，而后者肌力及反射均受抑制。共济失调在脑瘫患儿中不常见，如出现应考虑遗传代谢病，如 Angelman 综合征等。

除此之外，还需检查患儿前倾或仰卧位姿势、头部及躯干支撑、手部灵活度等，有助于诊断。另外伴随着其他神经精神症状，如智能低下、认知障碍和行为问题。大规模临床研究显示，脑瘫患儿仅一半在 1 岁时得到诊断，早期详细全面体格检查有助于早期及时诊断。需要强调的是脑瘫的运动功能评估需和康复医生共同完成。

脑性瘫痪常见的并发症包括智能低下、视觉损害和听觉损害。其他并发症还包括吞咽或喂养困难、生长延迟、口腔问题、呼吸道问题和行为情绪问题。可产生严重的胃食管反流、吸入窒息或假性延髓性麻痹。另外遗尿、尿失禁亦常见。

（三）辅助检查

1.常规检查

影像学技术包括头颅超声、头颅 CT、MRI 等，MRI 在诊断脑瘫的病因方面有较高的敏感性和特异性,同时排除其他可能的引起运动障碍的疾病(如血管畸形、灰质异位等)。通过MRI技术可以发现70%～90%的病因,弥散加权成像、弥散张量成像和磁共振波谱分析等新技术的应用,对病因学的诊断更有帮助。

影像学诊断常常关系到下一步的诊断选择。例如,锥体外系脑瘫,在MRI上发现有苍白球异常时,需进一步进行遗传代谢性疾病的筛查,对于MRI上提示有大脑发育畸形的表现,如无脑回、脑裂畸形等脑移行异常时,应进一步进行分子生物学检测,以明确病因并预测其再显危险性。

脑电图的异常率为60%左右,无特征性改变,主要表现为异常节律的出现,其次为慢波节律及发作波。

诱发电位分视觉诱发电位、脑干听觉诱发电位和躯体感觉诱发电位,脑干听觉诱发电位较常用,手足徐动型患儿异常率高。

所有脑瘫患儿还须进行眼科的评估,以及时发现异常。

2.其他检查

对于可疑遗传性疾病者则应做染色体核型分析和基因检测。特别是对于锥体外系表现、张力低下和共济失调型患儿,须考虑遗传代谢性疾病,应检测尿有机酸、血氨基酸、乳酸和染色体检查。对于原发性锥体外系表现而头颅MRI正常的脑瘫患儿,须检测脑脊液生物蝶呤、神经递质和氨基酸代谢等。长期仔细的随访对于除外脂类代谢和糖代谢异常非常重要。

(四)鉴别诊断

需与脑瘫相鉴别的疾病很多,包括各类遗传代谢性疾病和各种继发性损伤,主要的鉴别在于严重神经遗传性疾病,常常为进展性的且早期导致死亡,如脑白质肾上腺萎缩症、异染性脑白质营养不良、神经节苷脂沉积症、神经元蜡样脂褐质症等。反复仔细的神经系统检查有助于发现这类进展性疾病,另外各类智能发育低下、未诊断的或难治性的抗惊厥药物的不良反应亦应考虑。

三、治疗

临床研究显示,脑性瘫痪的各种药物及康复治疗的效果不断提高,包括肉毒梭菌毒素、巴氯芬、神经发育治疗、语言训练与康复等。近年来对治疗采用了标准化系统评估,使疗效评估更进一步。

有效的脑瘫治疗需要一组人员的共同参与,再辅以社区网络的有效支持,方能保证,包括提供必要学习和社会活动的机会。制订长期有针对性的治疗康复目标和计划,并需要家长、老师的积极配合。

运动物理治疗在儿童脑瘫的治疗中起很重要的作用,减少抑制性反射、促进粗大运动和精细运动发育、改善和提高语言功能,另外,辅以轮椅、语音电脑辅助以及各种运动辅助器材,将会大大改善患儿的社会功能和生活质量,从而树立自信,争取生活自理。

对痉挛性患儿的相关畸形进行外科矫治十分必要,现已从单一、序贯治疗转向同步治疗,包括对软组织和骨骼的矫治,如肌腱延长术、下肢、臀部、脊柱矫治术等,录像带步态分析可帮助用语确定手术方案和术后疗效评估。

肉毒梭菌毒素对于提高痉挛患儿的粗大和精细运动有效且安全,疗效可持续3～4个月。

口服药物包括地西泮、巴氯芬、丹曲林、盐酸替扎尼定等。地西泮能有效降低肌张力,但有引起流涎和镇静作用;巴氯芬作为 GABA 的拟似剂,可用于痉挛、僵直、张力障碍,缺乏认知功能方面的不良反应,但要注意突然戒断可引起幻觉和惊厥,对小婴儿有促发惊厥发作的报道。丹曲林、盐酸替扎尼定在儿童中较少应用,缺乏经验。

对于锥体外系型脑瘫,药物治疗可有效调节纹状体多巴胺的活性,例如,氯硝西泮、利舍平(利血平)和丁苯喹嗪可用于舞蹈症,苯海索(安坦)、左旋多巴或卡比多巴(α-甲基多巴肼)等,则可用于张力低下、手足徐动症和运动徐缓。

严重的脑瘫患儿对一般干预效果欠佳,往往需要配合康复训练,加上巴氯芬注射、选择性背侧神经根切除术、深部脑刺激等联合治疗,另外有报道,选用合适病例进行针灸、推拿治疗也可取得良好效果。高压氧治疗目前无充分临床证据,疗效不定。

对并发症的处理也十分关键,包括喂养困难、精神心理发育不良等。胃造口术和胃底折叠术作为吞咽和喂养困难患儿的常用方法,从而改善营养、减少吸入、便于治疗。对患儿和家长的心理与精神疾病应定期治疗咨询。

四、预后和并发症

病因学评估对判断预后和再显危险率很重要,特别是对于遗传代谢性疾病。不能行走和带管喂养会减少预期寿命,需建立长期的医疗康复随访计划,青少年和成人脑瘫患儿面临骨骼肌肉功能和生命质量低下的威胁,特别是脊柱易损、下肢关节挛缩,例如,锥体外系型脑瘫,至成人可出现进行性颈椎病导致突发的四肢瘫痪。青少年脑瘫伴神经发育低下者,青春期发育也会受到很大影响。

应为脑瘫患儿提供足够的社会支持和生存环境,给予强有力的医疗康复和福利保障,利用社区医疗保障网络进行医疗康复和生活支持。

脑瘫患儿病情随年龄增大有不同程度的进步和改善,但其病死率仍高于正常人群。

五、预防

目前大多数脑瘫患儿很难早期预测和预防,尽管产科和新生儿技术近年来发展迅速,但过去 20 年里脑性瘫痪的发生率并无明显改变,提示无论是很好的胎儿监护还是产科干预或增加剖宫产率,均不能减少脑性瘫痪的发生。近来的研究表明,减少母亲及产前各类感染将对预防和减少脑瘫的发生至关重要,母亲应用风疹疫苗、嗜血杆菌疫苗能减少由于这类感染所致的脑瘫;治疗母亲 B 族溶血性链球菌,可减少新生儿败血症和脑膜炎的发生;抗 $Rh\gamma$ 球蛋白、光疗和血浆置换,可明显减少胆红素脑病的发生,从而减少锥体外系型脑瘫的发生。

六、护理问题

(一)生长发育改变

与脑损伤有关。

(二)有废用综合征的危险

与肢体痉挛性瘫痪有关。

(三)营养失调:低于机体需要量

与脑性瘫痪造成的进食困难有关。

七、护理措施

小儿脑瘫需加强患儿的护理,注意营养状况。对言语障碍及智能不全者,加强语言训练、音乐文体训练,提高智能。进行理疗、体疗、按摩,改善和提高患肢的运动功能。患儿需训练正确的卧姿、抱姿,给予运动训练,头部稳定性、翻身、坐位爬行、跪立、站立、行走、语言等训练。给予一种集体的游戏式的综合康复方法,利用认识、感觉交流的方式,对患儿日常生活给予各种刺激,逐渐形成功能性动作。

第三节 化脓性脑膜炎

一、概述

化脓性脑膜炎(purulent meningitis)简称化脑,是由各种化脓性细菌引起的以脑膜炎症为主的中枢神经系统感染性疾病。以头痛、发热、喷射性呕吐、惊厥、脑膜刺激征阳性等为临床特点。任何年龄均可患病,但绝大多数化脑发生在 5 岁以内儿童。

脑膜炎奈瑟菌所致的化脑亦称流行性脑脊髓膜炎(简称流脑),具有流行性,属传染病范畴,其他化脑最常见的致病菌有 B 型流感嗜血杆菌与肺炎链球菌。新生儿化脑致病菌常为大肠埃希菌。本节讨论除脑膜炎奈瑟菌脑膜炎以外的化脑。

二、诊断与鉴别诊断

(一)病史采集

1.现病史

对新生儿及 2 个月以内婴儿,询问有无发热或体温波动、拒乳、吐奶、少动、嗜睡、凝视、尖叫及抽搐,有无呼吸暂停、心率慢、发绀。对 3 个月至 2 岁婴儿询问有无前驱的呼吸道、消化道感染症状,有无发热、呕吐、烦躁、易激惹、抽搐、嗜睡或昏迷。对 2 岁以上小儿询问有无发热、头痛、呕吐、抽搐、肌肉关节痛、倦怠、无力、嗜睡或昏迷等。

2.过去史

对新生儿及 2 个月以内婴儿,询问出生时有无窒息、新生儿肺炎、尿布疹、脐炎、皮肤疖肿、母亲感染史。对 2 个月以上小儿询问有无抽搐、脑膜炎、颅内肿瘤、颅脑外伤、副鼻窦炎、中耳炎、乳突炎、头面部软组织感染、颅骨或脊柱骨髓炎、皮毛窦感染、脑脊膜膨出病史。

3.个人史

询问出生时有无窒息史,喂养史中应注意是否母乳喂养、添加辅食,有无服用维生素 D 制剂。预防接种史中注意有无接种流感嗜血杆菌疫苗。

(二)体格检查

1.全身情况及生命体征

注意反应情况、体温、意识状态的变化。如有心率减慢、血压升高、瞳孔不等大、对光反应迟钝或消失、呼吸深浅不一或不规则,进而呼吸衰竭,提示有脑疝发生。

2.神经系统检查

检查各种深浅反射、肌张力。前囟饱满、隆起,提示颅内压增高明显。此外,可有颈抵抗、巴宾斯基征、凯尔尼格征阳性,中枢性脑神经麻痹及肢体瘫痪。

(三)辅助检查

1.常规检查

(1)血常规:显示白细胞明显增多,中性粒细胞明显增高。

(2)脑脊液常规:可见白细胞明显增多,可达 $1.0 \times 10^9/L$,以中性粒细胞为主。脑脊液蛋白增高,可超过 1.0g/L,糖含量降低。脑脊液涂片或培养可找到细菌。脑脊液免疫学检查有细菌抗原,或分子生物学检查发现细菌核酸。

2.其他检查

(1)血培养:化脓性脑膜炎时其不一定获阳性结果,但仍是明确病原菌的重要方法。新生儿化脓性脑膜炎的血培养阳性率较高。

(2)皮肤瘀斑涂片找病原菌。

(3)脑脊液特殊检查:免疫学检查有细菌抗原,或分子生物学检查发现细菌核酸。

(4)对有异常定位体征、治疗中持续发热、头围增大、颅内压显著增高而疑有并发症者,可进行颅脑 CT 检查。

(四)诊断

具有下述第(1)、第(4)、第(6)项,伴或不伴第(2)、第(3)项,可临床诊断为化脓性脑膜炎,如同时具有第(5)项,则可做病原学确诊。

(1)婴儿有凝视、尖叫、前囟饱满、颅缝增宽、抽搐。幼儿有发热、头痛、呕吐,可有惊厥、昏迷,可出现脑疝体征。体检有颈抵抗,巴宾斯基征和凯尔尼格征阳性。

(2)部分患儿可有第Ⅱ、第Ⅲ、第Ⅵ、第Ⅶ、第Ⅷ对脑神经受累表现或肢体瘫痪。如有颅内脓肿、硬膜下积液、脑积水、静脉窦栓塞等并发症,可有视神经盘水肿。

(3)血常规检查白细胞明显增多,中性粒细胞明显增高。严重者有时可不增多。

(4)脑脊液中白细胞明显增多,常 $>500 \times 10^6/L$,中性粒细胞占优势,潘氏试验阳性,蛋白质含量明显增高,葡萄糖减少。

(5)脑脊液涂片或培养找到细菌,或免疫学检查有细菌抗原,或分子生物学检查发现细菌核酸。

(6)排除结核性脑膜炎、病毒性脑膜炎、真菌性脑膜炎等。

(五)鉴别诊断

1.病毒性脑膜炎

感染中毒症状不及化脑重,CRP 不高,脑脊液细胞学检查细胞数 $<200 \times 10^6/L$,以淋巴细胞和单核细胞为主,蛋白正常、糖正常或接近正常。病毒分离,血清病毒抗原、抗体动态检测有助于诊断。

2.结核性脑膜炎

多缓慢起病,病史中有结核感染和接触史。脑脊液外观呈毛玻璃状,细胞数增多,但多不超过 $500 \times 10^6/L$,糖含量明显减少,蛋白质含量明显增高。脑脊液细胞学检查仅在早期渗出期可有中性粒细胞占优势,其他均以淋巴细胞和单核细胞为主。脑脊液薄膜抗酸染色、培养找到结核分枝杆菌均有助于诊断。PCR 检查脑脊液结核分枝杆菌 DNA 可阳性。

3.流行性脑脊髓膜炎

具有流行趋势,见于冬春季。起病急骤,进展快,早期皮肤可有出血点或瘀斑,重症可有华弗综合征表现。咽拭子、血液、皮肤瘀点涂片找到脑膜炎奈瑟菌可确诊。

4.Mollaret 脑膜炎

病程迁延,可反复多次发生脑脊液类似化脑改变,但无细菌学、血清学方面的感染证据。有的病例脑脊液内可见 Mollaret 细胞,为一种大单核细胞。抗生素治疗效果不佳,激素治疗有效。

5.隐球菌脑膜炎

多缓慢起病,反复剧烈头痛,不同程度发热,呕吐,常可间隙性自然缓解。家中常饲养鸽子。脑脊液改变与结核性脑膜炎相似,脑脊液涂片墨汁染色可见隐球菌孢子,真菌培养阳性。

三、治疗

(一)一般治疗

卧床休息,加强营养。病初数日应严密观察各项生命体征、意识、瞳孔和血电解质浓度,维持水、电解质平衡。

(二)药物治疗

1.抗生素治疗

(1)用药原则:①尽早采用抗生素静脉注射治疗。②选用可穿透血－脑屏障、脑脊液浓度高的抗生素。③脑脊液细菌培养阳性时,根据药敏试验选用抗生素。④剂量、疗程应足够。

(2)病原菌不明时的初始治疗:①青霉素＋氯霉素疗法,青霉素,每天 40 万～80 万 U/kg,分 4 次静脉快速滴入,氯霉素,每天 50～100mg/kg,每天 1 次;疗程为 2～3 周。应用氯霉素应注意不良反应,如灰婴综合征和骨髓抑制。②头孢曲松,每天 100mg/kg,分 2 次静脉滴注,12h1 次,疗程为 2～3 周。原则是全疗程抗生素剂量不减。③其他抗生素有头孢呋辛或头孢噻肟,剂量每天 200mg/kg,分 2～3 次静脉滴注,疗程同上。

(3)病原菌明确后的治疗:应参照细菌药物敏感试验结果选用抗生素。

2.糖皮质激素治疗

抗生素开始治疗的同时应用地塞米松,每天 0.4～0.6mg/kg,分 3～4 次静脉推注,可在抗生素应用前 15～30min 或同时给予。疗程 3～5d。

(三)降低颅内压治疗

早期应用脱水剂,20%甘露醇,首剂可 0.5～1.0g/kg,以后每次 0.25～0.5g/kg 为佳,可根据颅内压增高程度增加注射次数。但不增加每次的剂量,以免造成脑膜粘连、脑积水等并发症。疗程 5～7d。

(四)对症治疗

包括处理高热、惊厥、休克等。脑性低钠血症者限制液体入量,适当补充钠盐。

（五）并发症治疗

1.硬膜下积液

积液不多,无颅内压增高的病例不需要穿刺。有颅内压增高症状时,应穿刺放液,每次不超过 30mL/侧。穿刺放液后可注射庆大霉素（1000～3000U/次）,防止感染。每天或隔天 1 次。1～2 周后再酌情延长穿刺间隔。个别患儿虽经反复穿刺放液,积液量仍不减少且有颅内压增高症状存在时,可考虑外科手术摘除囊膜。

2.脑室管膜炎

疑有脑室管膜炎,特别影像学上有脑室扩大病例应及早脑室穿刺,控制性引流并每天注入抗生素。

3.脑性低钠血症

限制液体入量,适当补充钠盐。

四、预后

对化脑患儿如能早期诊断和正规治疗,大多能治愈；如未能早期诊断和正规治疗,预后较差,可产生并发症及后遗症。

五、护理目标

（1）患儿颅高压等并发症得到及时救治。

（2）患儿体温恢复正常。

（3）患儿没有受伤的情况发生。

六、护理措施

（1）协助其将患儿头偏向向一侧。

（2）口腔保护以免舌咬伤。

（3）拉好床挡,避免躁动及惊厥时受伤或坠床。

（4）保持呼吸道通畅避免窒息。

（5）必要时应给予镇静剂。

第四节　病毒性脑炎

一、概述

急性病毒性脑炎（acute viral encephalitis）,是病毒感染引起的急性脑实质炎性疾病。其临床表现轻重不一,轻者预后良好,重者可留有后遗症甚至导致死亡。病原学上绝大多数为肠道病毒,夏秋季多见,大多见于 2～6 岁小儿。单纯疱疹病毒所致的脑炎一年四季散发,可见于所有年龄儿童。

二、诊断与鉴别诊断

（一）病史采集

1.现病史

询问患儿发病前有无呼吸系统或消化系统症状,如发热、流涕、鼻塞、咽痛、咳嗽,或呕吐、腹泻、胸痛、肌痛等。询问患儿有无头痛、呕吐、嗜睡、意识障碍、精神行为异常、抽搐、步态不稳、言语不清、吞咽困难、肢体瘫痪等。

2.过去史

询问有无麻疹、水痘、风疹、流行性腮腺炎患儿的接触史,有无结核病接触史,出生时有无窒息史,有无抽搐、颅内肿瘤、颅脑外伤史。

3.个人史

询问出生时有无窒息史、喂养史中应注意是否母乳喂养,添加辅食情况,有无服用维生素D制剂。预防接种史中注意麻疹、风疹、流行性腮腺炎疫苗的接种。

(二)体格检查

1.全身情况及生命体征

注意体温、心率、呼吸、血压、精神反应情况、意识状态、行为的变化。有无发热、皮疹、口唇疱疹、角膜疱疹、腮腺肿大等。

2.神经系统检查

注意有无颈抵抗、脑膜刺激征阳性、前囟饱满或隆起、脑神经病变,检查是否伴失明、失聪、失语、肢体瘫痪、肌力下降。检查各种深浅反射、瞳孔大小与对光反射。轻症脑炎一般意识清楚,部分嗜睡;重症脑炎患儿意识模糊、谵妄,甚至昏迷。精神异常表现为烦躁、兴奋、胡言乱语、哭笑无常、自虐、幻听或幻视。

(三)辅助检查

1.常规检查

(1)血常规:白细胞计数和中性粒细胞比例正常。

(2)脑脊液检查:蛋白质、糖正常,细胞数正常或稍增多,一般不超过 $200 \times 10^6/L$。脑脊液涂片、培养均无细菌发现。可进行脑脊液单纯疱疹病毒、柯萨奇病毒、风疹病毒、ECHO病毒等IgM抗体测定,或应用免疫学方法检查病毒抗原,或应用分子生物学方法检查病毒核酸。

2.其他检查

(1)血清学检查:可进行柯萨奇病毒、风疹病毒、ECHO病毒、EB病毒等IgM抗体测定。

(2)脑电图表现为弥散性 θ 波,重症脑炎出现弥散性不规则高幅 δ 波,也可表现有局灶性 θ、δ 波或为尖波、尖慢波、棘慢波,与临床的一侧偏瘫或抽搐一致。

(3)可进行头颅CT或MRI检查,以排除颅内血管性病变或占位性病变,也可显示早期脑水肿和恢复期的低密度改变。

(四)诊断

具有下述第(1)～(3)项,伴或不伴第(5)项,可临床诊断为本病,如同时具有第(4)项可做病原学确诊。

(1)轻者仅有头痛、呕吐表现而无阳性体征;重者可伴有发热、惊厥、昏迷、脑膜刺激征阳性、局限性神经系统体征。

(2)脑脊液检查可见蛋白质、糖正常,细胞数正常或稍增多,一般不超过 $200 \times 10^6/L$,脑脊液涂片、培养均无细菌发现。脑脊液细胞学检查病初 $1\sim2d$ 可有中性粒细胞,以后以淋巴细胞为主。

（3）排除化脓性脑膜炎、结核性脑膜炎等中枢神经系统疾病。

（4）血清特异性病毒抗体 IgM 阳性或 IgG 恢复期时 4 倍增高。脑脊液中分离出病毒或检测到病毒特异性抗原或抗体，或检出病毒核酸。

（5）脑电图有明显弥散性慢波改变。

（五）鉴别诊断

1.经治性化脓性脑膜炎

临床表现可轻可重，脑脊液常规可类似病毒性脑炎，但脑脊液细胞学中性粒细胞增多可资佐证，抗生素治疗有效。

2.颅内肿瘤

小儿颅内肿瘤好发于脑中线部位及后颅窝。常引起脑脊液循环障碍，颅内压明显增高，但局限性神经系统损害症状较少见。脑脊液细胞学有时可见髓母细胞。头颅 CT 或 MRI 影像学检查有助诊断。

3.猪囊尾蚴病

脑脊液细胞学检查可有嗜酸粒细胞出现，血清学寄生虫特异性抗原或抗体阳性有助明确诊断。

4.其他

根据病毒性脑炎脑脊液特点，可与化脓性脑膜炎、结核性脑膜炎、真菌性脑膜炎区别。

三、治疗

（一）一般治疗

充分营养供给，保持水电解质平衡，纠正酸碱代谢紊乱，昏迷患儿可鼻饲或静脉营养，要注意压疮的护理。保持呼吸道通畅，维持呼吸、循环功能；必要时气管内插管、机械通气。并积极降低颅内压。不能排除细菌性脑膜炎时，应给予经验性抗生素治疗。

（二）药物治疗

控制惊厥，发作时可予地西泮（安定），每次静脉注射 $0.05\sim0.1mg/kg$，总量不超过 4mg，维持量用苯巴比妥，每次 $5mg/kg$，每天 $2\sim3$ 次，疗程控制在 1 周内。恢复期可用神经营养药物如脑活素、胞磷胆碱、甲钴胺片（弥可保）、1,6－二磷酸果糖、ATP、辅酶 A、维生素 C、神经生长因子、神经节苷脂等。

（三）抗病毒治疗

一般病毒性脑膜炎和病毒性脑炎有自限性，不必特殊用药。肠道病毒所致中枢神经系统感染可用利巴韦林静脉滴注，剂量宜用足，每天 $15mg/kg$。如有单纯性疱疹病毒、水痘带状疱疹病毒感染证据，首选阿昔洛韦，每次 $10mg/kg$，每 8h 静脉滴注 1 次，每次应在 1h 内滴完，疗程 $1\sim2$ 周。单纯性疱疹病毒、EB 病毒感染可用更昔洛韦每天 $6\sim8mg/kg$，分 2 次静脉滴注，疗程 2 周。巨细胞病毒感染可用更昔洛韦或膦甲酸钠，更昔洛韦每天 $10mg/kg$，分 2 次静脉滴注，用 14d 后改为每天 $5mg/kg$，每天 1 次静脉滴注，用 6 周。严重巨细胞病毒感染可用膦甲酸钠，每天 $180mg/kg$，分 3 次静脉滴注，用 14d 改为每天 $90mg/kg$，每天 1 次静脉滴注，用 6 周。其他抗病毒药可用干扰素、阿糖腺苷等。对严重患儿可同时应用免疫球蛋白，每天 $400mg/kg$，静脉滴注，用 $3\sim5d$。

（四）恢复期治疗

对恢复期患儿或有后遗症者，可进行康复治疗。根据具体情况及时进行主动或被动功能锻炼、针灸、按摩、高压氧治疗等。

四、预后

病毒性脑炎轻重不一，大多数属轻型，康复后不遗留任何后遗症。少数单纯性疱疹病毒脑炎症状较重，预后差。重型有脑神经或运动神经永久损伤表现，少数有智力减退。

五、预防

除注意体格锻炼外，注射各种减毒病毒疫苗（麻疹、流行性腮腺炎、风疹疫苗等）是预防病毒性脑炎的根本途径。

六、护理评估

（一）健康史

（1）近 1～3 周有无呼吸道及消化道感染。

（2）有无接触动物或被昆虫叮咬史。

（3）流行病史。

（4）预防接种史。

（二）身体状况

多呈急性起病，病情的轻重与病变部位有关。

1.病毒性脑膜炎

常有烦躁不安，易激惹，较少发生严重意识障碍、惊厥。

2.病毒性脑炎

（1）前驱症状：急性全身感染症状。

（2）中枢神经系统症状：惊厥、意识障碍、颅内压增高、运动功能障碍、精神障碍。

（3）病程：一般 2～3 周。

七、护理问题

（一）体温过高

与病毒血症有关。

（二）有受伤的危险

与惊厥有关。

（三）急性意识障碍

与脑实质炎症有关。

（四）躯体活动障碍

与昏迷、瘫痪有关。

（五）潜在并发症

颅内压增高。

八、护理措施

（1）保持安静，测体温并观察伴随症状。

（2）按患儿热量需要制订饮食计划，少量多餐，注意食物的调配，增加患儿食欲。

（3）给予舒适的卧位，颅内高压者抬高头部 15°～30°，保持中位线。有脑疝发生时，应选择平卧位。呕吐时须将头侧向一边，防止窒息。

第五节　热性惊厥

一、概述

热性惊厥（febrile seizures，FS）是指 6 岁以内儿童（不包括新生儿）在非中枢神经系统感染所致发热而诱发出现的惊厥。过去国内曾将本病称为高热惊厥。FS 的发病率为 5%～6%，首次发作最多见于 6 个月至 3 岁儿童。本病的发病原因尚无定论，遗传因素是惊厥的倾向，发热是惊厥的条件，感染是引起发热的原因，和年龄有关，发育阶段是机体发病的内在基础。

二、诊断要点

（一）临床表现

FS 发作多在原发疾病（如急性上呼吸道感染）初期体温骤然升高时发生，惊厥发作时体温多在 38℃ 以上，甚至超过 40℃。惊厥多在发热后的 24h 内发生。在同一热病过程中，一般只发作 1 次惊厥，有 1/4～1/3 的患儿发作 2 次或 2 次以上。惊厥发作类型大多数呈全身性发作，如强直－阵挛性发作、强直性发作和阵挛性发作；也可呈局限性发作。发作持续时间短暂，多数发作仅数分钟，绝大多数在 10min 以内，仅少数发作长达 30min 以上而呈惊厥持续状态。首次 FS 后约 1/3 病例有复发，尤其是 1 岁以内、有惊厥家族史的复杂型 FS 更易复发。有 2%～7% 可转变为癫痫。

FS 转为癫痫的危险因素：

(1)原有神经系统异常。

(2)有癫痫家族史。

(3)首次发作为复杂型 FS，FS 可分为以下两型。

1)简单型：发作形式呈全身性，持续时间不超过 15min，一次热病过程中仅发作 1 次，发作前后神经系统无异常。

2)复杂型：发作形式呈局限性，持续时间 15min 以上，一次热病过程中惊厥发作 2 次或 2 次以上，发作前可有神经系统异常。

近年来有学者提出 6 岁以后儿童在颅外感染时仍有发热抽搐或伴有无热惊厥，则称为热性惊厥附加症（febrile seizures plusFS＋）。其中全身性癫痫伴热性惊厥附加症（generalized epilesies withfebrile seizures plus，GEFS＋）是一种于儿童期起病的新的癫痫综合征，多为常染色体显性遗传伴不完全外显率，40% 仅表现为典型热性惊厥（6 岁前停止发作），其余患儿 6 岁后继续出现有热或无热的多种形式癫痫发作，病程大多自限，一般在 25 岁前停止发作。

（二）辅助检查

1.脑电图

FS 发作后 1 周内，1/5～1/3 患儿脑电背景活动有非特异性慢波活动增多（枕部不对称性慢波),通常在 7～10d 自然消失。

2.脑脊液检查

腰穿脑脊液检查排除中枢神经系统感染。

3.血生化检查

血电解质检查可有低钠血症,血糖检查可有一过性高血糖症。

4.感染常规检查

针对原发病作病毒或细菌感染化验检查。

三、治疗

FS 的治疗,要兼顾止痉、退热、治疗原发病和预防复发。

(一)控制惊厥发作

对短暂发作,数分钟内自行停止者不必用止痉药。对长时间发作者,在保持呼吸道通畅的前提下应用止痉药,常选用氯硝西泮 0.02～0.06mg/kg/次静脉注射或 10% 水合氯醛 50mg 0.5mg/kg/次口服或灌肠(一次不超过 10mL)。惊厥控制后仍可继续应用抗惊厥药物,常用苯巴比妥 6～10mg/(kg·d),直至热退为止。

(二)退热

物理降温、药物降温。

(三)常用的药物

1.安定(valium)(地西泮,diazepam)

剂量:0.25～0.5mg/(kg·d),iv.或 0.5mg/(kg·d)保留灌肠,最大量 10mg。

起效:1～2min 起效,维持 20～30min;15～20min 后可重复给药 1 次,每日可重复 2～3 次。

不良反应:严重者可引起呼吸抑制、血压下降。

注意点:避免 im,6 个月内婴儿慎用,稀释后产生白色雾状物不影响药效。

2.氯硝基安定(氯硝西泮,clonazepam)

剂量:0.02～0.06mg/(kg),iv 或 im,可直肠给药或静脉缓慢滴注,最大量<4mg。

起效:20～30min 起效,维持 6～8h;每 12～24h 可重复 1 次;抗惊厥作用比安定强 5～10 倍。

不良反应:嗜睡、乏力,iv 过快对心血管和呼吸系统有抑制作用。

3.咪唑安定(咪达唑仑,力月西,midazolam)

剂量:0.05～0.3mg/(kg·d),iv。

起效:起效快,维持时间 1～5h;因维持时间短,必要时可按 1～2μg/(kg·min)静脉维持;如果惊厥持续发作,每 15～20min 增加 1μg/(kg·min)直至发作控制;用最大有效量维持 24～48h 后再按每 15min～2h 减少 1μg/(kg·min)的速率逐渐撤药直到停药。

4.苯巴比妥钠(鲁米那,phenobarbital)

剂量:止痉量 5～8mg/(kg·d),负荷量 15～20mg/kg,im 或 iv。用法:im 时首次取负荷量一半即 8～10mg/kg,间隔 2～4h 再用剩余半量 1 次;iv 时首次 10～15mg/kg,如 15～20min 发作未控制再用 5mg/kg,总量可达 30mg/kg;负荷量 24h 后用维持量 3～5mg/(kg·d)。

不良反应:嗜睡,兴奋(反常症状),皮疹,认知损害,随剂量加大出现呼吸抑制及低血压。

5.丙戊酸钠(valprooate)

剂量:首次剂量 15mg/kg iv,30min 后以 1mg/(kg·h)速度静脉滴注(+NS 或 5%GS 中)维持 5~6h,总量 20~30mg/kg。

不良反应:不影响意识,但可引起肝脏损害;<2 岁儿童致死性肝坏死发生率高达 1/800,多在用药 3d 至 6 个月出现,可能为过敏或特异质反应。

6.10%水合氯醛(chloral hydrate)

用法:30mg(0.3mL)~50mg(0.5m)/(kg·d),口服或保留灌肠。

起效:15~30min 起效,数分钟在体内消除而被酒精脱氢酶还原成活性代谢产物三氯酒精($T_{1/2}$ 8~10h)。

不良反应:口服可致恶心、呕吐等,主要不良反应是中枢神经系统抑制;大剂量应用时对心肌、肝脏有损害,可致呼吸抑制、血压下降、昏迷等急性中毒症状(致死量为 10g)。

注意:药物过敏者发病急,进展快,易致死亡。一旦出现应首选肾上腺素治疗,既能升高血压,又能对抗呼吸道黏膜水肿和支气管痉挛,并且起效迅速。

(四)对症治疗

降低体温、防止脑水肿、降低颅内压。

(五)病因治疗

尽快找出病因,予以相应治疗。

(六)预防复发

对于复杂型 FS 或 FS+,可行 1~2 年的长期预防服药。可供选用的药物有苯巴比妥钠 3~5mg/(kg·d),丙戊酸钠 20~40mg/(kg·d),或妥泰(托吡酯)3~6mg/(kg·d)。

四、护理问题

(一)有窒息的危险

与惊厥发作、意识障碍、喉痉挛或误吸有关。

(二)有受伤的危险

与抽搐、意识丧失有关。

(三)体温过高

与感染或惊厥持续状态有关。

(四)潜在并发症

脑水肿、颅内压增高。

五、护理措施

(一)热性惊厥发作时的护理

1.保持呼吸道通畅

出现惊厥时,应立即将患儿平卧,松解领扣、裤带,头偏向一侧,及时清除口鼻、咽喉分泌物,防止分泌物吸入引起窒息。备好吸痰器和气管插管用具。若出现窒息时,应立即吸出呼吸道分泌物,施行人工呼吸。必要时上下臼齿间放置纱布包裹的开口器或压舌板,以防舌咬伤,舌后坠者以舌钳将舌拉出,但牙关紧闭时不宜强力撬开以免损伤牙齿,不要按压患儿肢体,以免引起骨折。观察发作形式,加强防护,加用床栏。

2.中流量或高流量给氧

改善机体缺氧状况,以减少缺氧缺血性脑损伤。在给氧过程中密切观察缺氧是否改善,鼻导管是否通畅。

3.控制惊厥

迅速建立静脉通路,根据医嘱应用止痉药。缓慢静推安定能有效控制抽搐发作,同时以鲁米那、水合氯醛作为辅助用药。

4.降温

体温升高明显者,物理降温可选用温水擦浴、头部冷敷等措施。避免擦前胸、后背及腹部,以免引起不适,主要擦拭颈部两侧、肘窝、腹股沟、腘窝处,以利于散热。同时遵医嘱予药物降温,控制感染,并做好皮肤和口腔护理。

5.对家属的健康宣教

家属因患儿突如其来的抽搐发作,存在紧张、焦虑、惊恐不安甚至烦躁、暴怒等负性情绪。因此,医护人员应迅速到位,镇定自如,保持安静,处置熟练准确,并守护于患儿身旁,以取得患儿家属的信任,消除恐惧心理。减少室内的响声,禁止给患儿一切不必要的刺激,室内灯光应柔和。在为患儿吸氧、输液等操作结束后,责任护士应及时向家属自我介绍,并介绍主管医生,告之呼叫的方法,向家属说明惊厥多发生在体温上升初期,一般1次疾病过程中只发作1次,以稳定家属情绪。同时讲解热性惊厥的发病机制、治疗原则、发热可能持续的时间,使家属对疾病有初步了解,积极配合医生明确惊厥的原因,如做脑电图、CT等。

(二)惊厥控制后的护理

1.密切观察病情变化

随时观察体温、脉搏、呼吸、血压、面色、瞳孔、意识等重要生命体征,重复联合用药者应注意有无呼吸抑制情况,发现异常及时通报医生,以便采取紧急抢救措施。注意观察呼吸及瞳孔的变化,以便及时发现脑水肿早期症状,及时通知医生,按医嘱使用脱水剂,预防脑疝的发生。

2.保持病室安静,禁止一切不必要的刺激

光线不宜过强,诊疗护理患儿时动作轻柔敏捷,并尽可能集中进行,避免一切不必要刺激,以免因护理不当再次引起惊厥发作。病床安置护栏,以防坠床。

3.饮食护理

给予流质或半流质饮食,予清淡、易消化、高热量、高蛋白饮食,如鸡蛋、牛奶、红枣汤、麦片、藕粉等,鼓励多饮水或选择喜欢的果汁、饮料,避免因降温过快、出汗过多引起虚脱。

4.纠正家属的认识误区

部分家属因害怕高热引起脑损害或害怕体温升高再次抽搐,在患儿体温上升发冷时即要求冰袋降温,或给予温水擦浴,或在腋温38℃以下就要求使用退热药物。应向家属说明发冷时应增加保暖措施,以防引起或加重寒战,体温上升更快。一旦四肢暖和,应松解衣被,以利散热,避免直吹对流风。建议无高热惊厥史患儿腋温38.5℃时立即行药物降温,而有高热惊厥患儿,腋温38℃左右即行药物降温。

（三）出院时的护理

1.指导家属正确测量观察体温

指导体温测量的正确方法,如插入肛表的深度、测量时间等。识别体温升高的早期表现和体征,如患儿精神不振、怕冷、寒战、肢端发凉、呼吸加快等。

2.讲授常用退热方法

体温升高时给予口服美林或双氯芬酸钠栓塞肛等退热。说明药物的作用、不良反应、注意事项。讲解温水擦浴、冰袋冷敷等物理降温的方法、好处。

3.热性惊厥的预防

对患儿家属做好耐心细致的宣教,让家属思想上做好准备,认识到高热惊厥复发的可能性及预防的可行性和重要性,并备好一切必要的急救物品和药品,如体温计、压舌板、退热药、止痉药等。一是家属平时应鼓励患儿多进行户外活动,注意锻炼身体,使孩子逐渐适应外界环境的冷热变化,增强抵抗力,预防上呼吸道感染。同时注意合理的饮食,尽量减少或避免在婴幼儿期患急性发热性疾病。二是对复杂型高热惊厥患儿根据不同情况间歇或长期服用抗惊厥药物。

第六节　癫痫

一、概述

癫痫（epilepsy）是一种发作性疾病,是由于大脑神经元异常过度同步化活动所引起的一过性体征及症状,是神经系统常见疾病之一。其患病率为 $3\% \sim 6\%$ 。因脑内异常放电的部位和范围不同,临床表现出来的症状也不相同,有的为全身性发作,有的为部分性发作。其形式有的为一过性的意识障碍、运动性抽搐、自主神经功能紊乱、感觉、情感异常或精神行为的异常。

二、病因与分类

引起癫痫的病因很多,可分为特发性、症状性、隐源性 3 种。

（一）特发性癫痫（idiopathic epilepsy）

也称原发性癫痫,这类患儿脑部并未发现足以解释症状的器质性改变或代谢功能异常,多数患儿在某一特定年龄段起病,首次发病常见于儿童或青少年期,与遗传因素关系密切,脑电图和临床表现具有特征性。

（二）症状性癫痫（symptomatic epilepsy）

由各种明确的脑部器质性改变或代谢功能异常所致,大多数癫痫为此种,发病无年龄特异性。

1.脑部疾病

（1）先天性疾病:各种脑部畸形、遗传代谢性脑病、脑积水、皮质发育障碍。

（2）颅脑外伤:母亲生产时导致的产伤多为新生儿及婴儿癫痫的常见原因。

（3）脑血管疾病:各种脑血管疾病引起的出血或栓塞都可导致癫痫的发生。

(4)中枢神经系统感染:颅内感染导致脑组织充血、水肿及产生的各种毒素都是引起癫痫发作的原因,而愈后产生的瘢痕和粘连也可导致癫痫的发作。脑内寄生虫引起的感染也是癫痫发作的病因之一。

(5)脑肿瘤:各种原发或继发于脑部的肿瘤都可引起癫痫的发作,多在成年期开始。有研究表明,少数胶质细胞瘤最易引起癫痫的发作,脑膜瘤和星形细胞瘤次之。

2.全身性疾病

(1)各种原因导致的脑组织缺氧:一些代谢性疾病,如先天性脂类、糖、氨基酸等代谢异常等。

(2)药物或毒物、重金属导致的中毒。

(3)内科疾病导致的神经系统并发症如肝性脑病。

(三)隐源性癫痫(cryptogenic epilepsy)

未找到病因。

三、临床表现

癫痫的发作形式多种多样,为发作性、短暂性、重复性、刻板性。可分为部分性发作及全身性发作。其主要区别为脑电图异常及临床有无意识丧失。

(一)部分性发作

又称局灶性或局限性发作,神经元过度放电起源于脑的某一部位。主要包括简单部分性发作及复杂部分性发作,这两种发作均可继发于全身性发作。

1.运动性发作

发作形式多样,与脑运动皮质某一部位受损有关,表现为躯体某个部位发生抽动,如肢体、手、足、手指或面部某部位抽动,不伴有意识丧失。

2.感觉性发作

表现为发作性躯体感觉异常及特殊感觉异常,如针刺感、麻木感、幻视、幻嗅、发作性味觉异常等。

3.自主神经症状性发作

发作时表现为上腹不适、呕吐、面色苍白或潮红、出汗、竖毛、瞳孔散大或尿失禁等。

4.精神症状发作

发作时常伴有不同程度的意识丧失。如对熟悉的环境感到陌生、人格解体等。

5.复杂性发作

发作时脑电图为单侧或双侧放电,弥散性或局限性于颞区或额颞区,伴有意识障碍。临床常见两种或两种以上简单部分发作内容,一般都有精神症状发作的表现。如不合时宜运动,事后不能回忆等。

6.部分性发作

演变为复杂性发作:表现全身强直—阵挛性发作、强直性发作或阵挛性发作。

(二)全身性发作

指发作一开始两侧半球同时放电,发作时伴有意识障碍。

1.失神发作

没有先兆,发作时突然意识丧失,正在进行的活动停止,表现为谈话突然中断,行走时突然不前,发作过程短者 2～3s,长者可达到 30s 或更长。

2.肌阵挛发作

发作时某个肌肉或肌群突然快速有力的收缩,表现为突然点头、躯干前倾或后仰等。

3.阵挛性发作

有意识丧失,同一组肌群有规律的长时间肌阵挛,躯干和肢体有节律性抽动。

4.强直性发作

是一种僵硬的强烈的肌肉收缩,躯体固定在某种姿势,持续时间为 5～20s。

5.强直—阵挛性发作

发作时突然意识丧失,全身骨骼肌强直性痉挛,跌倒,发出尖锐叫声,之后面色青紫、双眼凝视、眼球上翻,10s 后进入阵发痉挛期,全身成节律性地抽动,口吐白沫,阵挛进入昏睡状态,时间从数分钟至数小时不等,醒后可诉头痛,对发作情形不能忆及。

6.失张力发作

突然发生肌张力丧失,不能维持正常姿势。

(三)分类不明的发作

包括新生儿发作,节律性眼运动、咀嚼运动、游泳式动作,颤抖和呼吸暂停等。

(四)癫痫持续状态

指癫痫连续发作,发作间歇期意识尚未完全恢复且持续 30min 以上,或癫痫发作持续 30min 以上不能缓解者为癫痫持续状态。其发作形式是以强直—阵挛样发作,开始为反复的强直期,以后则为长时间的反复的全身阵挛,发作期间意识不恢复。常见于癫痫治疗过程中突然停用抗癫痫药物、颅内感染、高热惊厥、电解质紊乱、缺血缺氧性脑病等。癫痫持续状态是儿科急症之一,需要及时地给予治疗,尽快控制抽搐发作,减少并发症,促进康复。

四、发病机制

癫痫的发病机制非常复杂,目前尚未完全阐明,主要与以下环节有关。

(一)放电的起始

离子通道结构和功能异常导致离子异常跨膜运动,致使神经元异常放电。

(二)放电的传播

异常高频放电反复诱发周边和远处的神经元同步放电,使得异常电位连续传播。

(三)放电的终止

迄今为止机制尚未完全阐明,可能过度同步放电产生巨大突触后电位激活负反馈机制,以致脑内各层组织主动抑制异常放电扩散,同时减少癫痫灶的传入性冲动。

五、辅助检查

(一)脑电图(EEG)

是诊断癫痫极为有价值的辅助手段,间歇期检查其阳性率可达 50% 以上。若重复检查,并适当选用过度换气、闪光刺激、睡眠及药物等诱发试验,异常率可增加到 90%。目前临床多应用头皮电极脑电图,有常规脑电图、录像脑电图、24h 脑电图等。

（二）视频 EEG(VEEG)

对癫痫的诊断及痫性灶的定位最有价值。

（三）头部影像学检查

CT、MRI 检查,可确定脑部器质性病变,也可做出病因诊断。

（四）生化检查

血常规、血糖、血寄生虫等。

（五）DSA 检查

了解是否有脑血管病变。

六、治疗原则

完全控制发作,避免药物不良反应,提高生活质量。多数患儿在发作 2 次以上才需要用药。在合理用药的前提下,75％～80％的患儿发作可得到理想的控制。

(1)按照癫痫及癫痫综合征的类型选择用药,以单种药物治疗为主。单药治疗无效和具有多种发作类型,可考虑联合用药。药物剂量个体化,并坚持长期规律服药。

(2)药物开始使用时,从总量的 1/2～2/3 剂量用起,逐渐增加全量(在医生指导下服用)。

(3)服药至癫痫末次发作后,3～5 年,其中包括 1 年减药过程。药物减量停药过程要缓慢,与服药的时间长短成正比,服药时间长者,减量期相对较长。一般间隔 3～6 个月减量 1 次,每次减少全日总剂量的 1/6～1/4。

(4)监测药物血药浓度,根据发作控制程度调整药物的剂量和种类。同时,避免发生剂量相关性药物不良反应。

(5)常用药物,根据病情选用。

1)苯巴比妥钠:用于各种形式部分发作、强直-阵挛性发作和新生儿惊厥。也可用于小儿热性惊厥的预防治疗。

2)卡马西平(得理多):为临床一线用药。对复杂部分性发作及有精神症状的癫痫有效。

3)丙戊酸钠(德巴金):用于失神发作、肌阵挛、失张力发作。也可用于其他抗癫痫药物无效的各型癫痫。

4)氯硝西泮:用于婴儿痉挛、失张力发作。

5)托吡酯(妥泰):抗痫谱广,除失神发作外其他类型癫痫均有效。

6)开浦兰(左乙拉西坦):与其他抗癫痫药物无相互作用,适宜联合用药。治疗部分性发作、儿童肌阵挛性癫痫。

7)苯妥英钠:仅用于癫痫持续状态。

七、应用抗癫痫药物的安全管理

抗癫痫药物作用的影响因素有年龄、体重、疾病、药物剂型、给药途径、剂量、个体差异、时间影响等。因此应从以下几个方面对癫痫患儿进行安全护理。

（一）年龄、体重

抗癫痫药物一般根据患儿年龄、体重来计算给药剂量,而且不同年龄的患儿对药物的吸收、分布、代谢和消除均有不同的影响。故患儿入院时年龄、体重应准确无误,这样有利于病情的观察,同时保证足够的药量达到理想的治疗效果。

（二）疾病

疾病可影响药物的清除率，尤其是营养不良或有肝肾疾病者，药物清除率降低，在体内积聚，易引起中毒，或使原有病情加重，应加强巡视，密切观察病情变化，有异常情况及时报告医生。

（三）药物剂型

药物剂型与生物利用度有关，抗癫痫药物剂型除了口服片剂及注射剂外，还可以使用缓释片，以减少服药次数并维持有效血药浓度，如服用德巴金缓释片时应注意不可嚼碎以免影响缓释效果；而服用丙戊酸钠糖浆口服液时，服药前应摇匀药液，以免剂量误差，影响生物利用度，药物效价降低，达不到治疗效果。

（四）给药途径和剂量

大多数抗癫痫药是口服给药，对于年龄较小的婴幼儿，用药剂量较小，应注意取药的方法，以保证药物剂量的准确性，达到理想的治疗效果。如药片可用专门的分药器分为几份，药液可分别用 2mL 或 5mL 注射器抽吸。静脉注射用于治疗癫痫持续状态时，如咪达唑仑、苯妥英钠、氯硝西泮、苯巴比妥钠等抗癫痫药物，注射速度不宜过快，以免引起呼吸抑制。如咪达唑仑一般不超过 1mg/min，而苯巴比妥钠一般用于肌肉注射。

（五）个体差异、时间影响

不同患儿对药物所产生的反应不同，应注意观察，对有出现中毒征兆的患儿应及时报告医生，以便医生能根据病情及时调整用药。有些药物的清除率昼夜波动，可根据药物的特性及患儿的发作规律来确定服药时间，可达到更理想的治疗效果。

（六）注意抗癫痫药物的不良反应

有些患儿服用苯巴比妥钠时可出现反常的兴奋、多动和行为异常及嗜睡等不良反应，应密切观察，防止坠床等意外事故的发生。

八、护理措施

（一）发作期护理

1.防受伤

（1）防摔伤：嘱患儿家属，当患儿有发作先兆时立即平卧，头偏向一侧，年长的患儿有眼镜的摘下眼镜；婴幼儿立即放置于床上，以便观察抽搐情况。

（2）防擦伤或碰伤：顺势保护患儿抽动的关节和肢体，可用枕头或其他软物保护大关节不至碰撞床栏等硬物，在背后垫一卷衣被之类的软物可以防止椎骨骨折。

（3）防止肌肉关节的损伤、骨折或脱臼：切勿强行按压试图制止患儿的抽搐动作或抽动的肢体。

（4）防颈椎压缩性骨折或下颌关节脱臼：对强直期头颅过度后仰、下颌过张或阵挛期下颌关节抽动的患儿，应一手用力托住患儿后枕，另一手扶托下颌。

（5）防舌咬伤：将折叠成条状的毛巾或缠以纱布的压舌板，迅速于抽搐之前或强直期张口时置于其上下臼齿间，或放牙垫，切忌在阵挛时强行放入。

（6）防突然发作时坠床：保持床栏一直竖起来。

（7）防自伤或伤人：对情绪激动、精神症状明显，有自伤自残、伤人毁物潜在危险的患儿，要严格控制其行为，必要时保护性约束肢体或躯干，收拣或移开可能造成伤害的所有物品。

(8)遵医嘱使用抗惊厥药物,从速控制发作。

(9)癫痫频繁发作、癫痫持续状态者切忌测量口温和肛温,以防咬破体温计误吞水银,引起中毒。

(10)癫痫持续状态发作者使用床栏保护,躁动患儿给予保护性约束肢体,发作后及恢复期患儿应有家属陪伴。

2.防窒息

(1)解除任何限制活动的束带(如松解衣领及腰带等)。

(2)牙关紧闭者用牙垫或纱布包裹的压舌板置于上、下臼齿间,防舌咬伤。

(3)舌后坠者用包有纱布的压舌板及舌钳将舌拉出。

(4)让患儿侧卧位或头偏向一侧,以利口鼻分泌物流出。

(5)及时负压吸出口腔和呼吸道分泌物。

3.需观察内容

(1)发作时应注意观察面色、嘴唇颜色(是否发绀)的变化,肢体抽动时情况(是一侧肢体抽动还是双侧肢体抽动),对判断病灶定位有帮助。

(2)3岁以上患儿呼唤其姓名、或问简单问题以判断患儿发作时的意识。

(3)瞳孔的变化(抽搐发作时双侧瞳孔散大)。

(4)运动性症状、自动症及发作演变过程。

(5)发作时有无大小便失禁。

(6)发作后意识恢复情况。

(7)发作后有无头痛、乏力或肌肉酸痛。

(8)意识恢复后检查有无肢体瘫痪。

(9)发作结束、意识恢复后让较大患儿复述发作时的情况或感受。

4.防压疮

抽搐发作时常伴有大小便失禁,应及时更换床单、被褥、保证床单位清洁、干燥,预防褥疮等并发症的发生。

(二)药物治疗原则注意事项

(1)愈早治疗效果愈好。

(2)根据发作类型选药。

(3)首先单药治疗。

(4)服药应从小剂量开始。

(5)用药时间、停药、换药严格遵医嘱,牢记随访观察。

(三)服药指导

(1)认识坚持正规服药的重要性和必要性,不可随意停药或减量。突然停药或减量可诱发严重的癫痫持续状态。

(2)开始药量宜小,以后及时调整药量。

(3)长期规律服药,保证有效的药物浓度,在发作完全停止以后,药量不必减少,继续服2～4年,然后经1～2年的减药过程,最后停药。

(4)定期复查以判断疗效调整药量。监测肝、肾功能,注意药物的不良反应。

(5)长期服用抗癫痫药可使维生素 D、维生素 K、叶酸缺乏,必要时可以补充。

(四)生活指导

(1)外出活动携带卡片,卡片上注明姓名、诊断、用药名称、家庭住址、电话、联系人等。

(2)劳逸结合、避免过度劳累、过度运动,避免长时间电脑游戏、情绪大起大落。

(3)睡眠充足、规律作息。

(4)指导家属注意患儿安全,出现癫痫前驱症状时要立即平卧,发作前无先兆者外出时要有家属陪行。

(五)饮食指导

(1)保持良好的饮食习惯。

(2)饮食宜清淡,防过饥过饱。

(3)忌辛辣刺激性强的食物。

(六)心理护理

1.癫痫患儿的心理安全护理

(1)建立良好的护患关系。对患儿热情接待,做到言语亲切,态度和蔼,可通过抚摸患儿的头部和手等肢体语言,让患儿产生亲切感,消除患儿的恐惧心理。

(2)因患儿往往有悲观消极情绪,严重时甚至产生厌世、轻生念头,可通过讲故事的方式,耐心细致地教导,帮助患儿树立战胜疾病的信心,从而能积极配合医生的治疗,取得理想的效果。

(3)陪同患儿多参加娱乐活动,能分散注意力,使其性格更开朗,保持乐观向上心态,消除焦虑紧张情绪。

(4)对于有攻击行为(身体或语言)甚至自我伤害的患儿,应加以疏导。居室内严禁放置危险物品,减少自伤和伤害他人的因素。

(5)采用 Beck 的认知治疗方法矫正患儿歪曲的思想模式来进行认知重建。

癫痫患儿由于对自己做负面的价值评价过多,更多地看到自己的弱点或缺陷,如:我有病,我笨,我学习不好,针对这些心理,平时要多观察患儿,注意其闪光的一面,加以鼓励,激发其潜能,从而提高自我意识水平,改善心理素质,增强承受挫折,适应环境的能力。

2.做好家属的心理护理

癫痫患儿家属的心理反应往往很复杂。他们对患儿确诊癫痫后,常常感到恐惧、焦虑、沮丧、否认,甚至在家庭中产生一种神秘而且绝望的压抑气氛,使患儿处在不良的心理状态下,从而给患儿的身心健康带来严重的负面影响,造成治疗更困难或过度呵护患儿,导致患儿社会适应能力下降。医务人员应根据患儿的病情、家属的文化程度因人而异的与家属进行交谈,态度诚恳,强调家属在整个疾病恢复期处于举足轻重的作用,使家属处于最佳接受状态以平常心对待患儿。

九、出院指导

(一)应用抗癫痫药物的安全指导

(1)鼓励患儿家属参与给药安全的培训,加强药物知识宣教,提高患儿及家属识别药物的能力,使患儿家属主动参与用药安全管理,既促进患儿家属对护理工作的认可,又利于安全给药。

(2)传授癫痫知识,强调长期服药的重要性,解释规律服药的必要性和不按规律服药引起的严重后果,加强患儿服药的依从性。

(3)针对家属的不同文化程度做好健康宣教,指导家属在患儿服药期间加强观察,定期检查,及时复诊。

(二)日常生活的安全指导

(1)患儿生活要有规律,保证足够的休息和睡眠,避免劳累。室内空气保持流通,预防感冒,饮食宜清淡而富有营养,减少诱发因素。

(2)传授一些发作时应急处理的技巧,尽量减少家庭护理中意外伤害的发生。如日常活动中出现癫痫发作时,家属不要惊慌,应根据具体情况采取一些预防措施,保护患儿免受跌倒、摔伤等意外伤害,但不要采用使劲按压住患儿正在抽搐的肢体等动作,更不可在患儿口中放置毛巾、筷子、压舌板或手指等任何物品,因这些操作对患儿没有任何帮助,并有引起窒息或损伤患儿牙齿的危险。一般情况下,癫痫发作有一定的自限性,如短时间内发作缓解并能完全恢复到正常状态,无须立即送医院就诊,但应将发作情况记录在癫痫日志上,也可用手机拍下发作的全过程,以便复诊时向医生报告。如发作持续约5min仍未缓解,应及时与社区医疗机构联系进行紧急处理,必要时向专科医院转诊。

(3)缓解期的患儿可自由活动,但不能单独外出,游泳必须有大人陪同,禁止攀高,防止意外事故发生。

(4)鼓励癫痫患儿进行适当的体育运动,增强体质,提高生活质量,乐观向上,更好地适应社会。多数研究结果显示参加体育运动的患儿明显比不活动的患儿发作减少,心理障碍减轻。当然运动方式和强度应根据发作的诱因及被控制的程度而个体化,发作较频繁者及曾在运动中或运动后发作的患儿应禁止。

第七节　急性脊髓炎

一、概述

急性脊髓炎(acutc myelitis)是指原因不明的急性横贯性脊髓受累,又称急性横贯性脊髓炎(acute transverse myelitis,ATM)。临床特征为病损肢体瘫痪,传导束性感觉丧失和膀胱直肠功能障碍。

二、病因

本病常有病毒感染作为前驱症状,如麻疹、水痘、疱疹、风疹、腮腺炎、EB病毒感染、流感病毒、埃可病毒及其他累及呼吸道或消化道的病毒感染。人类免疫缺陷病毒(HIV)也可伴脊髓炎。

三、病理

脊髓的灰质和白质有坏死性病变,充血、水肿、细胞浸润。神经细胞、轴突、髓鞘均有破坏。

受累部位多见于脊髓的胸腰段,也可发生于颈髓。受累范围可限于一个节段或数个节段。发病机制不完全清楚,由于本病有季节性(冬季)、聚集性(cluster),可有前驱感染史,脑脊液可有白细胞增多,其病理变化是以炎症脱髓鞘为主,多认为本病是一种感染后自身免疫性疾病。

四、临床表现

各年龄均可发病,多见青年人,儿童较少见。病前数天或 1～2 周可有发热,上呼吸道感染,腹泻或发疹疾病。本病突然起病,起初常有背痛,腹痛,肢痛及无力,约 1/2 患儿有发热,约 1/3 患儿有颈抵抗。运动及感觉障碍多在 3d 内达高峰,迅速发生进行性截瘫,也可同时累及或呈上升性四肢瘫痪,早期可呈弛缓性麻痹,表现肌张力低,腱反射消失,病理反射阴性,病变以下各种感觉丧失,尿潴留,称为脊髓休克现象。1～2 周后,多见休克期解除,逐渐出现上运动神经元受累的痉挛性瘫痪,肌张力增高,腱反射亢进,病理反射阳性,排尿功能障碍逐渐恢复正常。有些病例肢体长期处于弛缓状态,提示预后不良。本病临床症状取决于受累脊髓的节段和病变范围。多数患儿脊髓胸段受累,可查出病变以下痛温觉障碍,多在胸 5～胸 10 节段,约 20% 发生在颈段,出现双上肢弛缓麻痹,双下肢痉挛性麻痹。5%～10% 发生在腰段,仅出现双下肢瘫痪及感觉缺失。偶见骶段脊髓炎,可出现马鞍会阴区感觉缺失,肛门反射和提睾反射消失,无明显肢体运动障碍及锥体束征。

五、辅助检查

脑脊液外观无色透明,淋巴细胞及蛋白含量可有轻度增高,氯化物及糖均正常。并做病毒特异性 IgM 抗体,OB 抗体及 IgG 指数。常规检查视力,眼底及视觉诱发电位。争取早期做脊髓 MRI 检查,有助区别脊髓病变性质及范围。

六、诊断与鉴别诊断

根据急性起病,典型的截瘫,感觉障碍平面及尿潴留,诊断急性脊髓炎并不困难,但仍需尽早做脊髓 MRI,排除脊髓肿瘤,脓肿,血管畸形等。ATM 发病时,常有脊髓休克期,表现为急性弛缓性麻痹。首先需要和脊髓灰质炎鉴别,大便病毒分离阴性方可除外。也应与 GBS 相鉴别,尤其婴幼儿 GBS 检查感觉障碍平面而难以准确,但 GBS 无尿便障碍,锥体束征阴性是与 ATM 相鉴别要点。当脊髓炎确诊后,应进一步区别有无视神经脊髓炎。一般来说,尽管视神经脊髓炎可同时或在脊髓症状后数日出现视神经症状,但首次发现视神经症状,颇难预测是否为视神经脊髓炎,应重视随访。本病可有多次复发,需与多发性硬化(MS)鉴别。MS 是中枢神经自身免疫性疾病,临床表现多样,病程有缓解与复发。ATM 与 MS 鉴别要点为:脑 MRI 结果正常,脑脊液 OB 阴性,脊髓以外中枢神经电生理(VEP 及 ABR)结果均正常。

故不考虑 MS,而诊断复发 ATM。

七、治疗

(一)药物治疗

1.用甲基强的松龙(MPIV)

静脉注射治疗 ATM。作用机理不明。剂量按 20mg/(kg·d),连续 3d 或 5d 后,改为口服泼尼松,按 1～1.5mg/kg,用药 2 周后每周减量 1 次,每次减 0.25mg/kg,依次减完后停用,总疗程 1～2 个月。MPIV 治疗效果是缩短疗程,改善预后。用药安全且方法简便。

2.免疫球蛋白

静脉滴注,1d 1 次,连用 3～5 次为一疗程。

3.抗生素

预防和治疗泌尿道或呼吸道感染。

4.维生素

盐酸硫胺(B 族维生素)、盐酸吡多辛(B 族维生素)共同应用可能有助于神经功能恢复。

5.血管扩张剂

烟酸、尼莫地平、丹参。

6.神经营养药

ATP、CDP、细胞色素 C。

7.甲基酪氨酸(AMT)

预防出血性坏死。

(二)康复治疗

瘫痪肢体早期应做被动活动,进行按摩,以改善机体血液循环,促使瘫痪肢体恢复。

八、护理问题

(一)自理能力受限

与瘫痪有关。

(二)低效性呼吸型态

与呼吸肌麻痹有关。

(三)排尿型态异常

与括约肌功能障碍有关。

(四)感/知觉改变

与脊髓病变有关。

(五)知识缺乏

与家属缺乏疾病、药物及护理等相关知识有关。

(六)焦虑

与担心疾病的进展及预后有关。

(七)潜在并发症

泌尿系感染、肺部感染、皮肤完整性受损、深静脉血栓形成及肢体挛缩。

九、护理目标

(1)患儿卧床期间感到清洁舒适,生活需要得到满足。

(2)患儿能进行自理活动,或能恢复到原来的日常生活自理水平。

(3)患儿未发生受伤。

(4)患儿感知觉恢复。

(5)患儿能在帮助下排尿或恢复排尿功能。

(6)患儿未发生褥疮。

(7)患儿未发生泌尿系感染或发生泌尿系感染后能做到早发现、早处理、及早控制病情进展和变化。

(8)患儿及家属能配合采取预防并发症的措施。

十、护理措施

(一)常规护理

1.心理护理

针对患儿及家属的心理、情绪的变化,经常与患儿及家属沟通。可用多种形式与患儿进行沟通,如依托音乐疗法、游戏进行心理支持和护理;3 岁以下患儿,通过向家长解释病情,帮助其树立信心,配合医护和康复医生实施治疗。指导其做基础康复治疗,对可能造成严重运动障碍者,在住院期间,开始训练坐位姿势。3 岁以上患儿,除对家长开展以上宣教指导外,经常与患儿做游戏、娱乐,劝导其主动配合运动训练治疗,患儿烦躁不安时播放和缓而平稳的音乐。患儿忧郁时播放洪亮与欢快的音乐,如贝多芬的第 5,6,9 交响乐,肖斯塔科维奇的节目序曲等。

2.饮食

给予患儿高蛋白、高维生素且易消化的饮食,供给足够的热量和水分,鼓励其多吃蔬菜、水果,以刺激肠蠕动,减轻便秘。

3.休息

急性期卧床休息。

4.基础护理

做好口腔护理,尿管护理,定时翻身,雾化,患儿清洁等工作。

(二)康复指导

1.预防肢体畸形

足部放硬枕或直角夹板使足背和小腿呈 90°,防止足下垂,保持功能位。早期给予瘫痪肢体被动运动、按摩等,每日 2～3 次,每次 10～20min,Ⅲ级以上肌力可自主运动,运动量逐渐增加,促进肌力恢复,预防肌肉萎缩和关节挛缩。

2.肢体功能恢复训练

急性期尽早进行肢体功能训练,从卧位逐步改为半卧位和坐位,开始由他人扶持,后背有支架,逐渐变为自己坐起,端坐时间延长。能独立坐稳后,患儿可以在他人协助下下地站立,开始扶床、桌等站立,以后扶拐靠墙站立、扶双拐站立至最后能独立站立。独立站稳后,再进行行走训练,开始由他人扶或用习步车,先练习迈步,然后逐渐至扶拐走。运动量逐渐加大,注意安全,在训练时必须有人保护。

(三)并发症的预防及护理

1.肺部感染的护理

防止误吸,加强体位引流,护理人员每 2h 为患儿翻身叩背 1 次,并做好气道湿化,必要时进行负压吸痰,及时清除患儿口鼻腔分泌物。鼻饲后 30min 内尽量不要变动患儿的卧位,防止患儿呕吐引起误吸。

2.尿潴留的护理

患儿早期呈无张力性神经源性膀胱,晚期出现反射性神经源性膀胱,出现尿潴留者,应给予留置导尿管,使用抗反流尿袋,急性期可持续开放尿管,以防止感染或膀胱过度膨胀,急性期(约 10d)后应夹管每 2～3h 放尿 1 次,以训练膀胱功能,防止膀胱挛缩。做好尿道口的护理,每天用 0.5% 的活力碘进行尿道口消毒 2 次,尿袋内尿液液面到达 700mL 方可放空尿袋,以减少与空气的接触,避免尿路感染。鼓励患儿多饮水,每天饮水量在 1500～2000mL,以稀释尿液。及时评估患儿情况,尽早拔除尿管。

3.胃肠功能紊乱的护理

(1)因自主神经功能紊乱,患儿易发生腹胀,早期给予清淡、易消化的食物,避免进甜食,以免产气增加,加重腹胀。

(2)患儿易发生便秘,可协助在床上勤翻身,急性期后鼓励患儿在床上活动,按结肠的解剖位置做腹部环形按摩,多食新鲜的蔬菜和水果,可提供大量的维生素、纤维素、水分和有机酸,能促进大肠蠕动,从而加速排便。多补充水分对预防和缓解便秘有利,特别是清晨空腹宜饮用温开水或淡盐水。必要时遵医嘱给予缓泻剂。

(3)若粪便干结,可戴橡皮手套掏出。

(4)腹胀时给予肛管排气。

4.皮肤护理

(1)保护受压部位:评估患儿皮肤风险情况,高风险患儿及时采取护理措施,每 1～2h 翻身一次,给予海绵垫、波浪式气垫床使用,改变全身受压点,必要时给予减压贴使用,保护受压部位皮肤。

(2)皮肤清洁:每日用温水清洁皮肤,皮肤干燥者给予润肤霜,防止皮肤干裂。保持床单位平整、清洁;对排便异常的患儿及时清理排泄物,保持肛门周围皮肤清洁、干燥,必要时给予护臀霜。

(3)防止烫伤:病变水平以下感知觉障碍,注意保暖,防止烫伤。根据患儿特点,病区环境设置合理、适用。加强患儿和家属教育,对使用红外线照射治疗患儿,严格控制红外线照射温度和照射距离,加强巡视,做好交接班和护理记录,严防烫伤的发生。若发生意外烫伤,立即通知医生,评估烫伤面积给予积极处理。

(四)急性脊髓炎合并呼吸肌麻痹

急性脊髓炎易合并呼吸肌麻痹,咳嗽无力致痰液堵塞窒息并呼吸衰竭死亡,因此加强呼吸道管理并适时的呼吸支持,是降低其病死率的有力措施。对呼吸肌麻痹者定时翻身、拍背、雾化吸痰,低流量给氧,并鼓励其咳嗽排痰。进行气管插管和机械通气时,强调气管插管时机应选择在重要脏器未发生不可逆损害之前进行,而不是等待呼吸心跳停止时进行。

插管方式优选经鼻气管插管,因其具有迅速、方便,容易固定、宜长期置管,不易引起不良后果等优点。机械通气方式选择 IPPV/IMV,CPAP 脱机。在机械通气过程中,将血气监测的结果与临床结合,正确调整呼吸机参数。对烦躁不合作的患儿或出现人机对抗时,适当镇静或用同步呼吸方式,同时加强监护,防止意外脱管,支气管灌洗吸痰时严格无菌操作,积极预防并发症。当患儿出现以下情况:①咳嗽、吞咽反射恢复。②肺部并发症明显好转。③自主呼吸负压达 210～215kPa。④血气大致正常时停用呼吸机。仍留置导管面罩给氧观察 12～24h。若呼吸肌功能明显恢复,有一定咳嗽能力,能将痰从导管中咳出,呼吸平稳,血气正常,即拔管。

(五)气管插管或气管切开的护理

(1)应注意气管导管的固定与保护,防止上下滑动、脱出。在翻身、拍背及各种护理操作过程中,注意评估并保持导管插入的深度和位置,每班检查导管插入长度,更换固定部位,进行充分的口腔擦洗或冲洗。

(2)随时观察吸痰管置入是否顺利,气道压力是否异常升高。床旁准备气管插管用物,集中放于治疗盘内,固定用物及数量,定期检查其性能,保证导管脱出时紧急插管使用。

(3)气囊采用/最小注气量 0 原则,即在机械通气时气囊不漏气或稍有漏气而又可保证潮气量为最佳注气量,定时放气,每 4h 1 次,以避免因气管内膜长期受压、缺血而损伤。

(4)气管内定时滴药,用 0.9％氯化钠溶液及氯霉素眼药水交替使用,每 2h 1 次,以防气管内继发感染。

(5)定时经气管插管快速注入气道湿化剂(α-糜蛋白酶 400U,0.9％氯化钠溶液 250mL,温度在 32～35℃为宜,每 30min 应用 1 次,2～4mLPd,以防止痰液干燥堵塞支气管引起肺炎、肺不张。

(6)若痰液干燥黏稠,可反复滴注反复抽吸,还可加大湿化量。并给予随机雾化吸入 2 次 Pd(0.9％氯化钠溶液 30mL,沙丁胺醇 215mg)。若频繁咳嗽,痰液稀薄,可适当减少湿化量。护士应根据痰液情况摸索出每日的最佳湿化量,一般每日注入总量不应少于 200mL。

(7)及时彻底吸痰是保持气道通畅的重要手段,抽吸分泌物及清洗插管时应严格无菌操作。

(8)为给患儿创造良好的病室环境,应严格执行消毒隔离制度。

第八节　急性播散性脑脊髓炎

一、概述

急性播散性脑脊髓炎(acute disseminated encephalomyelitis,ADEM)是广泛累及脑和脊髓白质的急性炎症性脱髓鞘疾病。为细胞免疫介导的自身免疫性疾病,通常发生在急性上呼吸道感染或免疫接种后。以侵犯白质为主。临床主要分为脑型、脊髓型、脑脊髓型。

二、病因

ADEM 的病因迄今未明确,是一种免疫介导的中枢神经系统脱髓鞘性疾病。研究资料表明与病毒感染、疫苗接种或服用某些药物有关。而多数患儿发病前仅有非特异性上呼吸道感染、胃肠炎、一般发热等前驱症状,或完全无任何诱因。

三、病理与发病机制

ADEM 的病理表现与实验室变态反应性脑脊髓炎动物模型很相似。最显著的病理特点是,中枢神经系统白质区,围绕血管周围发生髓鞘脱失,脱髓鞘改变往往以小静脉为中心,小静脉有炎性细胞浸润,其外层有以单个核细胞为主的围管性浸润,即血管袖套,静脉周围白质髓鞘脱失,并有散在胶质细胞增生,炎症细胞可分布在整个神经系统。

四、临床表现

临床特点急性起病,早期出现头痛、发烧、无力、恶心、呕吐等前驱症状。小儿的 ADEM 常表现为广泛的中枢神经系统紊乱,表现为昏迷、嗜睡、惊厥或多病灶的神经系统体征。多数病例病程为几天到几周,很少迁延几个月。急性期过后多数病例神经症状和体征可完全恢复。但 ADEM 后留有神经系统功能缺陷并不少见。严重者,可爆发性进展到死亡。

五、诊断

ADEM 诊断主要依靠病史和临床表现,有病毒感染或疫苗接种史,实验室检查可见白细胞增高,脑脊液细胞增高,蛋白轻度增高,糖含量正常。病毒培养阴性,脑电图可见轻度慢波增加,重症患儿脑 CT 和核磁扫描主要显示白质区弥散性、多灶的大块低密度斑,轻症则正常。

六、治疗

大多数 ADEM 治疗有肾上腺皮质激素、免疫球蛋白注射法等对症治疗,但须警惕潜在急性病毒感染的可能。

七、护理问题

(一)自理能力受限

与瘫痪有关。

(二)低效性呼吸型态

与呼吸肌麻痹有关。

(三)排尿形态异常

与括约肌功能障碍有关。

(四)感/知觉异常

与脊髓疾病有关。

(五)知识缺乏

与缺乏疾病、药物及护理等相关知识有关。

(六)焦虑

与担心疾病的进展及预后有关。

(七)家庭运作异常

与调整的需要、角色紊乱,以及不确定的预后有关。

(八)潜在的并发症

泌尿系统、肺部感染、皮肤完整性受损、深静脉血栓形成及肢体挛缩。

八、护理目标

(1)患儿卧床期间感到清洁舒适,生活需要得到满足。

(2)患儿能进行自理活动,或能恢复到原来的日常生活水平。

(3)患儿未发生受伤。

(4)患儿感知觉恢复。

(5)患儿能在帮助下排尿或恢复排尿功能。

(6)患儿未发生褥疮。

(7)患儿未发生泌尿系统或发生泌尿系感染后能做到早发现、早处理、及早控制病情进展和变化。

（8）患儿家属能配合采取预防并发症的措施。

九、护理措施

（一）生命体征的监测

持续心电及血氧饱和度监测，观察经皮血氧饱和度、呼吸频率、心率，每 15～30min 巡视记录 1 次，记录 24h 出入量。

（二）癫痫发作的防护

癫痫样发作包括癫痫样震颤和癫痫大发作，各种不良刺激均可诱发癫痫的再次发作。护士进行各种临床护理操作时应轻柔，限制探视，使患儿处于安静的环境中，应用床护栏，床上不放边角尖锐的玩具。床边备压舌板、开口器等抢救物品。

（三）头痛的护理

颅内高压是导致患儿头痛的主要原因。观察并记录患儿头痛的部位、时间、性质及恶心、呕吐的情况，警惕脑疝的发生。提供安静的环境，让患儿卧床休息，床头抬高 15°～30°，可讲故事或放轻音乐分散患儿的注意力，使其放松情绪，必要时可按医嘱应用止痛剂或脱水剂。

（四）肢体无力的护理

早期进行肢体被动活动及按摩，部分肌力恢复时应鼓励进行主动活动，以防肌肉萎缩。肢体麻木、无力易引起患儿情绪紧张，护理人员应给予安慰，多与患儿进行沟通，留患儿信任的亲属陪伴，增加患儿的安全感。

（五）药物治疗的护理

大剂量激素冲击和大剂量丙种球蛋白治疗是目前治疗本病的重点，但大剂量的激素可引起高血压、高血糖、水潴留等不良反应，还可导致感染性疾病的发生。治疗前应详细向家长讲解药物的目的，作用和可能发生的不良反应及并发症，用药严格按医嘱调节滴速，应用心电监护仪监测生命体征变化，同时重视患儿的主诉及体征。使用丙种球蛋白易出现皮疹、发热等过敏反应，因此，治疗前应测体温，当体温低于 38℃ 时方可应用，患儿使用超低密度过滤器，输注前后应用 0.9% 氯化钠注射液冲管。

（六）侵入性操作的护理

侵入性操作往往使患儿的情绪变化强烈。操作前用患儿能理解的语言进行解释。为减少频繁的静脉穿刺，一般采用静脉留置针减少患儿的痛苦。行腰椎穿刺前向患儿家属解释目的和注意事项，签知情同意书。评估患儿，对不配合的患儿采取部分睡眠剥夺法或按医嘱应用镇静剂。腰穿术可引起局部组织神经损伤而导致的疼痛，在严格按腰穿护理常规进行的同时，针对儿童好动的特点，要求患儿腰穿后去枕卧床休息 6h。

（七）心理护理

ADEM 起病急，病程较长，要及时掌握患儿和家属对该疾病的认识和预后，不了解易产生悲观心理和急躁情绪，多和家属交流，适时进行心理疏导和安慰，树立战胜疾病的信心。

十、出院指导

患儿出院后应按照医嘱服药，尤其在服用激素期间，不得随意更改药量和停药。指导患儿要在出院后继续进行肢体功能锻炼，按要求时间定期复诊，做好家属的健康教育。

第九节　重症肌无力

一、概述

重症肌无力(myasthenia gravis,MG)是神经－肌肉接头处传导功能障碍的慢性疾病,发病机制的研究取得了突破性进展,证实 MG 主要是横纹肌肌膜 AchR 自体免疫性疾病。表现为受累横纹肌易于疲劳,经休息后或给予抗胆碱酯酶药物后能恢复,部分患儿伴胸腺肥大或胸腺瘤。

二、病因

重症肌无力是神经－肌肉接头突触后膜上的乙酰胆碱受体受累,由乙酰胆碱受体抗体介导的体液免疫、T 细胞介导的细胞免疫、补体参与的自身性疾病。

最近发现重症肌无力还存在肌肉特异性激酶抗体(MuSK)以及兰尼碱受体抗体(RyR),一般出现在 AChR 抗体阴性的患儿,其部分原因是导致突触后膜的乙酰胆碱受体稳定性下降,加速其细胞的内吞现象而导致减少。

许多重症肌无力患儿和 HLA 型相关,提示遗传因素也在发病中具有一定的作用,在患儿健康的家族成员也发现存在电生理和免疫异常。

三、临床表现

(一)儿童重症肌无力

常学龄期起病,感染、预防接种、情绪激动及疲劳可能为诱发因素,或使病情加剧。少数在幼儿期即发病。常常累及眼外肌,上睑下垂,眼球运动障碍,伴有复视,晨轻暮重,休息后好转。病情可缓慢进展以致累及面肌、咀嚼肌、咽肌等,也可累及四肢及躯干、呼吸肌,甚至迅速发生呼吸困难。

(二)新生儿重症肌无力

1.母亲患此症者

因母亲血清中的 AchR 抗体通过胎盘到达新生儿体内而致病。新生儿可有暂时性或一过性重症肌无力,主要症状为全身无力,上睑下垂,哭声低微、吸吮无力,甚至呼吸困难,持续几小时至数周,症状多于 1 个月后消失。

2.先天性重症肌无力者

自新生儿起即出现上眼睑下垂、眼球活动障碍等症状,重者累及其他肌肉。

(三)危象

指由于疾病的严重发展,药物应用不当、感染、手术等诸多因素所致的呼吸肌无力、麻痹而不能维持正常的换气功能的危重状态。临床上分为以下几种。

1.肌无力危象

由于疾病发展,抗胆碱酯酶药物不足或反应不佳,应用神经－肌肉接头阻滞剂(链霉素、卡那霉素、新霉素等)和呼吸抑制剂(吗啡)等所致。

2.胆碱能危象

抗胆碱能药物应用过量。

3.反拗危象

抗胆碱酯酶药物的突然失效。

四、诊断性试验

(一)腾喜龙试验

用腾喜龙 1mg 静注(或 2mg 肌内注射,12 岁以上者可用 5mg 肌内注射),即刻可见肌力显著增强,但此药作用时间极短暂,故有时观察不便。

(二)新期的明试验

新斯的明 0.03～0.04mg/kg/次肌内注射,15～30min 可见效,作用时间较长(2h 左右)。注射后若出现面色苍白、多汗、流涎、瞳孔缩小、腹痛等不良反应时,可肌肉注射阿托品解除。

五、辅助检查

(一)肌电图检查

令患儿持续用力或给予 50Hz/s 以下的连续电刺激,可见肌电图出现动作电位波幅衰减现象。

(二)抗乙酰胆碱受体(AChR)抗体测定

90％以上全身型 MG 的血清中 AChR 抗体滴度增高(≥10nmol/L)。但眼肌型者多正常或仅轻度增高。

(三)胸部 X 线或胸腺 CT

了解有无胸腺肥大或胸腺瘤。

(四)免疫功能检查

免疫球蛋白、C_3 等。

六、治疗

(一)抗胆碱酯酶药

1.从小剂量开始

以能控制症状而不产生严重不良反应为度,疗程也随患儿而不同。

2.新斯的明

婴儿每次 1～5mg,口服;儿童每次 5～10mg,每天 2～3 次,餐前半小时服药。

3.溴吡斯的明

作用较持久,不良反应较少。婴幼儿开始每次 10～20mg,儿童开始每次 15～30mg,每日 2～3 次,以后根据病情需要增减。

(二)免疫抑制剂

用抗胆碱酯酶药无效,或症状较重者可用 ACTH 或醋酸泼尼松治疗,或与抗胆碱酯酶药同用。醋酸泼尼松宜从小剂量起始,渐增至能缓解症状时维持治疗,应注意治疗初期时症状进展,必要时也可合用环磷酰胺或硫唑嘌呤,此时激素用量可适当减少。

(三)其他药物

麻黄素、氯化钾、钙剂等能增加新斯的明药效,可选择联合应用。

（四）手术或放射

治疗胸腺瘤或胸腺增生者考虑手术或放射治疗。

（五）危象处理

（1）如为肌无力危象，可用新斯的明注射，少量多次用药；配合麻黄素、氯化钾使用。

（2）若新斯的明注射后无力症状加重，则为胆碱能危象，需立即注射阿托品。

（3）反拗危象，宜停用胆碱酯酶抑制剂，静脉滴注地塞米松或氢化可的松，每日 1 次，连续 6d，可使运动终板机能恢复。

（4）腾喜龙作用快，药效消失也快，在区别肌无力危象与药物过量的胆碱能危象有困难时也可用。

（5）不论何种危象均应保证呼吸道通畅，有辅助呼吸设备，以备及时行气管切开。人工辅助呼吸、监测血氧饱和度，运用足量和适宜抗生素控制呼吸道感染。

（六）禁忌药物

突触受体竞争剂、肌膜抑制剂及呼吸抑制剂均应避免，如新霉素、卡那霉素、链霉素、奎宁、奎尼丁、异丙嗪、巴比妥、地西泮等。

七、护理问题

（一）生活自理缺陷

与眼外肌麻痹、上睑下垂或四肢无力、运动障碍有关。

（二）营养失调

低于机体需要量与咀嚼无力、吞咽困难致摄入减少有关。

（三）潜在并发症

重症肌无力危象。

（四）语言沟通障碍

与咽峡、软腭及舌肌受累或气管切开等所致构音障碍有关。

（五）清理呼吸道无效

与咳嗽无力及气管分泌物增多有关。

（六）潜在并发症

呼吸衰竭、吸入性肺炎、皮肤完整性受损。

八、护理目标

（1）患儿能进行自理活动。

（2）患儿营养均衡。

（3）患儿未出现重症肌无力危象。

（4）患儿能进行有效交流。

（5）患儿及家属能配合采取预防并发症的措施。

九、护理措施

（一）一般护理

1.生活护理

重症肌无力轻症者应充分休息，避免劳累、感染、受凉、创伤、激惹。病情进行性加重和在急性期的患儿应鼓励其充分卧床休息，并有专人协助其日常生活活动，减少能耗。

2.饮食护理

重症肌无力患儿饮食上给予高热量、高蛋白、高维生素饮食，避免干硬和粗糙食物。吞咽困难或咀嚼无力的患儿给予流食或半流食，必要时给予鼻饲，并做好口腔护理。注意严格掌握在注射抗胆碱酶药物 15min 后再进食（口服者在饭前 30min 服用），进食过早或药效消失后进食易发生呛咳，造成窒息或吸入性肺炎。

3.皮肤护理

重症肌无力的患儿取半卧位和端坐位能改善呼吸困难的症状。长时间的不能平卧，受压皮肤组织易发生压疮。在病情许可的情况下，护理人员应协助患儿适时变换体位，勤按摩，勤擦洗，勤更换。

4.心理护理

重症肌无力是一种病程较长，恢复缓慢的病症，同时也给患儿的日常生活带来很大的影响，因此极易影响患儿的心情，并造成心理压力。护理人员应了解患儿的心理需要，多与患儿接触，应用语言和非语言的沟通方式鼓励患儿，使患儿增加战胜疾病的勇气，增加抗病能力，树立生活信念，促进疾病早日康复。

（二）儿童重症肌无力危象的易发因素及护理

1.合并感染是危象发生的主要原因

MG 是一种自身免疫性疾病，在感染发生时，病原微生物进入体内，刺激机体免疫反应增强，从而使得神经-肌肉接头处传递障碍加重，肌无力症状进一步加重而诱发 MG 危象。

2.心理因素是 MG 危象发生的常见诱因

重症肌无力患儿其肌肉极易疲劳，患儿在情绪波动时，如哭泣时过度换气，可引起咽峡肌疲劳而诱发危象。

3.药物因素

临床上，治疗 MG 的抗胆碱酯酶药物为溴化吡啶斯的明，该药物口服 12h 后血中药浓度升高，半衰期为 4.25h。在肌无力严重或并发感染时，药物吸收及敏感性均降低，为了使药物在体内保持均匀稳定浓度，临床上每 6h 给药 1 次，抗胆碱酯酶药物的用量不足或骤停可导致 MG 危象的发生。药物过量可致胆碱能危象。因此，准备的给药时间及剂量，对避免 MG 危象的发生非常重要。

4.严密观察

观察病情变化，为抢救赢得时机。重症肌无力患儿病情危重，变化快，严密观察病情变化是非常重要的。

（1）护士应 15～30min 巡视病房 1 次，如发现患儿出现肌无力危象（烦躁不安、呼吸费力、吞咽困难）与胆碱能危象（呼吸及咳嗽困难、瞳孔缩小、流涎、出汗、恶心、呕吐、腹泻、腹痛）时，应立即吸氧，告知医生，备好各种抢救药品（新斯的明、阿托品）及器械，为抢救赢得时间。

（2）保持呼吸道通畅，床边备好吸引器，必要时准备气管切开术用物及呼吸机等。

（3）而 MG 危象患儿由于肌无力及行机械通气，需长期卧床，需给气垫床，并定时翻身，1 次/2～3h 或根据患儿需要不定时翻身。护士应理解患儿长期处于一种体位的痛苦，协助变换体位后要询问患儿的感受。侧卧位时背部垫软枕，侧翻的肢体及腘窝处也均应放软枕。保持床单平整、干燥,及时更换湿污的床单,使患儿卧位舒适,预防褥疮形成。

(4)给予高蛋白、高维生素、高热量并易消化的食物;而吞咽困难、咀嚼无力者,给予流质或半流质食物,必要时给予鼻饲,1次/2~4h鼻饲,鼻饲量小于或等于200mL/次。流质食物应新鲜配制,鼻饲前应先抽胃液以确保胃管在胃内,防止胃管脱出造成窒息,鼻饲后以温开水冲管以防止食物积在胃管中变质。

(5)注意注射抗胆碱酯酶药物15min后再进食,口服者在饭前30min服用,如进食过早或药效消失后进食,易发生呛咳,造成窒息或吸入性肺炎。

(三)药物指导

告知患儿家属常用药物的治疗方法、不良反应与服药注意事项。

(1)服用抗胆碱酯酶药物时,应从小剂量开始,按时服用,剂量不足可缓慢增加,避免出现胆碱能危象;如患儿有感染或处于应激状态时,可遵医嘱增加剂量。

(2)使用糖皮质激素药物期间,大部分患儿在用药早期会出现病情加重,甚至发生危象,要严密观察呼吸变化;长期服用者,注意观察有无消化道出血、骨质疏松、股骨头坏死等并发症发生。

(3)使用免疫抑制剂时应定期检查血常规和肝功肾功的变化。

(4)对神经-肌肉传递有阻滞的药物如氨基糖苷类抗生素、普萘洛尔等应禁用,以免加重病情,使肌无力加剧。

(四)健康教育

(1)嘱患儿及其家属保持乐观情绪,避免情绪紧张、情绪抑郁。

(2)指导患儿家属遵医嘱按时、正确喂患儿服药,避免自行停药和更改剂量。

(3)避免受凉、感冒、感染。

(4)进食高蛋白、高维生素、高热量饮食,保证足够的营养供给。

(5)强调复诊重要性,安排复诊时间,嘱患儿家属按时带患儿复诊。

第十节　多发性硬化

一、概述

多发性硬化(multiple sclerosis,MS)是一种脱髓鞘疾病。其特点为发作性的视神经、脑和脊髓的功能障碍,往往在病程中有多次不同形式缓解期,间隔数月或数年后可再复发。小儿时期的MS约占MS总病例的5%,其临床首发症状在10~15岁之间,只有少数患儿在10岁前会发病。

二、病因和发病机制

(一)环境因素

人们普遍认为MS可能与环境和遗传因素有关,从地球上的MS患儿分布情况看,随着位于地球纬度的增加,MS的发生率也增加。如果人们在15岁前从高发病区移居到低发病区,其发病率可与低发病区相同；反之，若从低发病区移到高发病区，则发病率也增高。体内褪黑激素（melantonin）增高可能对 MS 的发展起抑制作用，因为阳光照射可减少此病的发生，非洲、美洲的黑色人种发病率也较低。

（二）感染因素

几种常见感染儿童的病毒（风疹、麻疹、水痘）可引起 T 淋巴细胞对髓鞘碱性蛋白的自身免疫反应。在小儿时期患过一种病毒感染后，再感染一种常见病毒可能会再次激活这些淋巴细胞。流行病学调查发现，儿童麻疹的感染，可能与童年后期或成年的 MS 发病有关。

（三）遗传因素

MS 有明显的家族倾向。MS 遗传易患性可能由多数弱作用基因相互作用决定 MS 发病风险。家族中两同胞可同时患病，约 15％ 的 MS 患儿有一个患病的亲属。患儿的一级亲属患病风险较一般人群大 12～15 倍。在 MS 患儿家属中，一级亲属患病危险性比普通人群大 5～15 倍，某些组织相容性抗原（尤其是 HLA－DR2）在 MS 患儿中高度表达，但这些抗原的病理作用还不清楚。本病是由多基因遗传所控制。

（四）免疫因素

实验性变态反应性脑脊髓炎（experimental lergical encephalomyelitis，EAE）被认为是人类 MS 的模型。总结这种动物模型的研究认为，CD4＋T 细胞对髓鞘蛋白的作用很可能是造成脱髓鞘重要原因之一，一些 MS 患儿的脑脊液中含有抗髓鞘成分的抗体。动物实验发现，抗髓鞘抗体不仅可以引起髓鞘缺失，还可以引起髓鞘板层间距增宽、郎飞结旁结构变化等超微结构的改变。

三、病理

髓鞘的破坏、相应轴索的变化以及周围血管的损伤是 MS 的病理特征。在脑的大体解剖上可见到灰色凝胶样的改变，病变从针尖大小到几厘米，播散分布在整个白质区。典型特征是分布在脑室系统周围，尤其在侧脑室角及脑干和脊髓的中央管周围最常见。受损时间长的病变区呈灰黄色，透明，边缘清楚，称为硬化斑；而在新近受损部位呈红灰色，色淡，边界不清。显微镜下观察，在早期的破坏性损伤中，脱髓鞘损伤的周围可见到单核细胞的浸润，以淋巴细胞为主，浆细胞及巨噬细胞亦可看到。早期髓鞘崩解，轴索相对保存。晚期星形胶质细胞增生，构成末期硬化斑。在慢性斑中可见轴索变性或消失。

四、临床分型

（一）复发－缓解型（relapsing－remitting，R－R）

最常见，约为 85％，早期出现多次复发和缓解，两次复发间期病情稳定。

（二）继发进展型（seconday－progressive，SP）

R－R 型可转为此型，病情进行性加重不再缓解，伴或不伴急性复发。

（三）原发进展型（primary－relapsing，PR）

约占 10％，起病年龄偏大（40～60 岁），发病后病情在 1 年以上时间缓慢进展，神经功能障碍逐渐进展，出现小脑和脑干症状。

五、临床表现及诊断要点

(一)临床表现

(1)早期表现有视力障碍(视物模糊、复视、盲)、感觉障碍、共济失调、头痛等。

(2)非典型症状表现为弥散性的脑脊髓炎、脑膜刺激征、脑水肿、惊厥和意识障碍。这些病例的发病年龄多为 3～15 岁。

(3)脑干及小脑受累表现为眼球运动障碍和步态不稳,需与脑干肿瘤和脑干炎区别。

(二)诊断要点

为了与成人 MS 的临床诊断标准保持一致,儿童的 MS 诊断是很严格的。只有在出现神经系统一个以上的局限性受累征候群以及有反复发作与缓解的病史时才能考虑诊断。成人的 MS 临床表现为反复的发作与缓解或慢性进行性过程,但儿童则很少表现为慢性进行性过程。部分性惊厥发作在儿童 MS 较成人多见。儿童的 MS 可表现为长时期的缓解及全部功能恢复。

与成人的 MS 诊断一样,MS 患儿的神经系统症状和体征是多种多样的,只有依靠病史回顾,结合当时的临床所见进行诊断。通常多采用以临床为主的传统诊断标准,主要包括有反复缓解、复发病史;有中枢神经多部位病灶表现;病程 6 个月以上;排除了神经系统其他疾病等。若临床不能确定 MS,需采用有关实验室检查。如各种诱发电位检查、CT 或磁共振扫描、脑脊液免疫球蛋白增加和出现寡克隆区带等均可提供诊断 MS 的依据。与成人一样,80％的 MS 患儿脑脊液会出现寡克隆区带,脑脊液中淋巴细胞增多也较成人显著,为$(50\sim100)\times10^6/L$。

1.脑脊液(CSF)检查

脑脊液单个核细胞数轻度增高或正常,一般在 $15\times10^6/L$ 以内,通常不超过 $50\times10^6/L$,约 40％MS 病例脑脊液蛋白轻度增高。

2.磁共振(MRD)检查

白质区可见大小不一类圆形的 T1 低信号,T2 高信号,常见于侧脑室前脚与后脚周围,半卵圆中心及胼胝体,或为融合斑,多见于侧脑室体部;脑干,小脑和脊髓可见斑点状不规则 T1 低信号及 T2 高信号斑块;病程长的多数患儿可伴脑室系统扩张,脑沟增宽等脑白质萎缩现象。

3.诱发电位

50％～90％的 MS 患儿视觉诱发电位、脑干听觉诱发电位和体感诱发电位中可有一项或多项异常。

4.电子计算机 X 线断层扫描(CT)

可见病损部位有斑块异常信号。

六、治疗

当前对 MS 尚无有效的治疗或预防措施,但经过治疗可以减少临床发作时间及减少复发次数。促肾上腺皮质激素 ACTH 虽然不能改变病程但可促进急性发作的恢复。免疫抑制剂治疗,如硫唑嘌呤与甲基强的松龙合用加上总淋巴细胞照射(totallym－phoidirradiation)可能有些益处。但长期应用毒性太大。其他治疗包括血浆置换、高压氧舱等仍有人使用,但未证实有确实疗效。最近有报道 β 干扰素可降低复发率和减少脑损伤程度。但是 γ-干扰素(gamma－

interferon)可加重此病。大剂量甲基强的松龙冲击加口服强的松可减少由视神经炎转变成MS 的发生率。一般支持疗法、对症治疗、预防感染、避免劳累和精神紧张等处理对本病预后也是非常重要的。

七、预后

多发性硬化的症状和预后与发病年龄、早期病变部位和复发频率有关。若早期出现小脑及皮质脊髓束损害或慢性进行性、慢性多次发病，或肢体痉挛伴挛缩等现象，预后不佳；若早期出现视力减退、感觉异常，病程多呈良性。由于其病程变化大，病程难于估计，一般 25～35 年。

八、护理问题

(一)焦虑

与患儿对疾病的恐惧、担心预后有关。

(二)排尿异常

与膀胱功能障碍有关。

(三)视力障碍

与病变引起急性视神经炎或球后视神经炎有关。

(四)躯体移动障碍

与肢体无力有关。

九、护理目标

(1)患儿焦虑程度减轻，配合治疗和护理。

(2)患儿排尿型态正常，未发生尿路感染。

(3)患儿能使用适当工具弥补视觉损害。

(4)患儿能使用辅助器械进行适当活动，在允许范围内保持最佳活动能力。

十、护理措施

(一)一般护理

1.休息

重症患儿应绝对卧床休息。

2.安全护理

(1)对活动受限、小脑共济失调的患儿应防止跌倒等意外。

(2)感觉障碍者禁用热水袋以防烫伤。

(3)对情绪改变患儿加强看护，以防发生意外。

3.饮食护理

(1)由于大剂量使用激素治疗，易损伤消化道黏膜，每日饮 3～4 次温热的鲜牛奶，避免粗纤维和热烫坚硬食物及刺激性食物，给予低脂、高蛋白、营养丰富、富含纤维素的食物。

(2)有吞咽困难者：予以留置胃管，按时鼻饲流质饮食。

(3)做好口腔护理。

4.病情观察

(1)定时测 T、P、R、BP 并记录，注意心率、心律、心电图变化。

(2)密切观察病情变化，有异常情况及时通知医生。

5.皮肤护理

(1)保持患儿皮肤清洁干燥,鼓励患儿穿宽松、舒适的棉质内衣。对长期卧床患儿,定时给予翻身叩背,每2h 1次,防止发生褥疮。

(2)小便失禁:应保持床铺干燥、清洁,及时更换床单并保持会阴部清洁。

6.尿潴留护理

(1)应在无菌条件下给予保留导尿。

(2)定期更换尿袋,防止泌尿系感染。

7.用药护理

(1)应用肾上腺皮质激素治疗时患儿的机体抵抗力下降,应加强卫生宣教,减少探视次数,定期查血常规,并注意观察口腔黏膜有无出血,每天用0.9％生理盐水口腔护理2次。密切观察药物的不良反应,每2h测量心率、呼吸、脉搏、血压的变化,注意有无钠水潴留。定期检查电解质,常规补钾。如发现不良反应,应及时通知医生并协助予以处理。

(2)观察药物不良反应,嘱患儿家属不要擅自更改剂量或突然停药,以防止病情变化。

8.心理护理

(1)向患儿及其家属介绍本病的性质及发展,取得患儿家属的最大配合,稳定患儿的情绪。

(2)介绍以往成功病例,增强患儿及其家属对疾病的治疗信心。

(3)多与患儿交流(讲故事、玩游戏、听音乐等),解除患儿及其家属思想顾虑,积极配合治疗。

(二)言语及视力障碍的护理

(1)当患儿出现视力模糊、视力下降、眩晕、眼痛等一系列症状时,嘱患儿卧床休息,勿用手揉眼、按压眼球,不要看书、写字,使眼睛得到充分的休息。眼睛疲劳有复视时,尽量闭眼休息。

(2)向患儿及其家属耐心做好宣教解释工作,做好生活护理的每一个环节,如让患儿收听广播、音乐等,创造轻松的环境氛围。

(三)康复功能训练

(1)早期的功能训练尤为重要。采取被动运动和主动运动相结合的原则,对瘫痪肢体,早期注意肢体的摆放,行被动按摩及屈伸运动,鼓励和指导患儿坚持生活自理能力的训练,如穿脱衣、鞋、帽及进餐等,条件许可则尽早下床活动,遵循扶杆、拄拐站立、移动、步行等循序渐进的原则,做到劳逸结合,从而使肢体功能恢复,防止肌肉萎缩、关节强直发生残障。

(2)膀胱功能训练也是康复功能训练的一项重要内容。MS患儿常因排尿障碍需留置尿管,应定时夹放尿管,加强尿道口护理,每天用0.5％活力碘棉球擦拭尿道口及外阴部3次,每周更换尿袋2次,以防止尿路感染,同时指导患儿膀胱训练的方法和步骤,教会其排尿方法,达到自行排尿的目的。

(四)健康宣教

(1)指导患儿保持良好的生活习惯,尽量避免诱发因素,如感冒、发热、感染、外伤、过劳、精神紧张、药物过敏和寒冷等。加强功能锻炼,少去人群多的地方,注意休息,定期复查,以便及时调整药物,了解本病的康复情况。

(2)吞咽困难者早期为避免呛咳引起肺部感染,可以鼻饲流质,逐渐训练其进行反复吞咽动作,先吞咽食物泥,再吞咽半流质,然后过度到流质。予高蛋白、营养丰富、富含纤维素的食物,避免辛辣等刺激性食物。

(3)指导并教会患儿及其家属功能锻炼的方法,根据自身情况坚持适当的功能锻炼。

(4)指导患儿及其家属掌握本病的相关知识,告知患儿家属保持良好的家庭环境,有利于患儿的康复。由于 MS 患儿病程长、多迁延、易复发的特点,因此护士应告诉患儿家属服药的重要性,遵医嘱按时、按量服药,切勿擅自减药、停药,提高患儿出院后用药的依从性。

第六章　小儿血液系统疾病

第一节　营养性贫血

营养性贫血是指体内缺乏铁、维生素 B_{12}、叶酸、铜、锌等物质,使循环血液中的血红蛋白、红细胞数、红细胞比容低于正常标准的一种血液病。临床上主要表现为苍白、乏力、头晕、萎靡、食欲缺乏、易感染、肝脾轻度肿大,重者可出现心力衰竭症状。

一、营养性缺铁性贫血

营养性缺铁性贫血是由于体内铁缺乏,导致血红蛋白减少所致,临床上主要表现小细胞低色素贫血、血清铁蛋白减少、铁剂治疗有效为特点。

(一)病因

(1)小儿生长发育迅速,需铁量多,如未能及时添加含铁丰富的食品则产生贫血;某些慢性病造成铁吸收不良或食物搭配不合理;钩虫病、肠息肉等疾病导致铁丢失过多;食品含铁量低又未及时添加含铁高的食品;早产、多胎等原因导致的铁储备不足;均是导致缺铁性贫血的原因。

(2)铁是合成血红蛋白的主要原料,缺铁红细胞内血红蛋白含量不足,则细胞变小;铁可使多种含铁酶活性降低,由于这些酶与生物氧化、组织呼吸、神经介质分解与合成有关,从而造成细胞功能紊乱出现乏力、易疲劳、表情淡漠、注意力不集中,组织器官异常如口腔黏膜异常角化、舌炎、反甲等。

(二)诊断与鉴别诊断

1.病史采集

多发生于 6 个月~2 岁的婴幼儿(常有早产、双胎史),可因未及时添加富含铁的辅食、消化道吸收障碍、铁丢失过多等引起。

2.临床表现

(1)症状:发病缓慢,面色苍白,易疲乏,精神不振,烦躁不安,注意力不集中,智力发育落后或停滞,食欲减退,异食癖,有时腹泻、呕吐。

(2)体征:皮肤、黏膜,甲床及手足掌苍白,头发干枯稀黄,肝脾和淋巴结轻度肿大,贫血严重时可有心率增快,心脏扩大,有收缩期杂音,重度贫血可有心力衰竭体征。

3.辅助检查

(1)血常规:红细胞及血红蛋白降低,血红蛋白降低比红细胞降低更明显,呈小细胞低色素性贫血,即红细胞平均容积(MVC)<80fl,红细胞平均血红蛋白量(MCH)<26pg,红细胞平均血红蛋白浓度(MCHC)<31%,红细胞形态大小不等,以小细胞为主,中心淡染区扩大,重者呈环状,网织红细胞正常或偏低。

(2)骨髓象:骨髓呈增生活跃现象,以红系增生明显,各期红细胞均较正常小,细胞质量少,不规则,呈毛刺状,嗜碱性强,核小而细密,表现为细胞浆成熟落后于细胞核,即所谓"老核幼浆"现象,铁粒幼红细胞低于 15% 以下,细胞外铁消失或极少。

(3)铁代谢检查。

1)血清铁蛋白。在储铁缺乏期即减少,正常值<3 个月患儿为 194~238μg/L,>3 个月患儿为 18~91μg/L,<12μg/L 视为铁缺乏。

2)红细胞游离原卟啉。正常值为 0.09~0.9μmol/L(5~50μg/dL),如>0.9μmol/L 则表示生成红细胞的铁缺乏。

3)血清铁、总铁结合力。血清铁<9.0~10.7μmol/L(50~60μg/dL),总铁结合力增高>62.7μmol/L(350μg/dL),血清转铁蛋白饱和度降低<15%,可考虑缺铁。

具备临床表现应高度怀疑本病;加血常规结果可临床诊断;确诊尚需铁代谢检查和骨髓象。

4.鉴别诊断

营养性巨幼红细胞性贫血:该病血色素也降低,临床常有神经精神症状,外周血红细胞体积增大,骨髓中出现巨幼红细胞。用维生素 B_{12} 及叶酸治疗有效。

(三)治疗

1.病因治疗

药物治疗期间,同时逐渐增加富含铁的辅食,并去除引起缺铁的各种原因。

2.对症治疗

重度贫血血红蛋白<30g/L 可输血,尤其贫血而引起心功不全或者合并感染时,应及时输血。输血量可按 10mL/kg,输血要注意输血量及速度,预防发生心力衰竭,贫血越重,每次输血量应越少。可多次输。极重患儿可用浓缩红细胞换血。

3.药物治疗

(1)硫酸亚铁剂量 30~50mg/(kg·d),分 3 次进食期间口服,同时服用维生素 C 和稀盐酸,疗程至血红蛋白正常后 2 个月。

(2)3% 铁维合剂剂量 30~40mg/(kg·d),分 3 次进食期间服用。

(3)力蜚能儿童 6 岁以上 100~150mg/d,6 岁以下 50mg/d,成人 150mg/d。

二、营养性巨幼红细胞性贫血

营养性巨幼红细胞性贫血又称大细胞性贫血,主要是由于缺乏维生素 B_{12} 及叶酸所致,临床上主要表现为面色苍白、神经精神发育减退、肝大、红细胞数目减少,骨髓中出现巨幼红细胞。

(一)病因

缺乏维生素 B_{12} 及叶酸是本病的主要原因,维生素 B_{12} 主要存在于肝、牛肉、肾脏、米糠、麦胚中;叶酸主要存在于绿色蔬菜中,肝肾酵母等含量也较丰富,母亲或小儿摄入上述食品较少即可造成缺乏维生素 B_{12} 及叶酸。另外维生素 C 缺乏也可影响叶酸的形成。

(二)诊断与鉴别诊断

1.病史采集

多见于 6～18 个月的婴儿,生后未及时添加辅食、辅食中含维生素 B_{12} 和叶酸少、单纯羊奶喂养、有偏食及胃肠道疾病影响吸收等原因,均可引起。

2.临床表现

(1)症状:进行性贫血貌,表情呆滞,反应迟钝,嗜睡,少哭不笑,哭时无泪,声音嘶哑,智力和运动发育缓慢,甚至出现"倒退现象"。

(2)体征:面色苍黄或蜡黄,口唇和手足掌苍白,虚胖,头发稀黄,干枯无光泽,手、足、舌及头部颤动,舌系带溃疡,肝脾轻度肿大;心率快,心脏扩大,可听到收缩期杂音,甚至发生心力衰竭;皮肤可见针尖大小出血点,重者肌张力增强和腱反射亢进。

3.辅助检查

(1)血常规:红细胞和血红蛋白减少,红细胞数减少更明显,MCV＞94fl,MCH＞32pg,MCHC 正常。白细胞数可减少,粒细胞早期可见分叶增多,少数可见血小板减少,网织红细胞正常或稍减少。

(2)骨髓象:骨髓增生活跃,以红系增生为主,红系巨幼变,各阶段红细胞体积大,核染色质疏松,显示细胞核发育落后于细胞质,呈现"老浆幼核"现象。粒细胞可见胞体增大,巨核细胞可见分叶过多,血小板体积大。③血清维生素 B_{12} 缺乏的检查:维生素 B_{12} 定量,正常值为200～800ng/L,＜100ng/L 为维生素 B_{12} 缺乏。血清叶酸定量正常值为 5～6μg/L,＜3μg/L 为维生素 B_{12} 缺乏。血清乳酸脱氢酶明显增高,尿甲基丙二酸增高也是诊断维生素 B_{12} 缺乏的一个可靠指标。具备病史、临床表现应高度怀疑本病;加血常规检查结果可临床诊断;加骨髓结果及血清维生素 B_{12} 缺乏的检查即可确诊。

4.鉴别诊断

该病精神神经症状比较突出,需与脑发育不全鉴别,巨幼红细胞性贫血首先表现为贫血,外周血中血红蛋白降低,红细胞减少,而且有典型的中央淡染的大红细胞足以鉴别。

(三)治疗

1.一般治疗

随着精神和食欲的好转,逐渐添加富含叶酸、维生素 B_{12}、蛋白质和铁的饮食,直至达到人体所需要的饮食量为止。

2.对症处理

震颤严重者,可给少量镇静药;有感染者,应积极治疗;注意口腔护理;贫血严重者或贫血并有感染可给予输血治疗。

3.药物治疗

(1)对神经症状重者,肌内注射维生素 B_{12},剂量为每次 100μg,每周 2～3 次;震颤严重者可每天 1 次,每次 100μg,连续 2～4 周,或至血常规恢复正常为止。

(2)对叶酸缺乏者,口服叶酸 5mg,每天 3 次,连续用 2～3 周后改为每天 1 次,至血常规恢复正常。同时服用足量维生素 B_6 能加速神经症状的恢复。治疗后期需加铁剂,持续用 1 个月左右。

（3）对单纯维生素 B_{12} 缺乏者，不宜用叶酸治疗，以防加重神经症状；对于维生素 B_{12} 吸收不良者，需长期肌内注射维生素 B_{12}，每月肌内注射 1 次，每次 1mg。

（4）对于抗叶酸制剂致病者可用甲酰四氢叶酸钙治疗；对于叶酸缺乏者，予叶酸 5mg，每天 3 次口服，加服维生素 C。对先天性叶酸吸收障碍者，口服叶酸量每天可达 15～50mg 才能有效。

三、营养性混合性贫血

具有营养性缺铁性贫血和营养性巨幼红细胞性贫血两种贫血的原因及临床特点。

（一）病因

参考营养性缺铁性贫血和营养性巨幼红细胞性贫血。

（二）诊断

1.临床表现

有引起铁、维生素 B_{12} 及叶酸缺乏的原因。皮肤蜡黄色，有神经系统症状。可因缺铁、缺乏维生素 B_{12} 及叶酸，程度不同，表现不同。贫血程度多较重，少数患儿可见皮肤有出血点。

2.辅助检查

（1）血常规：血红蛋白和红细胞可呈平行降低，红细胞呈现明显大小不等，大红细胞呈中空淡染的特征，MCHC＜32％，WBC 有体积变大和分叶增多，白细胞和血小板减少。

（2）骨髓象：骨髓增生活跃，以红系增生为主，巨幼红细胞病变，胞质疏松，细胞质嗜碱性增强，白细胞有体积变大，具有两种贫血的特点，成熟的红细胞大小不等。

具备临床表现应高度怀疑；加辅助检查可临床诊断；确诊尚需维生素 B_{12}、叶酸及血清铁定量检查。

（三）治疗

铁剂和维生素 B_{12} 或叶酸合并使用。输血指征同缺铁性贫血。改善饮食喂养，增加富含铁、维生素 B_{12} 和叶酸的饮食。加强护理，预防感染，积极治疗急慢性感染。

（四）护理问题

1.体液过多

与低蛋白血症等导致的钠、水潴留有关。

2.营养失调低于机体需要量

与大量蛋白丢失有关。

3.有感染的危险

与机体免疫功能低下及使用激素有关。

4.有皮肤黏膜完整性受损的危险

与高度水肿有关。

5.潜在并发症

肾上腺皮质激素的副作用，如感染、电解质紊乱、骨质疏松、高血压、消化道出血、自我形象紊乱等。

6.焦虑

与病情反复、病程长、形象改变和患儿及家长对疾病的相关知识缺乏有关。

(五)护理目标

(1)患儿水肿减轻或消退。

(2)患儿能摄入足够的营养物质。

(3)患儿住院期间未发生感染。

(4)患儿皮肤保持完好,无破损。

(5)患儿未发生并发症或发生时能及时被发现。

(6)家长及患儿对疾病有了正确的认识,焦虑程度减轻或消失,表现出情绪稳定,能愉快地接受治疗和护理。

(六)护理

1.休息

患者除严重水肿和高血压外,一般不需卧床休息,即使卧床休息也要经常变换体位,以防止血栓形成。腹水严重时,出现呼吸困难,应采取半卧位。

2.饮食管理

(1)明显水肿及高血压时需短期限制钠盐的摄入,一般供盐 1～2g/d,病情缓解后不必继续限盐,因患儿水肿主要是低蛋白血症所致,过分限盐易造成低钠血症及食欲下降。

(2)蛋白质的摄入控制在 1.5～2g/(kg·d),以优质蛋白如乳、蛋、禽、牛肉等为宜,鱼蛋白摄入过量会造成肾小球高滤过,导致细胞功能受损。

(3)注意补充各种维生素和矿物质,如 B 族维生素、维生素 C、维生素 D 及叶酸、钙、锌等。

3.预防感染

(1)首先向患儿及其家长解释预防感染的重要性,肾病患儿由于免疫力低下易继发感染,而感染又可导致病情加重或复发,甚至危及患儿生命。

(2)与感染性疾病患儿分室收治,病室每日进行空气消毒,减少探视人数等。

(3)监测体温及白细胞计数,密切注意患儿有无感染表现如发热、咳嗽等,及时报告医生。

4.皮肤护理

应注意保持皮肤清洁、干燥,及时更换内衣;保持床铺清洁、整齐,被褥松软,经常翻身;腋窝及腹股沟等处,每天擦洗 1～2 次,并保持干燥,预防感染;臀部和四肢水肿严重时,受压部位可垫棉圈,或用气垫床;阴囊水肿用棉垫或吊带托起,皮肤破损可涂碘伏预防感染。严重水肿者应避免肌内注射药物,因水肿严重,药物不易吸收,可从注射部位外渗,导致局部潮湿、糜烂、感染等。

5.观察药物疗效及有无副作用

(1)按医嘱正确的使用药物并观察疗效。治疗肾病的首选药物是肾上腺皮质激素。目前多采用泼尼松 2mg/(kg·d),最大量 60mg/d,分次口服,尿蛋白转阴后再巩固 2 周,改为 2mg/kg 隔日清晨顿服,4 周后每 2～4 周减量 1 次,直到停药。疗效判断如下。①激素敏感:激素治疗 8 周内尿蛋白转阴,水肿消退。②激素部分敏感:激素治疗 8 周内水肿消退,但尿蛋白仍有＋～＋＋。③激素耐药:激素治疗 8 周尿蛋白仍在＋＋以上。④激素依赖:激素治疗后尿蛋白转阴,但停药或减量 2 周内又出现尿蛋白在＋以上,再次用药后又转阴,并重复 2 次以上(排除感染及其他因素)。⑤复发和(或)反复:尿蛋白已转阴,停用激素 4 周以上,尿蛋白又有＋＋或以上为复发;如在激素用药过程中出现上述变化为反复。对频繁复发、激素依赖或耐药、激素治疗出现严重副作用者应使用免疫抑制剂,最常用的是环磷酰胺(CTX)。

(2)激素治疗期间注意每日血压、尿量、尿蛋白、血浆蛋白的变化情况。强的松应用过程中,应严格遵医嘱发药,保证患儿服药。注意有无皮质激素的副作用。遵医嘱及时补充维生素D、钙剂,以免发生骨质疏松或手足搐症。

(3)严重水肿的患儿应用利尿剂时应特别注意尿量和血压,因患儿循环血量降低,大量利尿可加重血容量不足,导致低血容量性休克和静脉血栓。还应注意有无电解质紊乱。

(4)应用免疫抑制剂如环磷酰胺时,注意白细胞计数、胃肠道反应及出血性膀胱炎等,注意用药期间应多饮水和定期复查血象。

(5)抗凝和溶栓疗法能改善肾病的临床症状,改变患儿对激素的效应,从而达到理想的治疗效果。用药过程中注意监测凝血时间及凝血酶原时间。

(七)健康教育

(1)强调激素治疗的重要性,使患儿及家长主动配合并坚持按计划用药,尤其避免骤然停药,指导家长做好出院后的家庭护理。

(2)强调预防感染的重要性,使患儿及家长能采取有效措施避免感染,不去公共场所,避免复发等至关重要。

(3)关心、爱护患儿,多与患儿和家长交谈,指导家长多给患儿心理支持,使其保持良好的情绪;恢复期可参加一些轻松的娱乐活动,安排一定的学习,以增强患儿的信心,积极配合治疗。同时做好心理指导,防止激素导致自我形象紊乱而引起自卑、焦虑的心理。

(4)做好定期门诊随访。

(八)护理评价

患儿水肿是否减轻或消失,尿量有否增加,营养状态是否改善,精神是否愉快。患儿住院期间有否发生皮肤破损、感染及并发症。家长是否掌握激素治疗本病的重要性;家长及患儿是否掌握了感染是本病最常见的并发症及复发的诱因,并能采取措施积极预防。

第二节　再生障碍性贫血

再生障碍性贫血(简称再障)是由多种病因导致的骨髓造血功能衰竭的一种全血细胞减少综合征。临床上主要表现为贫血、出血、发热、全血细胞减少,多无脾及淋巴结肿大。

一、病因

(1)本病有一定遗传倾向,部分患儿存在对某些致病因素诱发的特异性异常免疫反应易感性增强及"脆弱"骨髓造血功能倾向。

(2)造血干/祖细胞内在早缺陷,包括量的减少和质的异常,特别是 CD_{34}^+ 细胞减少程度与病情严重性呈正相关。

(3)异常免疫反应损伤造血干/祖细胞,造血微循环支持功能缺陷,均能导致再障性贫血。

二、诊断与鉴别诊断

(一)急性型(重型再障Ⅰ型)

1.临床表现

(1)发病急,病程短,1~7个月,进展快,贫血呈进行性加剧且重。

(2)常伴有难以控制的严重感染。

(3)出血严重,常有内脏及颅内出血,肝、脾、淋巴结无肿大。

2.辅助检查

(1)血常规:有重度贫血,呈正细胞正色素性贫血;网织红细胞<1%,绝对值<15×10⁹/L;中性粒细胞绝对值<0.5×10⁹/L;血小板<(10~20)×10⁹/L。

(2)骨髓象:多部位增生严重减低,三系造血细胞明显减少,非造血细胞增加,骨髓小粒中非造血细胞明显增多。

具备急性贫血的临床表现,外周血三系减少应高度怀疑本病;确诊要依据骨髓检查结果。

(二)慢性型(重型再障Ⅱ型)

1.临床表现

起病缓慢,病程长,1~4年以上;贫血、出血及感染较轻。

2.辅助检查

(1)血常规:有全血细胞减少,呈正细胞正色素性贫血,红细胞形态轻度异常,多见椭圆形红细胞,网织红细胞<1%,偶有白细胞<4.0×10⁹/L,淋巴细胞相对升高。

(2)骨髓象:骨髓增生不良,亦可有灶性增生,如增生良好,红系中晚幼红炭核细胞增多,巨核细胞明显减少,非造血细胞增多,常>50%。

(3)重型再障Ⅱ型:为慢性型治疗过程中病情恶化所至,临床症状、血常规及骨髓象与急性再障相同。

(4)中性粒细胞碱性磷酸酶染色积分值多增高。

(5)骨髓造血干细胞培养显示粒单细胞集落、突发粒单集落及红系集落均减少。

本病诊断依据骨髓象检查结果。

(三)鉴别诊断

1.小儿白血病

该病也有全血细胞减少,但周围血中可发现大量幼稚细胞,骨髓穿刺涂片可鉴别。

2.阵发性血红蛋白尿

该病也可出现全血细胞减少,但反复进行尿液检查可出现血红蛋白尿,网织红细胞虽然可明显减低,但波动较大。

三、治疗

(一)一般疗法

查找病因并及时去除。停止接触或口服可能致病药物、化学毒品、避免放射线照射。加强护理,保证营养供给,防止出血及感染,一旦感染,选择两种以上有效抗生素联合治疗。

(二)对症治疗

颅内出血及失血性休克时,应输新鲜血和血小板;对决定进行骨髓移植的患儿,移植前尽量避免输血,以免增加排斥反应的发生。

(三)急性再障的治疗

1.免疫疗法

(1)抗胸腺细胞球蛋白(ATG)或抗淋巴细胞球蛋白(ALG)的应用:马 ATG 或猪 ATG,剂量 15mg/(kg·d),[ALG20～40mg/(kg·d)],如用兔 ATG,剂量为 3～5mg/(kg·d),连续静脉滴注 5 天;用前需做过敏试验。注意血清病和血小板减少等不良反应,必要时反复输新鲜血或血小板悬液,防止出血及感染。

(2)大剂量甲泼尼龙:剂量为 30mg/(kg·d),连续静脉滴注 3d 后,减量,一般每周减量一半,直至 1mg/(kg·d)后停药。

(3)环孢素 A:剂量 10～20mg/(kg·d),使血浓度达 500～800ng/mL 后,逐渐减量到 1～5mg/(kg·d),维持 3 个月以上。

(4)大剂量丙种球蛋白:静脉滴注剂量按 1g/kg,每 4 周 1 次,6 个月可缓解。

2.骨髓移植

应用组织相容性一致的供者骨髓做同种异体骨髓移植。

3.胚胎肝输注

用胚胎肝单个核细胞悬液,可以连续数次,可改善症状。

(四)慢性再障的治疗

1.雄激素

能使血清中促红细胞生成素(EPO)增多,使骨髓中红系祖细胞及粒单系祖细胞生成增加,促进定向干细胞进入增生周期。

以上药物应用至少 2～3 个月后网织红细胞先上升,然后血红蛋白逐渐上升,继之白细胞回升,血小板回升最慢,半年后才回升。应长期用药,但应注意肝功能损害等不良反应。

2.糖皮质激素

可减轻雄激素的不良反应,防止长骨骨化和早期融合,可减少出血倾向,一般常用泼尼松 0.5～1mg/(kg·d)分次口服。

3.改善造血微环境药物

包括神经刺激或血管扩张药,可通过兴奋骨髓神经,扩张骨髓血管,改善骨髓造血微环境,从而刺激和滋养造血祖细胞增生。

(1)硝酸士的宁:5 天疗法。分别以 1mg、1mg、2mg、2mg、3mg 连续肌内注射 5d,间隔 2d,重复应用。10d 疗法:分别以 1mg 2d,2mg 5d,3mg 3d,连续肌内注射,间隔 4d,重复应用,直至缓解。20d 疗法:剂量 2～3mg/d,连续肌内注射 20d,间隔 5d,重复应用。

(2)一叶萩碱:剂量 8mg/d 肌内注射,每天 1 次,一般用药 1.5～2 个月见效,疗程不少于 4 个月,与司坦唑醇合用较单用疗效好。

(3)山莨菪碱(654-2):0.5～2mg/(kg·d),每天 2 次,静脉滴注。

4.其他药物

氯化钴、碳酸锂、植物血凝素(PHA)、左旋咪唑、胸腺素、多抗甲素等均可试应用。

5.胎肝输注

用于慢性再障较急性再障疗效好。

6.脐血输注

脐血中含有较多的造血干细胞及较高水平的造血刺激因子,输注后近期内可改善血常规,稳定病情,减少输血次数。

7.脾切除

骨髓增生接近正常,有红细胞寿命缩短的证据,内科疗法0.5年以上无效的较重病例,可考虑脾切除。

8.造血生长因子的应用

文献中已应用了重组粒系集落刺激因子(rhCSF-G),重组单系集落刺激因子(rhCSF-GM)。

9.骨髓移植

急性型再障或慢性重型再障于诊断后2～3周内可进行骨髓移植。

四、护理评估

(1)评估患儿的意识及精神状况,为患儿测量生命体征、身高、体重,了解患儿其家属对疾病的认知情况。

(2)询问患儿既往史、过敏史、手术史、家族史。

(3)评估患儿营养状况及自理能力,大小便情况,有无血尿、血便,了解患儿的睡眠情况。

(4)评估患儿的病情,有无精神萎靡、乏力倦怠,患儿口唇、面色、睑结膜、甲床等部位有无苍白,周身有无出血点及瘀斑,有无皮下血肿,有无发热;评估患儿有无心率增快,有无心功能不全的体征;评估患儿有无颅内出血,若存在应评估患儿有无颅内压升高和神经系统体征。长期使用皮质激素的患儿应评估其有无药物性库欣综合征的体型和面容。了解患儿的治疗方案。

(5)了解患儿的相关检查及结果,主要是用于诊断的实验室检查,包括:血红蛋白、红细胞计数、网织红细胞计数、骨髓穿刺检查等。

(6)心理—社会状况:了解患儿家属对患儿疾病拟采取的治疗方法、对治疗及可能导致并发症的认知程度、家庭经济承受能力,以提供相应的心理支持。

五、护理措施

(一)一般护理

1.休息与活动

创造气氛和谐、舒适、轻松的病室环境,每日定时开窗通风,患儿尽量卧床休息,适量运动,避免碰伤,重症贫血者可置于层流床中,预防感染。

2.饮食

给予患儿新鲜、煮透、合理营养的易消化饮食。避免辛辣、刺激、过冷和市售熟食。慎食易损伤口腔黏膜的食物,以免因口腔黏膜损伤造成感染。血小板减少期间,有出血倾向的患儿,宜给予稍凉的流质、半流质饮食或软食,避免进食粗糙、坚硬、带刺、过烫及刺激性强的食物,以免引起消化道出血;骨髓抑制期,中性粒细胞计数≤$0.5×10^9$/L时需进行饮食双消毒;有口腔溃疡的患儿可在进食前给予 2%的利多卡因含漱,以减轻疼痛,给予患儿富含蛋白质及维生素的流质饮食,避免过热、粗糙、坚硬及酸性强的食物。

3.预防感染

避免接触上呼吸道感染患儿,探视时控制人数和时间。陪护家属应注意卫生,接触患儿前应先用流动水洗手,并佩戴口罩。嘱患儿进食后漱口,预防口腔感染,常用的漱口液有:康复新、西吡氯铵含漱液、复方氯己定含漱液等,婴幼儿也可用淡盐水漱口。每日给予患儿 3%硼酸坐浴 2 次,以预防肛周感染。每日紫外线消毒病室。

4.预防出血

为防止皮肤黏膜出血,避免患儿抠鼻孔,嘱患儿使用软毛牙刷进行口腔清洁,避免牙龈出血,不可用牙签剔牙。保持大便通畅,避免大便干燥,血小板明显减少期间如有便秘,应及时告知医生进行处理。

(二)病情观察

再障常见症状的观察与护理。

1.感染

测量体温 4 次/d,观察患儿呼吸道、消化道和皮肤黏膜等常见感染部位的感染症状与体征。

2.出血

各种穿刺术后延长按压时间直至彻底止血,如有鼻出血、牙龈出血要及时通知医生进行处理;密切观察患儿周身皮肤黏膜有无出血点、瘀斑等,集中医疗护理操作,尽量避免患儿剧烈哭闹。

3.鼻出血的处理

及时通知医生,让患儿采取坐位,用拇指和食指捏住鼻子的前部并用手指将鼻翼向鼻中隔处挤压,同时让患儿低头,张口呼吸,嘱其不要将血液咽下,可用盐酸肾上腺素棉球进行填塞,如按压 3min 后仍无法止血则遵医嘱请五官科急会诊,进行油纱条填塞。

4.贫血

结合患儿外周血象变化,及时发现因重度贫血所致的以心血管和中枢神经系统为主的症状与体征。给予患儿心电监护,准确记录患儿出入量,观察患儿有无颅内压增高的体征,有无心率增快、心前区收缩期杂音,或者有无心功能不全,一旦出现上述症状,及时通知并配合医生积极治疗。

(三)用药护理

1.输血护理

再障患儿常需进行各种成分输血,如浓缩红细胞、单采浓缩或多采血小板、各类血浆蛋白等。严格遵守输血管理制度和操作规程,输血前及时执行有关预防输血反应的医嘱。输血时适当控制滴速,期间密切观察患儿生命体征变化,给予患儿心电监护,准确记录患儿的出入量,及时发现和处理输血反应,必要时给予患儿应用利尿剂。

2.环孢素 A

2 次/d 口服,间隔 12h,护士按时发药,看服到口。因服药时间长达 6 个月以上,住院期间密切关注患儿有无肝肾功能损害、高血压等症状。每日给患儿测血压,必要时可加用降压药,口服环孢素 A 时前后应空腹 1h,每日按时口服。告知患儿及其家属不可擅自停药,需遵医嘱调药。口服免疫抑制剂期间,患儿机体免疫力偏低,应注意预防感染,增加机体免疫力,可口服匹多莫德或多抗甲素。

(四)心理护理

儿童 SAA 治疗时间长、费用高昂,患儿及其家属易失去耐心和信心,产生悲观消极情绪,甚至放弃治疗。护士要与患儿及其家属进行有效的沟通,为他们解决实际问题。让其与疗效好的患儿和家属交友,吸取经验和信心。在病情许可的情况下,组织病情稳定的患儿举办各种娱乐活动,如庆祝生日、欢度六一儿童节、建立患儿微型图书馆、外出参观游览等,让这些特殊的患儿与正常儿童一样,感受到社会的关爱,享受到生活的乐趣。科室建立了患儿家属与医务人员定期座谈会制度,及时了解患儿的需求,消除有关治疗的困惑。患儿出院后要与患儿家属保持电话联系,使患儿与家属都能够树立信心,积极配合长期规范治疗和随访。

六、健康教育

(一)饮食指导

进食高蛋白、高热量、维生素丰富、清淡易消化的新鲜饮食,避免食用辛辣、刺激性食物。合理营养膳食,不吃剩饭。鼓励患儿进食,保持餐具清洁,食品食具应消毒,食用水果前应洗净、去皮。指导家属经常更换烹调方式,注意食物色、香、味的调配,以增强患儿食欲。避免进食过硬的食物,从而减少口腔黏膜损伤,进餐后用漱口液(康复新、复方氯己定、西吡氯铵等)漱口,保持口腔清洁。

(二)用药指导

嘱患儿和家属出院回家后要严格按时按量服用环孢素 A,为了提高医嘱的依从性,定期电话随访,定期来院监测药物血浓度,并根据血药浓度酌情调整口服药剂量,使环孢素血清峰浓度在 200ng/mL。服药期间密切观察有无肝肾损害、高血压、多毛症、齿龈肿胀等,告知患儿和家属出现上述症状时不要惊慌,不要随意擅自停药和减量,要在医生的指导下对症处理,同时告知此类症状均具有可逆性,治疗结束后将逐渐消失。此时特别要加强与即将进入或已进入青春期女孩的交流沟通,因为她们对外貌比较敏感,进行积极的心理疏导对她们坚持完成治疗是有积极意义的。

(三)休息与活动

根据患儿的病情、贫血程度及目前活动耐力情况,制订活动计划,决定患儿的活动量。重度贫血患儿应以卧床休息为主,间断床上及床边活动。保持室内空气清新,每日定时开窗通风。

(四)按时复诊

根据患儿病情按时门诊复诊,定时复查血常规、生化、出凝血功能、环孢素浓度等。

(五)特殊处理

(1)保持大便通畅,便后用清水清洗或遵医嘱每日用硼酸坐浴 10～15min,预防肛周感染。

(2)保持鼻腔湿润,不可抠鼻子,避免鼻出血发生。

第三节　原发性血小板减少性紫癜

原发性血小板减少性紫癜,急性型发病前多有病毒感染史,病毒感染后使机体产生相关抗体,抗体与血小板膜发生交叉反应使血小板受到损伤;同时病毒感染后抗原抗体形成抗原抗体复合物,附着在血小板表面;血小板相关抗体与血小板上相关抗原相结合,均能导致血小板被单核巨噬细胞系统所清除,从而使血小板寿命缩短,导致血小板减少;而慢性型者除免疫因素外,还与肝、脾作用有关。临床主要表现为皮肤、黏膜自发性出血、血小板减少,骨髓巨核细胞正常或增多,但产生血小板的成熟巨核细胞减少或阙如,出血时间延长,血块收缩不良。

一、病因

(1)目前发现该病发病前均有病毒感染史,由于病毒感染后使机体产生相应抗体,这类抗体可与血小板膜发生交叉反应,使血小板受损而被单核巨噬细胞系统清除。

(2)病毒感染后,体内形成抗原-抗体复合物,可附着于血小板表面,使血小板易被单核-巨噬细胞系统清除。

(3)患儿血清中血小板相关抗体含量增高,与血小板数量呈负相关。

(4)血小板与巨核细胞有共同抗原性,抗血小板抗体同样作用于骨髓中巨核细胞,导致巨核细胞成熟障碍,巨核细胞生成、释放均会受到严重影响。

二、诊断与鉴别诊断

(一)临床表现

1.急性型

发病急,发病前1~3周多有病毒感染史,如上感、风疹、水痘和流行性腮腺炎等。预防接种也可发生。以皮肤黏膜自发性出血点、出血斑和鼻衄,牙龈出血最多见,也可有便血、呕血和尿血,青春期女孩月经过多,少数患儿可发生颅内出血。出血重的可有贫血,病程一般在6个月以内。

2.慢性型

起病较缓慢,出血症状一般较轻。重者也可发生瘀斑和血肿。可有颅内出血。病程超过6个月。缓解与发作可以交替称反复发作型。

(二)辅助检查

1.血常规检查

血常规中红细胞及白细胞基本正常,如出血重而发生失血性贫血时网织红细胞也可增高;血小板数量降低,急性型常达 $20 \times 10^9/L$ 以下,慢性型一般为 $(30 \sim 80) \times 10^9/L$,血小板形态可较大,在慢性型较明显;出血时间延长,凝血时间正常。血块收缩不良,毛细血管脆性试验阳性。

2.骨髓检查

骨髓细胞增生活跃,粒红系一般正常。巨核细胞数增多或正常,但产生血小板的成熟巨核细胞减少甚至阙如。巨核细胞胞浆少,颗粒少和空泡变性等。

3.血小板抗体检查

血小板表面相关免疫球蛋白(PAIg)80％以上阳性,其他的 PAIgM、PAIgA 或血小板相关补体(PAC)阳性,血清抗体阳性率较低。

具备临床表现应高度怀疑本病,加血常规检查除外过敏性紫癜等可临床诊断;确诊需骨髓和血小板抗体检查。

(三)鉴别诊断

1.过敏性紫癜

该病可出现出血性斑丘疹,呈对称分布,成批出现,多见于下肢及臀部,但外周血血小板数目正常,容易鉴别。

2.急性白血病

该病皮肤也可出现瘀点,本病混淆,但临床上有肝脾淋巴结肿大,外周血及骨髓检查可见幼稚白细胞足以鉴别。

三、治疗

(一)急性型

1.一般对症

起病急、出血重、血小板过低者,要卧床休息,避免外伤,控制感染,加强鼻腔和口腔护理,鼻衄时填塞止血,防止创伤及自发性颅内出血。

2.药物治疗

(1)糖皮质激素:可减轻毛细血管通透性,抑制抗体产生及免疫反应,抑制单核巨噬细胞系统对血小板的吞噬破坏。泼尼松剂量 $1\sim2mg/(kg\cdot d)$。急重症者,可用氢化可的松 $5\sim10mg/kg$ 或地塞米松 $2\sim4mg$ 静脉滴注,每天 1 次,可连续 $7\sim14d$。好转后改为口服,疗程 $4\sim6$ 周。

(2)止血药及生血药:维生素 C、芦丁片、氨肽素片、卡巴克洛片口服;三磷腺苷、辅酶 A、酚磺乙胺等静脉滴注。

(3)大剂量丙种球蛋白:静脉滴注,可能通过封闭单核巨噬细胞系统,减少对血小板的吞噬破坏。剂量 $0.4g/(kg\cdot d)$,连续 5d,或 $0.1\sim0.2g/(kg\cdot d)$ 连续 5d,均有效。适用于急重病例抢救。

3.脾切除

仅在发生危及生命的大出血或颅内出血、内科疗法无效时才可考虑紧急切脾。或输血小板和红细胞,但必须同时使用大剂量糖皮质激素。

(二)慢性型

1.一般疗法

基本同急性型。学龄儿童无明显出血倾向时可继续上学,避免外伤,注意防止上呼吸道感染。

2.对症治疗

血小板 $<25\times10^9/L$,出血严重,可输新鲜血按 $10mL/kg$ 或输血小板 $2\sim4U$。

3.药物治疗

(1)糖皮质激素:首选泼尼松,剂量 1~2mg/(kg·d),分次口服,连用 4~6 周后减量,每 1~2 周用量减 1/4,并改为隔天 1 次,清晨口服,以减少不良反应,如治疗 3~4 周无效,宜停药,改用其他疗法。如有效,血小板>50×10⁹/L,可以小量维持,以不出血及无明显不良反应为度。

(2)止血药和生血药:详见急性型药物治疗,用氨肽素和利血生等。

(3)免疫抑制药:激素无效时可试用,也可用于脾切除无效者。①长春新碱每次 0.025mg/kg,每周 1 次缓慢静脉滴注,连用 7~8 次。②环磷酰胺 2.5~3mg/(kg·d),分 2~3 次口服。③硫唑嘌呤 2.5mg/(kg·d),分 2~3 次口服。一般数月后见效,疗程可达 1 年以上。④上述 3 药联合应用,4 周为 1 个疗程。

(4)输大剂量丙种球蛋白。

(5)抗-D 免疫球蛋白,25~50μg/(kg·d),静脉注射,连用 5d。

(6)达那唑 10~15mg/(kg·d),分 3~4 次口服,连用 2~4 个月。大剂量维生素 C 0.2g/(kg·d),加入等渗葡萄糖液中静脉滴注,20d 为 1 个疗程。干扰素 1~5U/kg,皮下或肌内注射,疗程 12d。

4.其他治疗

病程在 1 年以上,血小板持续<50×10⁹/L,出血较重,激素无效或依赖者,年龄在 4 岁以上,可考虑切脾,有效率可在 65%~85%。

四、护理问题

(一)潜在并发症

出血。

(二)有感染的危险

与激素、免疫抑制剂应用致免疫功能下降有关。

(三)恐惧

与严重出血有关。

五、护理措施

(一)护理评估

(1)评估患儿的意识及精神状态,为患儿测量生命体征、身高、体重,了解患儿家属对疾病的认知情况。

(2)询问患儿的既往史、过敏史、手术史及家族史。

(3)评估患儿的营养状况及自理能力,了解患儿的大小便情况及睡眠情况。

(4)评估患儿的病情,询问患儿发病前有无急性病毒感染史,有无发热,有无自发性皮肤黏膜出血,周身有无出血点、瘀斑或紫癜,询问患儿有无鼻出血或牙龈出血,有无胃肠道出血、肉眼血尿,评估患儿有无结膜下或视网膜出血,警惕患儿是否存在颅内出血,有无头晕、呕吐、失语、烦躁不安、神志改变等症状,了解患儿目前的治疗方案。

(5)了解患儿的相关检查结果,主要是与诊断有关的实验室检查结果,如血小板计数、血小板抗体测定、骨髓穿刺检查等。

(6)心理－社会状况：了解患儿家属对患儿疾病拟采取的治疗方法、家庭经济承受能力，以提供相应的心理支持。

(二)护理措施

1.一般护理

(1)休息与活动：保持病室安静整洁，温湿度适宜，定时开窗通风，使用紫外线消毒，每日至少 1 次。患儿血小板减少时，嘱尽量减少活动。血小板≤20×10^9/L 时，患儿需卧床休息，并嘱其头部制动，避免剧烈哭闹，防止颅内出血。避免体力消耗，减少和避免发生损伤。

(2)饮食：A.一般给予患儿高热量、高蛋白、高维生素、清淡易消化的食物，避免进食生硬、粗糙带刺的食物；B.多饮水，以补充热量和水分的消耗，若伴有贫血应选用含铁丰富的食物；C.患儿血小板低于50×10^9/L 时应进食清淡易消化软食或半流质软食，禁食过硬、难消化的食物，以防消化道出血；D.口腔、牙龈出血时应鼓励患儿进食清淡、少渣软食，以防口腔黏膜损伤，加强口腔护理，进食后用漱口水漱口；E.对继发感染的患儿应选用高蛋白、高热量、富含维生素的食物，以加强营养，提高机体免疫力；F.对发热的患儿则进食高热量、高维生素、蛋白质丰富、清淡、易消化食物。

(3)预防感染：A.环境舒适，注意保护性隔离，与感染患儿分病室居住，有条件的安排单间。B.病房内定时开窗通风，每日 2 次，保持空气新鲜。每日使用紫外线消毒房间 30min。C.限制陪护，减少探视，尤其是患有呼吸道感染或其他传染病者谢绝探视，以免交叉感染。D.每日地面使用 10‰含氯消毒剂进行清扫。E.养成良好的个人卫生习惯，加强卫生意识，防止病从口入。F.进食后使用康复新、复方氯己定、淡盐水等漱口液进行漱口，预防口腔感染。

(4)皮肤的护理：保持床单平整，避免皮肤摩擦及肢体受压，保持皮肤清洁，尽量避免人为创伤，如进行各种穿刺时必须快速、准确，严格执行无菌操作。发生出血时，应定时检查出血部位，注意出血点、瘀斑情况。

2.病情观察

(1)密切关注患儿生命体征变化，注意观察患儿有无出血倾向，观察患儿全身皮肤黏膜有无出血点或瘀斑，观察患儿有无鼻出血、血尿、血便、咯血以及烦躁不安、头痛及神志改变。如有上述症状及时告知医生，予以相应处理。

(2)出血的护理。A.避免损伤：急性期应减少活动，避免创伤，尤其是头部外伤，明显出血患儿应卧床休息；为患儿提供安全的环境，床头、床栏及家具的尖角用软物包扎，禁忌玩锋利的玩具，限制剧烈运动，如篮球、足球、爬树等，以免碰伤、刺伤或摔伤；尽量减少肌内注射或深静脉穿刺抽血，必要时应延长压迫时间，以免形成深部血肿；禁食坚硬、过热、油炸、多刺及刺激性的食物，防止损伤口腔黏膜及牙龈出血；刷牙时选用软毛牙刷，或盐水漱口，以保护口腔黏膜；天气干燥时可用液状石蜡油滴鼻，湿润鼻腔，告知患儿及其家属不可用手挖鼻孔，以防鼻出血发生；保持大便通畅，防止用力排便时腹压增高而诱发颅内出血。B.消化道出血的护理：消化道少量出血患儿，可进食温凉的流质饮食；大量出血患儿应禁食，待出血停止 24h 后方可给予流质饮食，建立静脉输液通道、配血，做好输血准备，保证液体入量，准确记录出血的量、性质、颜色；C.鼻出血的护理：指导患儿勿用手挖鼻孔和用力擤鼻。鼻腔干燥时，可用棉签蘸少许石蜡油或抗生素软膏轻轻涂擦，防止干裂出血，少量出血时可用棉球或明胶海绵填塞，局部冷敷。

出血严重时,尤其是后鼻腔出血可用凡士林油纱条做后鼻孔填塞术。

3.用药护理

(1)激素:按时按量服用激素,不可随意加减药量,当服用激素时血小板回升至接近正常值时,应遵医嘱逐渐减量,不可突然停药,以免引起不良后果。注意激素不良反应,避免感染。

(2)丙种球蛋白:严格控制输液速度,注意操作流程。输注过程中,密切关注患儿生命体征变化,出现不适应暂停输注,告知医生,给予相应处理后再酌情进行输注。

(3)免疫抑制剂:口服环孢素 A 时,应按时按量口服,不可擅自将药物减停或改量,定期检测血药浓度(200~300ng/mL),疗程 2~3 个月,有效率 60%~80%。口服环孢素 A 前后各 1h 内应禁食,不可与其他药物同时服用。药物不良反应:肝肾功损害、多毛及牙龈增生等。

4.心理护理

良好的心理状态对配合临床治疗及疾病的康复起着积极的促进作用。当患儿发生出血症状时,常常恐惧不安,这时在护理上应加强与患儿及其家属的沟通交流,消除其对病症的恐惧心理。在护理中必要的精神安慰可以使患儿避免因情绪过度紧张而激发加重出血,必要时还应遵医嘱给予镇静剂。因此,要求护理人员要予以高度的同情心和责任感,关心体贴患儿。进行各种检查及特殊治疗时,应向其做好解释工作。经常巡视病房,与患儿及其家属沟通,讲解疾病的相关知识,鼓励患儿树立战胜疾病的信心。

5.健康教育

(1)饮食指导:根据出血情况选用流食、半流食或普食,富含高蛋白、高维生素,少渣饮食。饮食上不吃过硬、油炸、过热、刺激性强的食物,避免消化道黏膜损伤出血。

(2)用药指导:大剂量糖皮质激素服用 5~6 周易出现库欣综合征、高血压、感染、血糖增高等,停药后可恢复;定期复查血压、血糖、白细胞计数,及早发现可疑的不良反应;患儿服药期间,不与感染患儿接触,忌用抑制血小板功能的药物如阿司匹林等;应用环孢素 A 治疗的患儿,服药期间应定期检测环孢素的血药浓度,服药前后 1h 应禁食,不与其他药物同服;遵医嘱口服药物,不可擅自停药或改药。

(3)休息与活动:血小板偏低时需卧床休息,进行间断床上运动;症状缓解后可进行适当运动,以增加机体免疫力,外出戴口罩。注意避免磕碰,不玩尖利的玩具,不使用锐利的工具,不做剧烈运动,常剪指甲,避免搔抓皮肤,刷牙时使用软毛牙刷。

(4)密切关注患儿病情变化,有无新发出血点等,根据患儿病情,按时复诊,定期检测血常规、生化、出凝血功能,口服环孢素 A 患儿定时监测血药浓度,出现不适及时门诊就诊。

第四节　急性白血病

白血病(leukemia)是造血组织中某一血细胞系统过度增生,浸润到各组织和器官,从而引起一系列临床表现的恶性血液病。据调查,我国<10 岁小儿白血病的发生率为 3/10 万~4/10万,在<15 岁的恶性肿瘤患病构成的调查中约占 35%;是我国最常见的小儿恶性肿瘤。

男性发病率高于女性。急性白血病占 90%～95%,慢性白血病仅占 3%～5%。

一、病因

尚未完全明了,可能与下列因素有关。

(一)病毒因素

多年研究已证明属于 RNA 病毒的逆转录病毒(retrovirus,又称人类 T 细胞白血病病毒,HTLV),可引起人类 T 淋巴细胞白血病。其他病毒(如 EB 病毒)与白血病的关系也引起关注。

(二)物理和化学因素

电离辐射能引起白血病。小儿对电离辐射较为敏感,在曾经放射治疗胸腺肥大的小儿中,白血病发生率较正常小儿高 10 倍;妊娠妇女照射腹部后,其新生儿的白血病发病率比未经照射者高 17.4 倍。苯及其衍生物、氯霉素、保泰松、乙双吗啉和细胞毒药物等均可诱发急性白血病。

(三)遗传素质

白血病不属遗传性疾病,但在家族中却可有多发性恶性肿瘤的情况;少数患儿可能患有其他遗传性疾病,如 21－三体综合征、先天性睾丸发育不全症、先天性再生障碍性贫血伴有多发畸形(Fanconi 贫血)、先天性远端毛细血管扩张性红斑症(Bloom 综合征)以及严重联合免疫缺陷病等,这些疾病患儿的白血病发病率比一般小儿明显增高。此外,同卵孪生儿中一个患急性白血病,另一个患白血病的概率为 20%,比双卵孪生儿的发病率高 12 倍。以上现象均提示白血病的发生与遗传素质有关。

二、诊断与鉴别诊断

(一)临床表现

各型急性白血病的临床表现基本相同,主要表现如下。

1.起病

大多较急,少数缓慢。早期症状有面色苍白、精神不振、乏力、食欲低下,鼻衄或齿龈出血等;少数患儿以发热和类似风湿热的骨关节痛为首发症状。

2.发热

多数患儿起病时有发热,热型不定,可低热、不规则发热、持续高热或弛张热,一般不伴寒战。发热原因之一是白血病性发热,多为低热且抗生素治疗无效;另一原因是感染,常见者为呼吸道炎症,齿龈炎,皮肤疖肿,肾盂肾炎、败血症等。

3.贫血

出现较早,并随病情发展而加重,表现为苍白、虚弱无力、活动后气促等。贫血主要是由于骨髓造血干细胞受到抑制所致。

4.出血

以皮肤和黏膜出血多见,表现为紫癜、瘀斑、鼻衄、齿龈出血,消化道出血和血尿。偶有颅内出血,为引起死亡的重要原因之一。出血的主要原因是由于骨髓被白血病细胞浸润,巨核细胞受抑制使血小板的生成减少。血小板还可有质的改变而致功能不足,从而加剧出血倾向。白血病细胞浸润肝脏,使肝功能受损,纤维蛋白原、凝血酶原和第 V 因子等生成不足,亦与出血的发生有关。感染和白血病细胞浸润使毛细血管受损,血管通透性增加,也可导致出血倾向。此外,当并发弥散性血管内凝血时,出血症状更加明显。在各类型白血病中,以 M3 型白血病的出血最为显著。

5.白血病细胞浸润引起的症状和体征

(1)肝、脾、淋巴结肿大:白血病细胞浸润多发生于肝、脾而造成其肿大,这在急性淋巴细胞白血病尤其显著。肿大的肝、脾质软,表面光滑,可有压痛。全身浅表淋巴结轻度肿大,但多局限于颈部、颌下、腋下和腹股沟等处,其肿大程度以急性淋巴细胞白血病较为显著。有时因纵隔淋巴结肿大引起压迫症状而发生呛咳、呼吸困难和静脉回流受阻。

(2)骨和关节浸润:小儿骨髓多为红骨髓,易被白血病细胞侵犯,故患儿骨、关节疼痛较为常见。约 25％患儿以四肢长骨、肩、膝、腕、踝等关节疼痛为首发症状,其中部分患儿呈游走性关节痛,局部红肿现象多不明显,并常伴有胸骨压痛。骨和关节痛多见于急性淋巴细胞白血病。骨痛的原因主要与骨髓腔内白血病细胞大量增生、压迫和破坏邻近骨质以及骨膜浸润有关。骨骼 X 线检查可见骨质疏松、溶解,骨骺端出现密度减低横带和骨膜下新骨形成等征象。

(3)中枢神经系统浸润:白血病细胞侵犯脑实质和(或)脑膜时即引起中枢神经系统白血病(central nervous system leukemia,CNSL)。由于近年联合化疗的进展,使患儿的寿命得以延长,但因多数化疗药物不能透过血—脑屏障,故中枢神经系统便成为白血病细胞的"庇护所",造成 CNSL 的发生率增高,这在急性淋巴细胞白血病尤其多见。浸润可发生于病程中任何时候,但多见于化疗后缓解期。它是导致急性白血病复发的主要原因。

常见症状为颅内压增高,出现头痛、呕吐、嗜睡、视盘水肿等;浸润脑膜时,可出现脑膜刺激征;浸润脑神经核或根时,可引起脑神经麻痹;脊髓浸润可引起横贯性损害而致截瘫。此外,也可有惊厥,昏迷。检查脑脊液可以确诊:脑脊液色清或微浊,压力增高;细胞数$>10\times10^6$/L,蛋白>0.45g/L;将脑脊液离心沉淀做涂片检查可发现白血病细胞。

(4)睾丸浸润:白血病细胞侵犯睾丸时即引起睾丸白血病(testic leukemia,TL),表现为局部肿大、触痛,阴囊皮肤可呈红黑色。由于化疗药物不易进入睾丸,在病情完全缓解时,该处白血病细胞仍存在,因而常成为导致白血病复发的另一重要原因。

(5)绿色瘤:是急性粒细胞白血病的一种特殊类型,白血病细胞浸润眶骨、颅骨、胸骨、肋骨或肝、肾、肌肉等,在局部呈块状隆起而形成绿色瘤。此瘤切面呈绿色,暴露于空气中绿色迅速消退,这种绿色素的性质尚未明确,可能是光紫质或胆绿蛋白的衍生物。绿色瘤偶由急性单核细胞白血病局部浸润形成。

(6)其他器官浸润:少数患儿有皮肤浸润,表现为丘疹、斑疹、结节或肿块;心脏浸润可引起心脏扩大、传导阻滞、心包积液和心力衰竭等;消化系统浸润可引起食欲缺乏、腹痛、腹泻、出血等;肾脏浸润可引起肾肿大、蛋白尿、血尿、管型尿等;齿龈和口腔黏膜浸润可引起局部肿胀和口腔溃疡,这在急性单核细胞白血病较为常见。

(二)辅助检查

为确诊白血病和观察疗效的重要方法如下。

1.血常规

红细胞及血红蛋白均减少,大多为正细胞正血色素性贫血。网织红细胞数大多较低,少数正常;偶在外周血中见到有核红细胞。白细胞数增高者占 50% 以上,其余正常或减少,但在整个病程中白细胞数可有增、减变化;白细胞分类示原始细胞和幼稚细胞占多数。血小板减少。

2.骨髓象

骨髓检查是确立诊断和评定疗效的重要依据。典型的骨髓象为该类型白血病的原始及幼稚细胞极度增生;幼红细胞和巨核细胞减少。但有少数患儿的骨髓表现为增生低下,其预后和治疗均有特殊之处。

3.组织化学染色

常用以下组织化学染色以协助鉴别细胞类型。

(1)过氧化酶:在早幼阶段以后的粒细胞为阳性;幼稚及成熟单核细胞为弱阳性;淋巴细胞和浆细胞均为阴性。各类型分化较低的原始细胞均为阴性。

(2)酸性磷酸酶:原始粒细胞大多为阴性,早幼粒以后各阶段粒细胞为阳性;原始淋巴细胞弱阳性,T 细胞强阳性,B 细胞阴性;原始和幼稚单核细胞强阳性。

(3)碱性磷酸酶:成熟粒细胞中此酶的活性在急性粒细胞白血病时明显降低,积分极低或为 0;在急性淋巴细胞白血病时积分增加;在急性单核细胞白血病时积分大多正常。

(4)苏丹黑:此染色结果与过氧化酶染色的结果相似:原始及早幼粒细胞阳性;原淋巴细胞阴性;原单核细胞弱阳性。

(5)糖原:原始粒细胞为阴性,早幼粒细胞以后各阶段粒细胞为阳性;原始及幼稚淋巴细胞约半数为强阳性,余为阳性;原始及幼稚单核细胞多为阳性。

(6)非特异性酯酶(萘酚酯 NASDA):这是单核细胞的标记酶,幼稚单核细胞强阳性,原始粒细胞和早幼粒细胞以下各阶段细胞为阳性或弱阳性,原始淋巴细胞阴性或弱阳性。

3.溶菌酶检查

血清中的溶菌酶主要来源于破碎的单核细胞和中性粒细胞,测定血清与尿液中溶菌酶的含量可以协助鉴别白血病细胞类型。正常人血清含量为 4~20mg/L;尿液中不含此酶。在急性单核细胞白血病时,其血清及尿液的溶菌酶浓度明显增高;急性粒细胞白血病时中度增高;急性淋巴细胞白血病时则减少或正常。

(三)鉴别诊断

1.再生障碍性贫血

本病血常规呈全血细胞减少;肝、脾、淋巴结不肿大;骨髓有核细胞增生低下,无幼稚白细胞。

2.传染性单核细胞增多症

本病肝、脾、淋巴结常肿大;白细胞数增高并出现异型淋巴细胞,易与急性淋巴细胞白血病混淆。但本病病程经过一般良好,血常规多于 1 个月左右恢复正常;血清嗜异性凝集反应阳性;多数病例血清 EB 病毒 DNA 阳性,可血清 EB 病毒抗原 IgM 阳性;骨髓无白血病细胞形态学改变。

3.类白血病反应

为造血系统对感染、中毒和溶血等刺激因素的一种"应激"反应,以外周血出现幼稚白细胞和(或)白细胞数增高为特征。当原发疾病被控制后,血常规即恢复正常。此外,根据:血小板数多正常;白细胞中有中毒性改变,如中毒颗粒和空泡形成;中性粒细胞碱性磷酸酶积分显著增高等,可与白血病区别。

4.风湿性关节炎

有发热、关节疼痛症状者易与风湿性关节炎混淆,需注意鉴别。

三、治疗

急性白血病的治疗主要是以化疗为主的综合疗法,其原则是:要早期诊断、早期治疗;应严格区分患儿的白血病类型,按照类型选用不同的化疗药物和相应的药物剂量联合治疗;采用早期连续适度化疗和分阶段长期规范治疗的方针。同时要早期防治中枢神经系统白血病和睾丸白血病,化疗的同时给予积极的支持治疗。急性淋巴细胞性白血病(ALL)者于完全缓解后予维持治疗,总治疗时间为 2.5~3.5 年;急性非淋巴细胞性白血病(ANLL)者则为高强度短疗程的化疗,不需维持治疗;总治疗时间为 6~8 个月。

(一)支持疗法

1.防治感染

在化疗阶段,保护性环境隔离对降低院内交叉感染具有较好效果。用抗生素预防细菌性感染,可减少感染性并发症。并发细菌性感染时,应首选强力的抗生素以控制病情,根据不同致病菌和药敏试验结果选用有效的抗生素治疗。并发真菌感染者,可选用抗真菌药物如两性霉素 B、伊曲康唑、伏立康唑或卡泊芬净等治疗;并发病毒感染者可用阿昔洛韦(acyclovir)或更昔洛韦(ganciclovir)治疗;怀疑并发卡氏囊虫肺炎者,应及早采用复方新诺明治疗。

2.输血和成分输血

明显贫血者可输给红细胞;因血小板减少而致出血者,可输浓缩血小板。有条件时可酌情静脉输注丙种球蛋白。

3.集落刺激因子

化疗期间如骨髓抑制明显者,可予以 G—CSF、GM—CSF 等集落刺激因子。

4.防治高尿酸血症

在化疗早期,由于大量白血病细胞破坏分解而引起高尿酸血症,导致尿酸结石梗阻、少尿或急性肾衰竭,故应注意"水化和利尿"。为预防高尿酸血症,可口服别嘌呤醇(allopurinol)。

5.其他

在治疗过程中,要增加营养。有发热、出血时应卧床休息。要注意口腔卫生,防止感染和黏膜糜烂。并发播散性血管内凝血时,可用肝素等治疗。

(二)化学药物治疗

目的是杀灭白血病细胞,解除白血病细胞浸润引起的症状,使病情缓解,以至治愈。急性白血病的化疗通常按下述次序分阶段进行。

1.诱导治疗

诱导缓解治疗是患儿能否长期无病生存的关键。在 MICM 分型结合治疗反应等确定临床分型的前提下,选择合适的化疗强度,是现代诱导治疗小儿白血病的理念。柔红霉素(DNR)和左旋门冬酰胺酶(L—ASP)是提高急性淋巴细胞白血病完全缓解率和长期生存率的两个重要药物,故大多数 ALL 诱导缓解方案均为包含这两种药物的联合化疗,如 VDLP 等。

而阿糖胞苷（Ara-C）则对治疗急性非淋巴细胞白血病至关重要。M3型常选用全反式维A酸（ATAR）或三氧化二砷（As_2O_3）进行"诱导分化"治疗。

2.巩固治疗

强力的巩固治疗是在缓解状态下最大限度地杀灭微小残留白血病（minimal residual disease,MRD）的有力措施，可有效地防止早期复发，并使在尽可能少的MRD状况下进行维持治疗。ALL一般首选环磷酰胺（C）、Ara-C（A）及6-巯基嘌呤（M），即CAM联合治疗方案；ANLL常选用有效的原诱导方案1～2个疗程。

3.预防髓外白血病

由于大多数药物不能进入中枢神经系统、睾丸等部位，如果不积极预防髓外白血病，则中枢神经系统白血病（CNSL）在3年化疗期间的发生率可高达50%～70%；睾丸白血病（TL）的发生率在男孩中亦可有5%～30%。CNSL和TL均会导致骨髓复发、治疗失败，因此有效的髓外白血病的预防是白血病特别是急性淋巴细胞白血病患儿获得长期生存的关键之一。ALL通常首选大剂量甲氨蝶呤＋四氢叶酸钙（HDMTX＋CF）方案，配合甲氨蝶呤（MTX）、Ara-C和地塞米松（Dex）三联药物鞘内注射治疗。

4.维持治疗和加强治疗

为了巩固疗效、达到长期缓解或治愈的目的，ALL应在上述疗程后进行维持治疗和（或）加强治疗；对ALL一般主张用6-巯基嘌呤（6-MF）＋MTX维持治疗；国内方案强调维持期间定期用原诱导缓解方案或其他方案强化，但Ⅰ-BFM（international Berlin-Frankfurt-Munster）方案则采用一直维持治疗74～77周的策略，总疗程2.5～3年；ANLL常选用几个有效方案序贯治疗，研究已经证实：ANLL的维持治疗不能降低复发率，故总疗程为6～8个月。

（三）中枢神经系统白血病的防治

CNSL是造成白血病复发或者死亡的重要原因之一，在治疗过程中一定要重视CNSL的防治。

1.预防性治疗

常用方法有以下3种，依据白血病的类型和病情选择应用。

（1）三联鞘内注射法（IT）：常用甲氨蝶呤、阿糖胞苷、地塞米松3种药物联合鞘内注射，不同类型白血病的用法稍有不同。

（2）大剂量甲氨蝶呤

四氢叶酸钙（HDMTT-CF）疗法：只用于急淋，每10～14d为1个疗程。每个疗程MTX剂量为2～5g/m^2（剂量根据分型而定），其中1/10～1/5量（<500mg）作为突击量，在30min内快速静脉滴入，余量于23.5h内匀速滴入；突击量MTX滴入后0.5～2h内行三联鞘内注射1次；于开始滴注MTX后36h进行第一次CF解救，剂量为每次15mg/m^2，首剂静脉注射，以后每6h口服或肌内注射，共6～8次。>3g/m^2者应常规监测血浆MTX浓度，以调整CF用量和次数；无监测者MTX不宜>3g/m^2，但HR型或IR的T细胞型者远期复发的可能性增加。HDMTX治疗前、后3d口服碳酸氢钠1.0g，每天3次，并在治疗当天给5%碳酸氢钠3～5mL/kg静脉滴注，使尿pH>7.0；用HDMXT当天及后3d需水化治疗，每天液体总量3000mL/m^2。在用HDMTX同时，每天口服6-MP 25mg/m^2。

(3)颅脑放射治疗:颅脑放射治疗适用于:＞3 岁的高危 ALL,诊断时白细胞数＞100×10^9/L,或有 t(9;22)或 t(4;11)核型异常,或有 CNSL,或因种种原因不宜 HDMTX－CF 治疗者。通常在完全缓解后 6 个月时进行,放射总剂量为 18Gy,分 15 次于 3 周内完成;或总剂量为 12Gy,分 10 次于 2 周内完成。

2.中枢神经系统白血病的治疗

初诊时已发生 CNSL 者,照常进行诱导治疗,同时给予三联鞘内注射,第 1 周 3 次,第 2 和第 3 周各 2 次,第 4 周 1 次,共 8 次。一般在鞘内注射化疗 2～3 次后 CSF 常转为阴性。在完成诱导缓解、巩固、髓外白血病防治和早期强化后,作颅脑放射治疗,剂量同上。颅脑放疗后不再用 HDMTX－CF 治疗,但三联鞘内注射必须每 8 周 1 次,直到治疗终止。完全缓解后在维持巩固期发生 CNSL 者,也可按上述方法进行,但在完成第 5 次三联鞘注后,必须作全身强化治疗以免骨髓复发,常用早期强化治疗的 VDLDex 和 VP16＋Ara－C 方案各一疗程,然后继续完成余下的 3 次鞘内注射。紧接全身强化治疗之后应做颅脑放射治疗。此后每 8 周三联鞘内注射 1 次,直到终止治疗。

(四)睾丸白血病(TL)治疗

初诊时已发生 TL 者,先诱导治疗到完全缓解,双侧 TL 者做双侧睾丸放射治疗,总剂量为 24～30Gy,分 6～8d 完成;单侧者可行切除术,亦可做双侧睾丸放射治疗(无单侧放疗);与此同时继续进行巩固、髓外白血病防治和早期强化治疗。在缓解维持治疗期发生 TL 者,按上法予以治疗,紧接着用 VDLDex 和 VP16＋Ara－C 方案各 1 个疗程。

(五)造血干细胞移植(hemotopoletc stem cell transplantation,HSCT)

联合化疗是目前根治大多数 ALL 和部分 ANLL 的首选方法。鉴于 HSCT 是一种高风险(移植相关并发症及死亡),高投入(经济承受力)的医疗手段,即使移植成功,仍存在着复发的可能性。因此,要严格掌握移植时机:①高危型(HR)ALL 首次缓解后,中危型(MR)或者标危型(SR)ALL 化疗期间复发,经重新化疗第 2 次缓解。②除外 M3、M2b、M4EO 的 ANLL 第 1 次完全缓解。③M3 治疗 1 年后融合基因仍持续阳性,且复发者。

四、护理评估

(一)健康史

患儿的过去史、接触史、家族史及现病史。

(二)身体状况评估

患儿的生命体征、观察贫血及其程度、有无出血倾向,肝脾淋巴结有无肿大,有无骨痛、关节痛等。

(三)心理、社会状况评估

患儿及家长的心理状态、对突发事件的应对能力、对疾病的认识程度及家庭经济状况。

五、护理问题

(一)体温过高

与大量白细胞浸润、坏死和(或)感染有关。

(二)活动无耐力

与贫血致组织器官缺氧有关。

(三)营养失调低于机体的需要量

与疾病过程中消耗增加,抗肿瘤治疗致恶心、呕吐,与食欲下降、摄入不足有关。

(四)有感染的危险

与机体免疫功能低下有关。

(五)疼痛

与白血病细胞浸润有关。

(六)恐惧

与病情重、侵入性治疗、护理技术操作多、预后不良有关。

(七)潜在并发症

药物副作用 如骨髓抑制、胃肠道反应等。

(八)预感性悲哀

与白血病久治不愈有关。

六、护理目标

(1)患儿体温维持在正常范围。

(2)患儿或家长能合理安排患儿休息。

(3)患儿摄入足够的能量和营养素,体重无减轻。

(4)患儿在治疗过程中无感染或感染得到及时发现和处理。

(5)患儿疼痛得到较好的控制。

(6)患儿能说出自己的感受,恐惧心理逐渐减轻。

(7)患儿的并发症能得到及时发现和处理。

(8)患儿和家长逐渐接受疾病事实,积极配合治疗,有战胜疾病的信心。

七、护理措施

(一)心理护理

家属应该要和患儿多交流,要多给小儿一些心理安慰,这样做能够消除恐惧感,增强患儿治疗的信心。

(二)一般护理

1.预防感染

平时应该要预防感染,减少探视人次数。凡进入病室者均戴口罩,接触患儿前先洗手,每天用紫外线灯照射病室 1～2 次;每天用消毒剂擦拭桌面,餐具消毒;定时开窗通气,保持室内空气新鲜。

2.皮肤护理

应该加强口腔、皮肤护理。这样可以避免感染进一步加重,从而增强患儿的抵抗力。

3.防止意外

平时还应该限制小儿剧烈活动,不要让小儿玩锐利或不安全的玩具,平时应该不要鼻孔,使用的牙刷应该要用软毛牙刷。这样可以避免小儿在玩耍的时候伤害到自己,从而引起出血不止,或者是刷牙的时候因为牙刷过硬而导致出血不止。

4.化疗护理

在治疗过程中,使用化疗药物的时候,需要静脉滴注的话,静脉化疗时应该要选择粗直、弹性好的静脉进行穿刺,有计划地安排保护血管。化疗药物对血管刺激大,易引起静脉炎,发生静脉炎即拔针,局部封闭,冷敷,或用 50% 硫酸镁温敷,忌热敷。化疗药物需现配现用,严格避光,确保药物的效价。另外在进行化疗前还应该口服、静脉点滴碳酸氢钠进行碱化,饮水量3000mL 以上,减少肾损害和预防尿道感染,在治疗期间还应该要注意观察尿液的量和颜色,如果有异常应该要立即告知医生。

(三)饮食护理

平时家属应该要给小儿吃高热量、高蛋白饮食,这样可以为小儿的机体补充能量,维持小儿的日常所需。

(四)健康指导

(1)教会家长和年长患儿预防感染和观察感染及出血现象,出现异常及时就诊。

(2)让家长及年长患儿明确坚持定期化疗的重要性。化疗间歇期可出院,酌情到学校学习,但应按医嘱用药及休养,并定期随访。

(3)在身体条件许可的情况下,鼓励患儿做一些家务或参加一些社会活动及体格锻炼,增强抗病能力。

(五)出院指导

(1)进食富含营养的高蛋白、高维生素、高热量饮食。

(2)做好口腔、肛周皮肤护理,保持皮肤清洁干燥。

(3)适当活动,外出做好防护措施,避免接触感染的患者。

(4)定时复查血象,如有不适.及时就诊。

(六)评价

(1)住院期间患儿体温是否正常,体重有无增长。

(2)患儿是否有疼痛及疼痛控制的效果。

(3)患儿恐惧心理是否减轻。

(4)患儿及家长对本病的认识,能否配合治疗,有无战胜疾病的信心等。

第五节　溶血性贫血

溶血性贫血是指红细胞寿命缩短,破坏加速,超过造血组织的代偿功能所致的一组贫血性疾病。根据发病原因及发病机制,可分为红细胞内因异常为主和红细胞外因异常为主两大类。

一、诊断

患儿的溶血特征表现如下。

(一)红细胞破坏过多的依据

(1)贫血,红细胞及血色素均可减低。

(2)高胆红素血症,黄疸,血清间接胆红素多增高。

(3)尿胆原、粪胆原增加。

(4)血红蛋白尿或葡萄酒色尿,尿潜血试验阳性,而镜下无红细胞。

(5)含铁血黄素尿。

(二)代偿性红细胞增生的依据

(1)网织红细胞增多(正常值为0.5%～1.5%)为溶血代偿的主要依据。

(2)肝脾大,常以脾大为主,发病急者可以肝大为主。

(3)末梢血相出现有核红细胞及豪－焦小体,严重溶血者红细胞可以大小不等,大细胞较多且呈多染性,白细胞多增加,血小板正常或增多。

(4)骨骼改变:长期慢性溶血者,X线检查可见骨质疏松,骨皮质变薄,髓腔增大,扁平骨增生等。

二、治疗

(一)治疗休克

急性溶血休克时,抢救休克。

(二)输血

当红细胞短期内大量破坏,出现血红蛋白明显下降时,应急输新鲜红细胞或全血,每次10mL/kg。在后天获得性溶血性贫血(特别是自身免疫性溶血性贫血)需输红细胞时,最好是洗涤过的红细胞。

(三)肾上腺皮质激素

自身免疫性溶血性贫血主要使用肾上腺皮质激素治疗:氢化可的松10mg/(kg·d)或地塞米松0.3mg/(kg·d),静脉滴注,待病情好转改为口服。病情稳定后减量,以最小适合量维持,疗程较长,可达数月。

三、护理评估

(一)健康史

患儿家族史,健康史,有无感染、进食蚕豆及其制品等。

(二)症状体征

患儿有无出现面色苍黄、头晕、乏力、恶心、呕吐、血红蛋白尿等。

(三)社会、心理

评估患儿及家长的心理状态,对疾病的了解程度,家庭环境及经济状况。

四、护理问题

(一)活动无耐力

与贫血致组织器官缺氧有关。

(二)潜在并发症

急性肾功能衰竭、溶血危象。

(三)知识缺乏

家长缺乏本病的诱因、护理及预防知识。

五、护理目标

(1)活动耐力逐渐增强。

(2)患儿未发生并发症,或并发症得到及时正确处理。

(3)家长知道本病的诱因及预防方法。

六、护理措施

(1)卧床休息。

(2)遵医嘱补充足够的液体,并口服或静脉滴注碳酸氢钠以碱化尿液。

(3)重度贫血症遵医嘱输血,观察输血后反应。

(4)密切观察病情变化:监测患儿生命体征及神志变化;监测尿量、尿色及其动态变化;观察黄疸的进展情况。

(5)避免进食蚕豆及其制品,忌服有氧化作用的药物,预防各种感染。

七、健康教育

(1)讲解水化碱化的重要性,尿液变化的动态观察。

(2)告知本病的各种诱因。

八、出院指导

(1)出院后避免进食蚕豆及其制品。

(2)忌服有氧化作用的药物:解热镇痛药、磺胺药、硝基呋喃类、伯氨喹、维生素 K、对氨基水杨酸等。

(3)预防各种感染:注意口腔清洁及肛门卫生。坚持饭后、睡前漱口,高热大汗者及时更衣,避免受凉感冒。

(4)如有不适,及时就诊。

九、评价

(1)患儿家长是否了解本病的诱因。

(2)能否及时发现患儿病情变化。

第六节　血友病

血友病是较为常见的一组凝血活酶生成障性疾病。包括血友病甲(遗传性凝血因子缺乏症)、血友病乙(遗传性凝血因子区缺乏症)和血友病丙凝血因子Ⅷ缺乏症),其中以血友病甲发病率最高,占血友病的 78%,其次为血友病乙,血友病丙比较少见。血友病甲和乙均为 X 连锁隐性遗传,男性发病,女性传递。血友病丙为常染色体显性或不完全性隐性遗传,男女均可发病或传递疾病。

一、临床表现

出血症状是本组疾病的主要表现,终生于轻微损伤或小手术后有长时间出血倾向,但血友病丙的出血症状一般较轻。

(一)血友病甲

可在新生儿期发病,但大多在 2 岁时发病。出血程度与血浆中Ⅷ:C 的活性高低有关:活性为 0～1％者为重型,患儿自幼年起反复关节出血或深部组织(肌肉、内脏)出血,并常导致关节畸形;2％～5％者为中型,患儿于轻微损伤后严重出血,自发性出血和关节出血较少见;6％～20％者为轻型,患儿于轻微损伤或手术后出血时间延长,但无自发性出血或关节出血;20％～50％为亚临床类型,仅于严重外伤或手术后有渗血现象。

(二)血友病乙

出血症状与血友病甲相似其轻重分型亦相似,因子Ⅳ活性少于 2％为重型,很罕见;绝大多数患儿为轻型。因此,本病的出血症状大多较轻。

(三)血友病丙

较为少见,杂合子患儿无出血症状,只有纯合子者才有出血倾向。出血多发生于外伤或手术后,自发性出血少见。患儿的出血程度与 X 因子的活性高低并不相关,有些患儿的因子活性 X 仅为 1％,但出血症状不严重;而有些患儿的因子 X 活性虽＞20％,却可有严重出血。

本病患儿常合并Ⅴ、Ⅶ等其他因子缺乏。

二、辅助检查

血友病甲、乙、丙实验室检查的共同特点是:①凝血时间延长(轻型者正常);②凝血酶原消耗不良;③白陶土部分凝血活酶时间延长;④凝血活酶生成试验异常,出血时间、凝血酶原时间和血小板正常。

当凝血酶原消耗试验和凝血活酶生成试验异常时,为了进一步鉴别三种血友病,可作纠正试验。如患儿凝血酶原消耗时间和凝血活酶生成时间被硫酸钡吸附后的正常血浆所纠正,而不能被正常血清纠正,则为血友病甲;如以上两试验被正常血清所纠正而不被硫酸钡吸附的正常血浆纠正,则为血友病乙;若以上两试验可被正常血清和硫酸钡吸附正常血浆所纠正,则为血友病丙。

三、诊断

根据病史、出血症状和家族史即可考虑为血友病,进一步确诊须作有关实验室检查。

四、治疗

血友病为先天遗传性疾病,尚无根治方法,可采取以下措施。

(一)预防出血

加强护理,减少剧烈活动,尤其是咬伤、撕裂伤或钝器伤,因这些往往引起严重出血;忌作肌内注射,必要的预防接种可用小针头作皮内注射;尽量避免手术,必须手术时应注意在术前、术中、术后补充所缺乏的凝血因子。

(二)局部止血

皮肤或黏膜表面的小伤口,局部加压包扎,对大而深的伤口则用纱布或棉球蘸组织凝血活酶、凝血酶或正常新鲜血敷于伤口,加压包扎,冰袋冷敷。较大组织或关节血肿可加压包扎,冰袋冷敷。反复出血的关节也可在输凝血因子后作关节腔穿刺,抽出积血,夹板固定。急性出血后作物理治疗。反复多次关节出血致畸形,应使其保持功能位,严重畸形可行外科矫形治疗。

（三）替代疗法

（1）新鲜全血由于血中因子在室温下不稳定,在 ACD 保养液中易丧失,故应在采血 6h 内输入每输入新鲜血 10mL/kg,约提高因子活性 10％。因子的半衰期为 12～24h,其活性在每次输血后 48～72h 已大多消失,故其疗效仅能维持 2d 左右。输血适用于轻症患儿。

（2）新鲜血浆一般情况下输入 1mL/kg 约可提高因子活性 2％。血友病乙患儿可输储存 5d 以内的血浆,一次输入量以 10mL/kg 为宜。

（3）冷沉淀物由冰冻新鲜血浆中分出,内含浓缩因子Ⅷ和纤维蛋白原。通常以 400mL 血中冷沉淀物按含 100U 计算。输入 1U/kg 可提高血中因子浓度 2％。

（4）冻干因子、浓缩物按所含因子单位计算用量。1 单位因子相当于 1mL 新鲜血浆所含因子量,新鲜混合血浆的因子活性定为 100％,因此计算因子需要量的方法是:需要输入因子Ⅷ的单位数＝要求达到的因子Ⅷ水平×kg(体重)×0.5。输入这两种因子的任何一种需每隔 12h1 次,以维持血浆中有效浓度,控制出血。

（四）药物治疗

尚无特效治疗药物,近年来应用 1－脱氨基－8－D 精氨酸加压素(简称 DDAVP)有提高因子活性和使纤维蛋白溶酶激活因子浓度升高的作用可减轻血友病出血,剂量为 0.2～0.3μg/kg,溶于生理盐水 20mL 中,缓慢静脉注射,5～20min 注完,或配成滴鼻剂滴鼻。肾上腺皮质激素只适用于关节、深部肌肉血肿;肾出血和产生因子抗体者,常用泼尼松 1～2mg/(kg·d),分次口服或用氢化可的松静脉滴注。6－氨基己酸、对羧基苄胺、止血环酸等抗纤维蛋白溶解药,可防止已形成的纤维蛋白溶解,有助于止血,与因子合用更好,但肾出血禁用,以防发生肾小管栓塞。6－氨基己酸每次剂量 0.1mg/kg,每日总量不超过 2g。由于血肿引起的疼痛可用止痛剂,一般禁用阿司匹林类止痛药,可用扑热息痛,严重疼痛可用可待因或度冷丁。抗感染应选用有效的抗生素。

（五）基因治疗

血友病乙的基因治疗已获成功。

五、护理评估

（一）健康史

询问患儿健康史、家族史,询问并评估患儿生长发育情况。

（二）症状、体征

患儿有无出现皮肤瘀斑、黏膜出血等。

（三）其他评估

患儿及家长的心理状态,对疾病的了解程度等。

六、护理问题

（一）疼痛

与关节腔出血及皮下、肌肉血肿有关。

（二）组织完整性受损

与凝血因子缺乏有关。

(三)躯体活动障碍

与关节腔积血、血肿、活动受限及关节畸形、功能丧失有关。

(四)潜在并发症

出血。

七、护理目标

(1)疼痛得以缓解。

(2)恢复正常的躯体活动。

八、护理措施

(一)预防出血

(1)避免外伤。

(2)尽量避免肌内注射及深部组织穿刺,必须穿刺时,须选小针头,拔针后延长按压时间,以免出血和形成深部血肿。

(3)尽量避免手术,必须手术时,应在术前、术中、术后补充所缺乏的凝血因子。

(二)止血

(1)遵医嘱输注凝血因子。

(2)局部止血:①皮肤、黏膜出血可局部压迫止血;②口鼻出血也可用没有 0.1% 肾上腺素或新鲜血浆的棉球、明胶海绵压迫;必要时请五官科会诊,以油纱条填塞,48~72h 后拔出油纱条;③肌肉、关节早期出血可用弹力绷带加压包扎,局部冷敷,抬高患肢、制动并保持其功能位。

(3)按医嘱尽快输注凝血因子:输注时严密观察不良反应;出现不良反应者,停止输注并将血制品和输血器保留送检。

(三)病情观察

观察患者的生命体征、神志、皮肤黏膜淤斑(点)增减及血肿消退情况等。

(四)减轻疼痛

疼痛主要发生在出血的关节和肌肉部位,可用冰袋冷敷出血部位,抬高患肢并制动。

九、健康指导

(1)指导家长采取预防措施,减少或避免损伤出血,让患儿养成良好的安全习惯。

(2)教会家长及年长儿必要的应急护理,如局部止血方法等。

(3)关节出血停止后,鼓励患儿逐渐增加活动,以防畸形。

(4)提供心理支持,维护患儿自尊,鼓励其表达思想,减轻焦虑或挫折感。

(5)对家长进行遗传咨询,携带者孕妇应行产前基因诊断,如确定胎儿为血友病,可及时终止妊娠。

十、出院指导

(1)出院后注意观察患儿有无皮肤,黏膜瘀点、瘀斑,避免接触尖锐对患儿有损伤可能性的物品。

(2)皮肤、黏膜轻度出血时按压止血。

(3)出院后定时复诊,如有不适,及时就医。

十一、评价

（1）患儿家长是否对疾病有一定的了解。

（2）止血措施是否正确；患儿家长是否了解必要的止血措施。

（3）是否及时发现患儿病情变化。

第七章　小儿泌尿系统疾病

第一节　急性肾小球肾炎

急性肾小球肾炎（AGN）常简称急性肾炎。广义上是指一组病因不一,临床表现为急性起病,多有前驱感染,以血尿为主,伴不同程度蛋白尿,可有水肿,高血压或肾功能不全为特点的肾小球疾病。临床上绝大多数属急性链球菌感染后肾小球肾炎。本症是小儿时期最常见的一种肾脏病。年龄以 3～8 岁多见,2 岁以下罕见。男女比例约为 2：1。

一、病因

根据流行病学、免疫学及临床方面的研究,证明急性肾小球肾炎是由 β 溶血性链球菌 A 组感染引起的一种免疫复合物性肾小球肾炎。

在 β 溶血性链球菌 A 组中,由呼吸道感染所致肾炎的菌株以 12 型为主,少数为 1、3、4、6、26、49 型,引起肾炎的侵袭率约 5％。由皮肤感染引起肾炎则以 49 型为主,少数为 2、55、57 和 60 型,侵袭率可达 25％。

二、诊断

(一)临床表现

1.前驱感染

病前 1～3 周多有上呼吸道感染,扁桃体炎、猩红热等,或有脓皮病、淋巴结炎。

2.临床症状

急性起病,以水肿,高血压,血尿为三大主症。水肿是易被家长发现的症状,多见于眼睑及下肢,晨起明显。血尿为另一常见主诉,可为洗肉水样,也可为深茶色尿。此外,可有乏力、头痛、头晕、恶心、腹痛、腰部钝痛等症状。查体除可凹性水肿外,常有血压增高。

3.严重病例

有以下几种表现。

(1)严重的循环充血:烦躁,气急,端坐呼吸,肺底湿性啰音,心率增快,甚至奔马律、肝大等。

(2)高血压脑病:表现有头痛、呕吐、一过性视力障碍,甚至惊厥、昏迷。

(3)急性肾衰竭:持续尿少,严重氮质血症、电解质紊乱(高钾、低钠、高磷血症)、代谢性酸中毒等。

4.不典型病例

(1)无症状性急性肾炎:为亚临床病例,有链球菌感染史或密切接触史,但无明显临床表现;血补体测定常呈规律性降低,继之恢复的动态变化。

(2)肾外症状性肾炎:患儿无明显尿液改变,但临床有水肿、高血压,甚至呈急性循环充血,高血压脑病。如行反复尿化验及血补体水平的动态观察,多可发现其异常。

（3）具肾病表现的急性肾炎:以急性肾炎起病,但水肿和蛋白尿突出;呈肾病综合征的表现。

5.典型病例

一般于 2～4 周内利尿消肿、肉眼血尿消失、血压恢复正常。尿化验逐步恢复。一般病程不超过 6 个月。

（二）实验室检查

1.尿液检查

以血尿为主要表现,尿沉渣红细胞大于 5 个/HPF,沉渣中红细胞管型有诊断意义。相差显微镜下红细胞形态 60% 以上为变异形。

2.尿蛋白定性

常（＋）～（＋＋）,且与血尿程度相平行。尿蛋白以清蛋白为主,持续 3～4 周,恢复先于血尿的消失。

3.血常规

常有轻至中度贫血。红细胞沉降率增快,2～3 个月恢复正常。

4.血清补体

C_3 和 C_4 均下降,尤其是 C_3 下降,6～8 周恢复正常。

5.血清抗链球菌溶血

抗链球菌溶血素"O"（ASO）阳性率为 50%～80%,50% 患儿半年内恢复。

6.血清抗脱氧核糖核酸抗体和抗透明质酸酶

脓皮病引起的肾炎 ASO 往往不高,可测血清抗脱氧核糖核酸抗体和抗透明质酸酶（AH）。

7.肾功能检查

暂时性血尿素氮（BUN）及肌酐（Cr）升高,肌酐清除率（Ccr）下降。

三、鉴别诊断

（一）慢性肾炎急性发作

链球菌感染可诱发,水肿呈凹陷性,有显著贫血,持续高血压,氮质血症,尿常规以蛋白尿为主,尿比重固定在 1.010 左右,BUN 升高,ASO 可升高。

（二）其他病原感染后肾炎

许多细菌、病毒、真菌、寄生虫、螺旋体等感染后,临床可表现为急性肾炎综合征,根据病史和各自的临床特点予以鉴别。

（三）IgA 肾病

以血尿为主要症状,表现为反复发作性肉眼血尿,多在上呼吸道感染后 24～48h 出现血尿,多无水肿,高血压,血清补体 C_3 正常。确诊靠肾活检病理检查。

（四）原发性肾病综合征

有肾病表现的急性肾炎需与此鉴别。肾病综合征以大量蛋白尿及低蛋白血症为特征,急性肾炎有血尿,多无低蛋白血症。鉴别要点为肾病理检查,肾病综合征为微小病变或其他慢性肾小球损害的病理改变,急性肾炎可呈弥散性毛细血管内增生性肾炎。

四、治疗

(一)一般治疗

急性期卧床 2～3 周,直到肉眼血尿消失,水肿消退、血压正常,即可下床轻微活动。红细胞沉降率正常后可上学,但仅限于完成课堂作业。尿常规正常 3 个月后方可恢复体力活动。

(二)饮食和入量

对有水肿、血压高者用免盐或低盐饮食。水肿重且尿少者限水。对有氮质血症者限制蛋白质摄入。小儿于短期内应用优质蛋白,可按 0.5g/kg 计算。注意以糖类等提供热量。

(三)感染灶的治疗

对有咽部、皮肤感染灶者应给予青毒素或其他敏感药物治疗 7～10d。

(四)对症治疗

有明显水肿应利尿消肿,高血压者适当降血压。

1.利尿

对经限水,限盐,卧床休息治疗后仍存在明显水肿者,应使用利尿剂治疗。如氢氯噻嗪,剂量为每日 1～2mg/kg,分 2～3 次口服;肾功能受损及噻嗪类效果不明显者,可应用襻利尿剂,如注射呋塞米每次 1～2mg/kg,必要时 6～8h 后可重复应用。禁止使用渗透性利尿剂和保钾利尿剂,如螺内酯。

2.控制血压

(1)理想的血压:尿蛋白低于 1g/d 时,血压应在 17.3/10.6kPa(130/80mmHg)以下;尿蛋白超过 1g/d 时,血压应在 16.6/10kPa(125/75mmHg)以下。

(2)降压治疗:如经休息、控制饮食及利尿后舒张压仍大于 12.0kPa(90mmHg)时,可考虑降压治疗。

1)硝苯地平:为降压首选药物,属钙拮抗剂,剂量为 0.2～0.3mg/(kg·d),每日 3～4 次口服。

2)卡托普利:初始剂量为每日 0.3mg/kg,之后视病情变化可增量,最大用量为每日 2mg/kg,与硝苯地平交替使用降压效果更好。

(五)严重病例的治疗

1.严重循环充血者的治疗

应减轻心脏负担(休息,限水、限盐,减少饮食,少量多次,利尿,降压)。

2.表现有肺水肿者的治疗

可加用硝普钠 5～20mg 加入 10% 葡萄糖液 100mL 中,以 1μg/(kg·min)速度静脉滴注。用药时严密监测血压,以防发生低血压。根据血压调整速度,但最高每分钟不超过 8μg/kg。本药应新鲜配制,输液瓶以黑纸覆盖以避光。药物治疗无效可予透析治疗。

3.高血压脑病的治疗

用强有力的利尿,降压药,首选硝普钠治疗,有惊厥者应镇静、降颅压。

4.急性肾衰竭的治疗

当呋塞米常规剂量无效时,可增加至每次 5mg/kg。若仍无利尿效果,则不必再用。24h

入液量控制在 $400mL/m^2$。必须及时处理水潴留、高钾血症和低钠血症等危及生命的水、电解质紊乱，必要时采用透析治疗。

五、预后

小儿急性肾炎预后良好。目前病死率降至 $0.5\%\sim2.0\%$，其死因主要为肾衰竭。绝大多数患儿 $2\sim4$ 周内肉眼血尿消失，经利尿消肿，血压逐渐恢复，残余少量蛋白尿及镜下血尿多于 6 个月内消失，少数迁延 $1\sim3$ 年，但其中多数仍可恢复。发生慢性肾炎者极少。病初有肾病综合征表现者其远期预后大都不佳，故此类患儿需长期随访，有条件应作肾活检，以利判断预后，得到更合理治疗。

六、护理问题

(一)体液过多

体液过多与肾小球滤过率下降、尿量减少、水钠潴留有关。

(二)活动无耐力

活动无耐力与水肿、低盐饮食及并发症有关。

(三)潜在并发症

1.高血压脑病

与高血压引起血管痉挛及脑水肿有关。

2.严重循环充血

与水钠严重潴留有关。

3.急性肾功能不全

与肾严重受损有关。

(四)知识缺乏

知识缺乏与缺乏疾病的防治知识有关。

七、护理措施

(一)水肿的护理

(1)向患儿及家属讲解体液过多是由于肾小球炎症导致肾小球滤过率下降，进入体内的水钠不能排出体外所致。

(2)饮食：有水肿及高血压的患儿应限制钠盐的摄入，食盐每天 $1\sim2g$；有氮质血症时应限制蛋白质入量，每天 $0.5g/kg$；供给高糖饮食以满足小儿热量的需要；除非严重少尿或循环充血，一般不必严格限水。在尿量增加、氮质血症消除后应尽早恢复蛋白质的供应，以保证小儿生长发育的需要。水肿消退、血压正常后，可恢复正常饮食。

(3)准确记录 24h 出入量。

(4)每天测量体重，评估水肿的情形，体重增加表示水分在体内潴留。每天同一时间以同一体重计测量患儿体重，通常最好在早餐前且患儿穿最少的衣服时测量。

(5)遵医嘱给予利尿药，并注意观察药物的疗效。

(6)避免肌肉注射，必须时应严格无菌操作，注射后按压针孔至无渗液为止。

(7)监测生命体征及电解质。

(二)合理安排运动

规定适合患儿的活动量,逐步提高患儿的活动耐力。

1.休息

休息能减少潜在并发症的发生。要向患儿及家长强调休息的重要性以取得合作,并鼓励患儿及家属参与制订休息计划。一般起病 2 周内患儿应卧床休息;待水肿消退、血压降至正常、肉眼血尿消失时,可下床轻微活动或户外散步;病后 2～3 个月若离心尿每高倍视野红细胞在 10 个以下、血沉正常时可上学,但应避免体育活动;随着尿内红细胞的逐步减少,ADDIS 计数恢复正常后可恢复正常活动。一旦开始活动,应注意观察患儿是否疲劳。

2.加强生活护理

患儿卧床期间给予生活帮助,指导患儿进含盐少、能量高的可口食物。提供一切生活护理,尽量减少患儿的活动量。如果活动耐力降低是由于长期低盐饮食所致,应指导患儿适当增加盐的摄入。

3.创造良好的休息环境

病房应宽敞明亮,清洁卫生,对于不能遵医嘱休息的患儿,除耐心说服教育外,可讲故事、听音乐、提供画报及患儿感兴趣的其他物品,但尽量不要让患儿过度兴奋。对有焦虑情绪的年长患儿可进行开导,尽量让患儿处于最佳心态,以促进患儿身心康复。

(三)病情观察

严密观察病情变化,预防并发症的发生。

(1)观察尿量、尿色,准确记录 24h 出入量。应用利尿剂时每天测体重,每周留尿标本送尿常规检查 2 次。患儿尿量增加、肉眼血尿消失提示病情好转;如尿量持续减少,出现头痛、恶心、呕吐等,要警惕急性肾功能不全的发生,并做透析前的心理护理。

(2)观察血压变化,若出现血压突然升高、剧烈头痛、呕吐、眼花等,提示高血压脑病,应配合医生积极救治。

(3)密切观察呼吸、心率、脉搏等的变化,若患儿出现明显气急、端坐呼吸、频咳、心率增快、肝大等,应警惕严重循环充血的发生。

(四)其他措施

向患儿及家属宣教疾病的有关知识,使其配合治疗。

(1)药物宣教主要是水剂和降压药,要密切观察其治疗效果和药物的不良反应。应用降压药后应定时测量血压,检查降压效果,并观察有无不良反应,如应用利血平后可有鼻塞、面红、嗜睡等不良反应。应用降压药的患儿应避免突然起立,以防直立性低血压的发生。应用利尿剂尤其是静脉注射呋塞米后要注意有无大量利尿,有无脱水、电解质紊乱等。

(2)向患儿及家属宣传本病是一种自限性疾病,无特异疗法,主要是休息、对症处理、加强护理。使患儿及家长了解预防本病的根本方法是预防感染,因此,应锻炼身体,增强体质,避免或减少呼吸道及皮肤感染。

本病一般经过治疗和调理预后良好,痊愈率为 90%～95%,急性期重症病死率近年来亦显著降低(<1%～2%),转为慢性肾炎者罕见。一旦发生上呼吸道或皮肤感染应及早应用青霉素(或红霉素)彻底治疗,但该病痊愈后一般无须定期给予长效青霉素。

第二节　肾病综合征

肾病综合征是由各种原因引起肾小球滤过膜对血浆蛋白通透性增高,导致大量蛋白尿的临床症候群,其临床特征为大量蛋白尿、低蛋白血症、高脂血症和不同程度的水肿。

肾病综合征按病因可分为原发性、继发性和先天性3种类型,本节主要叙述原发性肾病综合征。

一、诊断

(一)临床表现

以学龄前儿童为发病高峰,男:女为 1.5～3.7:1。主要症状是不同程度的水肿。轻者仅为晨起眼睑水肿,重者全身凹陷性水肿。男孩常有显著阴囊水肿。体重可增加 30%～50%。严重者可并发腹腔积液、胸腔积液,水肿同时常伴尿量减少。除水肿外,患儿可因长期蛋白质丢失出现营养不良,表现为苍白、皮肤干燥、毛发枯黄、耳鼻软骨薄弱,常有疲倦、厌食、精神萎靡等症状。病程长者,常有呼吸道感染,蜂窝织炎甚至腹膜炎等并发症。大量利尿时可发生低血容量性休克。长期低盐、使用利尿药可导致电解质紊乱,可有低钠、低钾、低钙。患儿血液常处于高凝状态,易发生血栓。少数患儿可有肾衰竭。

(二)辅助检查

1.尿蛋白

尿蛋白定性＋＋＋～＋＋＋＋,24h 尿蛋白定量＞0.1g/kg,一次尿蛋白/肌酐比值＞3.5,可有透明和颗粒管型。

2.血浆蛋白

血浆总蛋白降低,清蛋白 25～30g/L,甚至低至 10g/L。血清蛋白电泳显示清蛋白和 γ-球蛋白低下,α-球蛋白显著增高。

3.其他

胆固醇升高,肾功能一般正常,血沉增快。

(三)诊断标准

大量蛋白尿(＋＋＋～＋＋＋＋)持续时间＞2 周,24h 尿蛋白总量＞0.1g/kg,血浆清蛋白＜30g/L,血胆固醇＞5.7mmol/L。水肿可轻可重。大量蛋白尿和低蛋白血症为必要诊断条件,参考病史、体检及必要的化验,在除外引起继发性肾病的各种病因后即可诊断为原发性肾病综合征。再依据血尿、高血压,氮质血症的有无及补体是否低下而区别为单纯性或肾炎性。

(四)鉴别诊断

1.急进性肾炎

起病与急性肾炎相同,常在 3 个月内病情持续恶化,血尿、高血压、急性肾衰竭伴少尿或无尿持续不缓解,病死率高。

2.全身性系统性疾病或某些遗传性疾患

红斑狼疮,过敏性紫癜、结节性多动脉炎。根据各病之其他表现可以鉴别。肾活体组织检查以确定病理诊断。

二、治疗

(一)一般治疗

注意休息,给予无盐或低盐饮食。大量蛋白尿时,蛋白摄入量应在每日 2g/kg 左右。尿少者限制入水量。

(二)利尿

当水肿较重,尤其是伴有腹腔积液时给予利尿药。开始可用氢氯噻嗪 $1\sim 2$mg/kg,每日 $2\sim 3$次,无效时加用螺内酯。上述治疗效果差时,可改用呋塞米或依他尼酸(利尿酸)。对利尿药无效时,可先扩容再利尿,先予低分子右旋糖酐或无盐人血清蛋白静脉滴注,继之给予呋塞米 $1\sim 2$mg/kg,于 30min 内静脉滴注常可奏效。

(三)激素疗法

1.泼尼松中、长程疗法

(1)先用泼尼松每日 2mg/kg,分 $3\sim 4$ 次口服,共 4 周。

(2)若 4 周内尿蛋白转阴(7d 内尿蛋白连续 3 次阴性至极微量或每小时 $\leqslant 4$mg/m^2),则改为泼尼松 2mg/kg,隔日早餐后顿服,继用 4 周。以后 $2\sim 4$ 周减量 1 次($2.5\sim 5$mg),直至停药。疗程达 6 个月者为中程疗程,疗程达 9 个月者为长程疗法。

2.激素疗效的判断

(1)激素敏感:激素治疗后 8 周内尿蛋白转阴,水肿消退。

(2)激素部分敏感:激素治疗后 8 周内水肿消退,但尿蛋白仍＋～＋＋。

(3)激素耐药:激素治疗满 8 周,尿蛋白仍在＋＋以上者。

(4)激素依赖:对激素敏感,用药即缓解,但减量或停药 2 周内复发。恢复用量或再次用药又可缓解并重复 $2\sim 3$ 次者。

(5)复发和反复:尿蛋白已转阴,停用激素 4 周以上,尿蛋白又＋＋为复发;如在激素用药过程中出现上述变化为反复。

(6)频复发和频反复:指半年内复发或反复 $\geqslant 2$ 次,1 年内 $\geqslant 3$ 次。

(四)复发或反复的治疗

1.延长激素治疗时间

在疗程结束后,继续用泼尼松 2.5mg 或 5mg 隔日口服来预防复发,用药时间达 $1.5\sim 2$ 年。

2.免疫抑制药

(1)环磷酰胺每日 2mg/kg,分 $2\sim 3$ 次口服或每晨顿服,疗程 $8\sim 12$ 周,总剂量不超过 200mg/kg。

(2)苯丁酸氮芥、环孢霉素 A、雷公藤多苷也可应用。

（五）皮质激素耐药的治疗

1.延长泼尼松诱导期

即泼尼松每日 2mg/kg,用至 10～12 周,然后改隔日顿服。

2.甲泼尼龙冲击疗法

剂量为 15～30mg/kg(总量不高于 1000mg),以 10％葡萄糖液 100～200mL 稀释后,在 1～2h 快速静脉滴注,每日或隔日 1 次,3 次为 1 个疗程。冲击后 48h,继以激素隔日口服。

3.环磷酰胺按 0.5～0.75g/m² 加入适量葡萄糖液中,快速静脉滴注,随即给予 2000mL/m² 液体水化,每月 1 次,连用 6～8 次。

（六）其他

1.左旋咪唑

每次 2.5mg/kg,隔日口服 1 次,共 1～1.5 年。

2.颈甲丙脯酸

为血管紧张素Ⅱ转换酶抑制药,可改善肾小球血流动力学状态。可用于辅助治疗,尤其伴高血压者。

三、护理问题

（一）体液过多

体液过多与低蛋白血症导致的水钠潴留有关。

（二）营养失调

低于机体营养需要量与大量蛋白质由尿中丢失有关。

（三）皮肤完整性受损

本病有皮肤完整性受损的危险与高度水肿有关。

（四）感染

本病有感染的危险与免疫力低下有关。

（五）知识缺乏

缺乏疾病的相关信息。

（六）焦虑

焦虑与病情反复及病程长有关。

（七）其他问题

电解质紊乱、低血容量性休克、血栓形成、药物不良反应、肾衰竭。

四、护理措施

（一）水肿的护理

(1)向患儿及家属讲解体液过多是由于肾小球滤过膜通透性改变,使蛋白质滤过增加形成大量蛋白尿,导致低蛋白血症而引起水肿。

(2)严重水肿和高血压时需卧床休息,一般无须严格限制活动,可根据病情适当安排文娱活动,使患儿精神愉快。

(3)保证热量,蛋白的摄入以每天 2g/kg 左右为宜。明显水肿或高血压时短期限制盐。

(4)观察水肿的变化:准确记录 24h 出入量,每天记录腹围、体重,每周送检尿常规 2～3 次。

(5)遵医嘱给予利尿药物,并注意观察药物的疗效。

(6)遵医嘱静脉给予清蛋白和血浆。

(7)严重水肿者应尽量避免肌肉注射药物:因严重水肿常致药物滞留、吸收不良或注射后针孔药液外渗,可导致局部潮湿、糜烂或感染。必须肌内注射时注意严格消毒,注射后按压的时间稍长些,以防药液外渗。

(二)营养的补充

给予患儿合适的营养以补充丢失的蛋白质。

(1)有高血压和水肿时可给予无盐或低盐饮食,不宜长期禁盐。严重水肿时方控制入量。以往主张在大量蛋白尿期间给高蛋白(每天 3～4g/kg)饮食,目前认为高蛋白饮食可促进肾小管蛋白分解亢进,弊多利少,蛋白摄入以控制在每天 2g/kg 左右为宜。应用大剂量激素期间需适当补充维生素 D 和钙剂。

(2)了解患儿以往的进食习惯,包括喜爱的食物、口味、进食时间等,以利于制订适宜的改善营养的饮食计划。

(3)为患儿提供洁净、清新的进餐环境,及时清除排泄物、分泌物。

(4)必要时遵医嘱静脉给予清蛋白或血浆。

(5)经常监测 24h 尿蛋白及血清蛋白的定量。

(三)防治感染

(1)让患儿及家属了解感染的危害性。向患儿及家属讲解在整个过程中感染可加重病情缓解期而导致复发,严重感染甚至危及生命。

(2)严格无菌操作。对患儿的各项护理操作都应严格无菌,是避免感染的一项重要措施。

(3)病房每天要进行空气消毒,减少探视人员,达到净化空气的目的。

(4)肾病患儿与感染性疾病患儿分室收治。避免到公共场所,以防止交叉感染。一般不主张预防性应用抗生素,一旦发生感染则应及时治疗。

(5)肾病患儿对病毒感染较敏感,已接触麻疹、水痘者可暂减激素用量并给予丙种球蛋白注射;已发病者症状常较重,应根据病情减量或停用激素,并密切注意病情的发展。

(6)适当锻炼。病情好转后或激素用量减少时可以进行适当锻炼,如户外散步、早晨耐寒锻炼等。

(四)皮肤护理

(1)教育患儿家属保护皮肤:由于水肿使皮肤张力增加,皮下血液循环差、营养不良和使用激素,使得皮肤受损后不易愈合,易继发感染。教育患儿及家属清洗时不要用力擦洗,避免擦伤。注意保持皮肤清洁、干燥,避免受压。臀部及骨骼突起处可垫上橡皮圈或棉圈或用软枕架空,有条件者可使用气垫床,以减轻局部压力。协助患儿活动时避免拖、拉、拽等动作,防止皮肤擦伤。及时修剪指甲,避免患儿抓破皮肤。

(2)阴囊水肿者可用棉垫或吊带托起,给予 33% 硫酸镁湿敷阴囊以减轻水肿。

(3)避免医源性皮肤损伤:注射时用小号针头,拔针后压迫一段时间以避免注射部位长期向外渗液。搬动患儿时注意勿擦伤皮肤。

(4)预防褥疮的发生:长期卧床或水肿严重的患儿应经常变换体位,并可用热毛巾或 50%

红花酒精按摩受压部位,预防褥疮的发生。

(5)若出现皮肤破损,应在破损处盖上消毒敷料,并积极处理,以防感染。

(五)向患儿及家属讲解疾病的有关知识,使其配合治疗

1.治疗药物

有关的治疗药物主要为激素、利尿剂及免疫抑制剂。

(1)在泼尼松应用过程中严格遵照医嘱发药,保证服药,防止隐瞒不报,导致对疗效的错误判断。注意激素的不良反应,如库欣综合征、高血压、消化性溃疡、骨质疏松等。

(2)应用利尿剂期间应观察尿量,尿量过多时与医生联系,减量或停用,防止发生电解质紊乱。

(3)使用免疫抑制剂(如环磷酰胺)治疗时,应注意白细胞数下降、脱发、胃肠道反应及出血性膀胱炎等。用药期间要多饮水和定期查血常规,疗程不超过 12 周,以免引起性腺损害。

2.教育

讲解激素治疗对本病的重要性,使患儿及家长主动配合与坚持按计划用药。本病患儿的住院时间长,应有计划地安排作息时间,病情缓解后适当安排一定的学习;注意安全,避免奔跑、患儿之间的打闹,以防摔伤、骨折;使患儿及家长知道感染是本病最常见的并发症及复发的诱因,因此采取有效措施预防感染至关重要。各种预防接种可能会引起肾病的复发,故需待症状缓解、停药 6 个月至 1 年后进行。教会家长或较大儿童用试纸监测尿蛋白的变化。

第三节　泌尿系感染

泌尿系感染(UTI)是由病原体直接侵入尿路,在尿液中生长繁殖,并侵犯尿路黏膜或组织而引起损伤。感染可累及上、下泌尿道,因定位困难统称为泌尿系感染。

一、病因及分类

(一)病因

小儿容易发生尿路感染有其自身的生理解剖特点,因此在临床上也与成人不尽相同。

1.生理解剖特点

小儿时期的生理解剖具有特殊性,因而易患泌尿系感染。

(1)婴幼儿输尿管相对较长而弯曲,管径相对宽,管壁肌肉及弹力纤维发育不良,因而易被压扁、扭曲,发生尿流不畅,易致感染。女婴尿道短粗,外口暴露,易被粪便污染。卫生习惯不良也是造成感染的因素之一。

(2)婴幼儿泌尿道局部的抗感染能力差,如上皮的抗病能力、局部的 pH、分泌型 IgA 都与成人不完全一样,也是促发尿路感染的又一个因素。

2.病理因素

各种原因引起的尿滞留,包括先天性和后天性两种。

(1)先天尿路畸形:肾盂输尿管连接处狭窄,后尿道瓣膜,严重尿道下裂,尿道外口瓣膜、多囊肾、马蹄肾等。

(2)后天性因素:有尿路结石、神经性膀胱、腹腔肿物压迫尿路,肿瘤造成尿路梗阻等。

此外,泌尿道器械检查、导尿、寄生虫感染、维生素 A 缺乏以及全身健康状况不良等也是导致尿路感染的诱因。

3.常见的致病菌

80%～90%由肠道杆菌致病。在首发的原发性尿路感染病例中,最常见的是大肠埃希菌,其次为变形杆菌、克雷白杆菌及副大肠埃希菌等。少数为粪链球菌和金黄色葡萄球菌等,偶由病毒、支原体或真菌引起。

(1)治疗不彻底或伴尿路结构异常者,细菌易产生耐药性,可致反复感染,迁延不愈,转为慢性。

(2)有时由于抗生素的作用,细菌产生变异,细胞膜破裂,不能保持原有状态,但在肾脏髓质高渗环境中仍可继续生存,如停药过早,细菌恢复原状仍可致病。

4.感染途径

(1)上行感染为致病菌从尿道口上行引起膀胱、肾盂和肾间质的感染,多见于女孩。

(2)血行感染多发生在新生儿及小婴儿,常见于脓疱病,肺炎、败血症病程中,细菌随血清进入肾实质及肾盂引起泌尿系感染。

(3)少数可由淋巴通路及邻近器官或组织直接波及所致。

(4)尿路器械检查也可为感染途径。

(二)分类

1.小儿泌尿系感染按病情缓急分类

可分为急性和慢性泌尿系感染,急性泌尿系感染是指病程在 6 个月以内;慢性泌尿系感染是指病程在 6 个月以上,病情迁延者。

2.根据感染部位分类

可分为上尿路感染即肾盂肾炎。下尿路感染即膀胱炎和尿道炎。

3.按功能和解剖学上是否存在异常分类

可分为复杂性和非复杂性泌尿系感染。伴有泌尿系解剖和功能异常者为复杂性泌尿系感染,反之为非复杂性泌尿系感染。

4.按症状有无分类

分为症状性泌尿系感染和无症状性泌尿系感染。发病有症状者称症状性泌尿系感染,多见于医院就诊的患儿;无自觉症状仅在尿筛查时发现,称无症状性泌尿系感染。

5.按发作的特点分类

分为初发和再发,再发又可分为复发和再感染。复发是指尿路感染治疗后,菌尿一度消失,但停药 4～6 周后同一细菌引起的菌尿再次出现。每次培养所得细菌同属一个血清类型,则证实为真正复发,提示治疗失败或不彻底。再感染是指经治疗后症状消失,菌尿转阴,于停药 6 周后症状再现,菌落计数大于 10^5/mL,但菌种(株)与前次不同。

二、诊断

(一)临床表现

因年龄和泌尿系感染部位不同而异,年长儿与成人相似,年幼儿以全身症状为主要表现,泌尿系统症状不易表达或不明显。

1.新生儿期

通过血行或上行感染，男性发病多于女性，全身症状明显，表现如败血症，有体重下降、发热或体温不升、苍白、发绀、黄疸、呕吐、腹泻、嗜睡感、激动及喂养困难等（30%血培养与尿培养一致）。

2.婴幼儿期

以上行感染多见，女孩占多数，全身中毒症状严重而尿路局部症状轻微或阙如。常以发热最突出，而呕吐、腹泻、食欲缺乏、精神萎靡或烦躁、面色苍白等其他全身症状也较明显，偶发惊厥。排尿时哭闹，尿频，新近出现遗尿或有顽固性尿布疹应想到本病。

3.学龄前和学龄期

年长儿上尿路感染除发热、寒战，腹痛等全身症状外，常伴腰痛和肾区叩击痛；下尿路感染以尿顿、尿急、尿痛、排尿困难或一过性血尿为主。

（二）实验室检查

1.尿常规

清洁中段尿，离心后 WBC（白细胞）≥10 个/HPF 或不离心 WBC≥5 个/HPF，偶见成堆，红细胞少见，可有微量蛋白和白细胞管型。

2.尿培养及菌落计数

中段尿培养有细菌生长，且菌落计数大于 10^5/mL 可确诊，$10^4\sim10^5$/mL 为可疑，小于 10^5/mL 多是污染。若细菌数小于 10^5/mL 而症状明显，2 次培养得同一细菌，仍有诊断价值。若高度怀疑尿路感染而常规培养阴性，必要时应做 L 型菌培养和厌氧菌培养。

3.尿涂片检菌

油镜下每视野找到 1 个细菌，提示培养计数大于 10^5/mL。

4.耻骨上膀胱穿刺尿液培养

只要有细菌生长即可确诊。

5.离心尿沉渣涂片

革兰染色找菌，细菌大于 1 个/HPF，结合临床尿感症状即可确诊。

（三）影像学检查

以了解肾脏大小、有无瘢痕形成、肾脏受累程度及是否有畸形、梗阻、结石、积水及肿物等影响治疗及加重感染的因素。

影像学检查包括双肾 B 超检查，静脉尿路造影，如怀疑膀胱输尿管反流（VUR），应作排泄性膀胱尿道造影。磁共振在评价肾瘢痕时敏感性为 100%，然而特异性只有 78%，故在评价肾瘢痕时不可能取代 ^{99m}Tc 二硫基丁二酸扫描。

三、鉴别诊断

（一）急性肾小球肾炎

初期偶有膀胱刺激症状，但水肿较明显，伴少尿，高血压，尿常规红细胞较多，血补体 C_3 可下降，但无菌尿。肾穿刺肾脏病理组织学检查和细菌培养有助于两者鉴别。

(二)肾结核

若累及膀胱,可有血尿、脓尿和膀胱刺激症状。但起病缓慢,有结核中毒症状,PPD试验阳性,尿培养找到结核杆菌,肾盂造影显示肾盂、肾盏破坏有助于诊断。

(三)出血性膀胱炎

可作为尿路感染的特殊类型,在成人多由大肠埃希菌引起,儿童多由腺病毒11型、21型引起。急性起病,男性多见,有严重的肉眼血尿和膀胱刺激症状,膀胱区有压痛。尿常规检查有大量的红细胞、少量白细胞,尿培养阴性。症状在3~4d内自然缓解,病程不超过7d,B超检查肾脏正常,膀胱壁不规则增厚。

四、规范化治疗

(一)一般治疗

急性感染时应卧床休息,多饮水,勤排尿,减少细菌在膀胱内停留时间。女孩应注意外阴部清洁,积极治疗蛲虫。

(二)抗感染治疗

应早期积极应用抗生素治疗。

1.药物选择的一般依据

(1)对肾盂肾炎应选择血浓度高的药物,而下尿路感染则应选择尿浓度高的药物如呋喃类或磺胺类抗菌药。

(2)尿培养及药物敏感结果。

(3)肾损害少的药物。

2.急性初次感染

经以下药物治疗,症状多于2~3d内好转、菌尿消失。如治疗2~3d症状仍不见好转或菌尿持续存在,多表明细菌对该药可能耐药,应及早调整,必要时可两种药物联合应用。

(1)磺胺甲㗁唑(又名复方新诺明):为初次感染首选药,每日25~50mg/kg,分2次口服。

(2)呋喃妥因:每日5~10mg/kg,分3次口服。

(3)氨苄西林:每日50~100mg/kg,分2~3次口服,也可肌肉注射或静脉注射。

(4)头孢噻肟钠:每日100~200mg/kg,分3次静脉注射。

(5)头孢曲松钠:每日50~75mg/kg,分2次肌肉注射或静脉注射。

急性期用药2~3周,重症6~8周,停药2周后尿培养2次阴性为临床痊愈。

(三)积极矫治尿路畸形

膀胱输尿管反流(VUR)最常见,其次是尿路梗阻和膀胱憩室,一经证实应及时予以矫治,否则泌尿系感染难被控制。

五、预后

患儿可有复发或再感染,但大多预后良好,慢性病例1/4可治愈,其中部分患儿感染后有肾瘢痕形成,影响肾的发育,迁延多年发展至肾功能不全。特别对伴有先天性尿路畸形或尿路梗阻者,如未及时矫治,预后不良。

由于本病容易复发,因此对患儿定期随访很重要。急性疗程结束后每月随访1次,共3个月。如无复发,可认为治愈。反复发作者每3~6个月复查1次,共2年或更长。

六、护理问题

（一）体温过高

体温过高与细菌感染有关。

（二）排尿异常

排尿异常与膀胱、尿道炎症有关。

（三）焦虑

焦虑与疾病反复发作有关。

七、护理措施

（一）排尿障碍的护理

(1)评估年长儿有无尿频、尿急、排尿疼痛、灼热感等症状,以及婴幼儿有无排尿时哭叫现象。

(2)急性期应卧床休息,症状消失后可下床活动。

(3)鼓励患儿多饮水。多饮水能促进细菌毒素和炎性分泌物排出,并可降低髓质渗透压,不利于细菌生存和 L 型细菌的形成。

(4)保持外阴清洁,勤换内裤,每天用 1∶5000 高锰酸钾溶液坐浴。婴幼儿应勤换尿布,大便后及时清洗,尿布用开水烫洗晒干或煮沸消毒。

(5)治疗前正确留取中段尿及时送检。收集尿标本时需注意以下几点:①须在抗生素应用前完成连续 2 次培养并同时送药敏试验和菌落计数,必要时做高渗培养及厌氧菌培养,如已用抗生素,则在病情允许的条件下停药 5～7d 后再送培养;②留取尿标本时注意避免任何可能发生的污染;③婴儿由无菌尿袋收集尿标本,排尿后须立即送培养,否则易发生假阳性;④如疑其结果不可靠者可行耻骨上膀胱穿刺留取尿标本;⑤非不得已方行导尿者必须严密消毒,以免插管时将前 1/3 尿道的细菌带入膀胱。

(6)遵医嘱合理使用抗生素,注意药物的不良反应。口服抗菌药物可出现恶心、呕吐、食欲减退等现象,饭后服药可减轻胃肠道不良反应。若不良反应仍明显,必要时减量或更换其他药物。服用磺胺药时应多喝水,并注意有无血尿、尿少、尿闭等。

（二）发热的护理

(1)密切监测体温变化。

(2)给予清淡、易消化的高蛋白、高热量、高维生素饮食,鼓励患儿多饮水。

(3)高热时给予物理降温,必要时遵医嘱给予药物降温。

(4)出汗后应及时更换衣服,避免受凉。

(5)遵医嘱补液及准确使用抗生素。

(6)指导家属观察体温异常的表现。

（三）其他措施

向患儿及家属介绍本病的防治知识。

(1)加强儿童卫生教育,注意会阴部卫生,勤换尿布,便后清洗臀部,保持清洁。

(2)尽量不穿开裆裤,避免不必要的导尿。

(3)女孩清洗外阴时应从前向后擦洗,防止肠道细菌污染尿道,引起上行性感染。

（4）鼓励患儿多饮水、勤排尿。

（5）特别强调：虽然患儿只有轻微症状，但治疗不当时可能导致严重或永久性损害，应定期返院复诊。

第四节　泌尿系结石

尿液中含有人体代谢产生的有机物和无机物，正常情况下都可以排出体外，在一些病因作用下，某种结石成分在尿液中的浓度超过它的溶解度，就会慢慢沉淀变成结石，结石的形成是一个缓慢的过程。结石停留在泌尿系统不同的部位而形成肾结石，输尿管结石，膀胱结石和尿道结石等。泌尿系结石的危害主要是引起尿液排出不畅，严重者引起肾积水和肾衰竭。

一、病因

泌尿系结石的形成原因目前还不十分明确。在 2008 年，由于中国饮食安全管理不善，婴幼儿喂食含有三聚氰胺的奶粉，在国内造成大量婴幼儿泌尿系结石病例发生。

二、诊断

（一）下述临床表现中的一项或多项

（1）不明原因哭闹，排尿时尤甚，可伴呕吐。

（2）肉眼或镜下血尿。

（3）急性梗阻性肾衰竭，表现为少尿或无尿。

（4）尿中可排出结石，如男婴结石阻塞尿道可表现为尿痛、排尿困难。

（5）可有高血压、水肿、肾区叩击痛。

（二）实验室检查

（1）尿常规（肉眼或镜下血尿）。

（2）血生化、肝肾功能、尿钙/尿肌酐（一般正常）。

（3）尿红细胞形态（非肾小球源性血尿）。

（4）甲状旁腺激素测定（一般正常）。

（三）影像学检查

1.首选泌尿系 B 超

B 超检查是最常用的无痛苦的检查手段。婴幼儿泌尿系统结石 B 超检查特点如下。

（1）一般性特点：双肾肿大；实质回声增强，实质多为正常厚度；肾盂肾盏轻度扩张，肾盏圆钝；如梗阻位于输尿管腔内，则梗阻点以上输尿管扩张；部分病例肾周脂肪垫及输尿管周围软组织水肿；随病程发展，肾盂壁及输尿管壁可出现继发性水肿增厚改变；少数患儿可探及少量腹腔积液。

（2）结石特点：结石绝大部分累及双侧集合系统及双侧输尿管；输尿管结石多位于肾盂输尿管交界处，输尿管跨越髂动脉段及输尿管膀胱连接部；结石呈碎渣样聚积，累及范围较大，后方为淡声影，绝大多数与草酸钙结石不同，可探及结石后缘；结石所致尿路梗阻较完全。

2.腹部 CT 平扫和静脉尿路造影

必要时行腹部 CT 平扫和静脉尿路造影(无尿或肾衰竭时禁忌),有条件可行肾核素扫描评价肾功能。

三、鉴别诊断

(一)血尿鉴别

注意排除肾小球源性血尿。

(二)结石的鉴别

结石一般为透 X 线的阴性结石。泌尿系 X 线片不显影,可与不透 X 线的阳性结石如草酸钙、磷酸盐等鉴别。

(三)急性肾衰竭的鉴别

注意除外肾前性及肾性肾衰竭。

四、规范化治疗

目前,泌尿系统结石的治疗主要为药物治疗和体外冲击波碎石、输尿管镜等微创手术治疗,需要手术治疗的结石在大型医院所占比例很少。结石少于 4mm,一般采用药物排石;大于 4mm,药物排石失败率高,需要由泌尿外科专科医生来决定治疗方案。

(一)内科保守治疗

要养成多饮水的习惯,或将果汁、奶粉稀释后给孩子饮用,增加饮水量。结石小于 4mm 的婴儿应在 4 周后去医院复查,确认结石是否排出。因结石较为松散或呈沙粒样,自行排出的可能性较大。

(二)饮食上要注意平衡,不要偏食

适当限制含钙、含草酸及动物蛋白与精制糖的摄入量,多食含纤维素高的蔬菜,如韭菜、芹菜等,慎食菠菜等含草酸盐高的蔬菜。

(三)适当增加活动量

对未患结石和已有结石的人都有益处,活动项目可选跑步、跳跃、跳绳、上下楼梯等。

(四)随诊

患儿经治疗,结石梗阻解除,一般情况好转,肾功能恢复正常,排尿通畅,可出院。出院后随访内容:尿常规,泌尿系 B 超,肾功能检查,必要时行静脉肾盂造影检查。

五、预后

泌尿系统结石的各种治疗方法都不能有效防止结石的复发,结石的治疗是一个治标不治本的方法,所以给预防和治疗带来很大的挑战,预防结石的发生主要从日常生活中做起。

六、护理措施

(一)术前护理

手术前需要做好手术器械和患儿的准备工作,具体准备工作如下。

1.患儿准备

(1)术前准备:详细阅读患儿病例,做好常规准备,如三大常规,肝肾功能,凝血全套,乙肝

全套,心电图及胸片,泌尿系彩超,静脉肾盂造影,腹部平片以准确把握肾结石大小、部位以及肾功能状况。

(2)掌握患儿发育情况、皮肤及外周血管的情况。

(3)心理护理:争取家长的支持和配合,由于患儿年龄相对较小,应尽可能争取了家长的配合,同时向家属及年龄稍大些的患儿耐心细致地讲解取手术的原理、方法、疗效及其优点及术后的注意事项,极大地争取了患儿积极配合,减少患儿的惊恐心理,以保证手术顺利进行。

(4)常规的术前会阴部备皮,禁食 8h,禁水 6h。

(5)术前病房护士与手术室的严格核查交接:所有患儿在进入手术室之前,必须严格核查手术名称,年龄、床号和性别;核对手术前所用药物、禁食时间和术前准备的程度;核对无误后,由手术室专人护理,避免手术中出现差错。

2.手术器械准备

小儿泌尿系结石微创手术所需各项物品较多,术前要提前准备好斑马导丝、取石钳、超声弹道、输尿管镜、EMS 碎石机、小儿气囊导尿管(F8－F10)、自制婴儿双"J"管和吸引器等器械物品。

(二)术后护理

(1)患儿返回病房后护理人员要严格做好交接班工作,与麻醉医生详细交代清楚患儿自身情况及其身上的各引流管情况,遵医嘱予上氧,心电监护严密观察患儿术后的血氧、心率、呼吸和血压变化,密切关注患儿是循环系统和呼吸系统的变化情况,观察患儿尿量及尿液颜色变化,选择松紧适宜的约束带将患儿固定,避免神经血管损伤、受压和肢体伸展过度。术后平卧 6h,术后禁食 6h 后告知患儿家长予患儿饮水后观察半小时后无不适可进流汁饮食。小儿身体发育不完善,自身温度容易受到外界环境的影响,所以,患儿手术后回病房可以将房间温度和湿度调节到 25℃左右、45%～60%。

(2)心理护理:需要麻醉师和病房护士一起接待患儿及其家属,共同给予支持和心理安慰,为避免患儿过度依赖家属哭闹而使分泌物增多、缺氧等现象出现,通过手术,患儿及家长对手术后的结石能否快速排出仍存在顾虑,护士应耐心的解释,并讲解碎石后可能出现的尿道疼痛、血尿、发热、肾绞痛等都属于正常现象,如有不适或疑问,要及时询问医生或护士,出现情况及时处理。

(3)术后按医嘱给予补液,抗感染,止血处理并鼓励患儿今后多饮水,每日 2000mL 以上,以稀释尿液,起到内冲洗作用。

(4)引流管的护理。

1)留置导尿管护理:患儿返回病房后护士应妥善固定引流管,常规予以我科专用的抗反流引流袋,交代患儿或家长引流袋不能高予耻骨联合,防止尿液反流,引起感染,并保持引流管通畅,定时挤捏引流管,防止小血块堵塞引流管。

2)留置双 J 管护理:留置双 J 管不但能起到内引流、支撑作用,能减少术后漏尿,小结石还可沿双 J 管下滑,有助于结石排出,利于术后恢复,所以在置双 J 管期避免剧烈活动,指导患儿在置管期间不做四肢和腰部同时伸展的动作,不做突然下蹲动作防止双 J 管滑脱和上下移动。留置双 J 管时间视术中情况决定,具体时间可根据情况缩短或者延长。告知患儿家长一般术后 4 周后再来我科住院手术在膀胱镜下拔双 J 管。如出血较多,疼痛刺激明显,可提前拔除,如耐受良好,延迟几天,问题不大。

3)尿道口护理每天 2～3 次,及时清除尿道外口的分泌物,一般术后 4～5d 拔除尿管。拔管前夹管,每 2h 开放 1 次,训练膀胱排尿 1～2d 后,待膀胱内充满尿液时拔管,拔管后即让患儿排尿。

(三)术后并发症护理

1.疼痛

由于输尿管镜在操作的过程中有可能损伤输尿管黏膜、输尿管痉挛或结石排出过程中刺激输尿管所致,应给患儿及家属讲解疼痛发生原因,以消除患儿及家长恐惧紧张心理,及时报告医生,遵医嘱给予解痉止痛,碱化尿液处理。

2.血尿

一般手术后 1～3d 出现血尿属于正常现象,多由输尿管硬镜在输尿管探查中损伤输尿管黏膜引起,告诉家长及患儿一般在 2～3d 可自行消失,术后常规使用止血药,并嘱患儿多饮水,勿剧烈活动。

(四)出院指导

1.多饮水

每天饮水 2000～3000mL 以上,增加尿量,稀释尿液,避免便秘、憋尿、排尿不畅等以防膀胱过度充盈引起尿液反流。

2.留置双 J 管患儿

留管期间嘱患儿注意休息,加强营养,由于术后常规向患侧输尿管内留置 1 根双 J 管,部分患儿会出现排尿疼痛、尿频、血尿等情况,多为双 J 管膀胱端刺激所致,应向患儿解释清楚,指导患儿在置管期间不做四肢和腰部同时伸展的动作,不做突然下蹲动作及体力劳动,防止双 J 管滑脱和上下移动。1 个月后来院复查,并拔除双 J 管。

3.抗生素

出院后需常规口服抗生素 1～2 周,偶尔出现尿频、尿痛、轻微血尿等均属于正常现象,多饮水及口服抗生素后症状可改善,不适随诊。

4.注意事项

讲解饮食与结石的重要关系,避免高钙、高盐、高动物脂肪及高糖饮食,防止结石复发,3～6 个月复查泌尿系彩超。

第五节　药物性肾损害

药物性肾损害是指在应用药物对疾病进行诊断、预防、治疗过程中,出现由药物引起的肾脏结构或功能损害,并具有相应临床表现的一类疾病。肾脏是药物代谢和排泄的重要器官,药物引起的肾损害日趋增多,主要表现为肾毒性反应及过敏反应。

一、病因

(一)肾脏易发生药源性损害的原因

肾脏对药物毒性反应特别敏感,其原因主要有以下几种。

1.肾脏血流丰富

占心排出量的 20%～25%。按单位面积计算,是各器官血流量最大的一个,因而大量的药物可进入肾脏,肾脏受药物毒性作用影响也大。

2.肾内毛细血管的表面积大

易发生抗原－抗体复合物的沉积。

3.排泄物浓度

作用于肾小管表面的排泄物浓度高,这是由于血流浓缩系统的作用所致,此外近端小管对多种药物有分泌和重吸收作用,也增加了药物与肾小管上皮细胞的作用机会。

4.肾小管的代谢率高

在其分泌和重吸收过程中,药物常集中于肾小管表面或细胞内,易发生药物中毒。

5.对药物敏感

肾脏耗氧量大,对缺血、缺氧敏感,因此对影响血流的药物敏感。

6.易感性

肾脏疾病增加了对药物损害的易感性,低清蛋白血症增加了游离型药物的浓度,肾功能不全又使药物的半衰期延长,肾脏疾病易感特殊人群,如肾脏储备功能较低的婴幼儿、老龄人。

(二)小儿肾储备力不足

小儿肾小球、肾小管到一定年龄才发育成熟,特别在新生儿期,本身肾储备力不足,更易受多种因素影响。

(三)易致肾损害的常见药物

1.抗生素及磺胺类

氨基糖苷类如庆大霉素,链霉素、卡那霉素,新霉素等,各种半合成青霉素均可诱发肾脏损害。头孢霉素类以第一代头孢霉素最明显。

2.非甾体类抗感染药物(NSAIDs)

包括阿司匹林(乙酰水杨酸),布洛芬、保泰松、萘普生(甲氧萘丙酸)、吲哚美辛(消炎痛),吡罗昔康(炎痛喜康)。

3.X 线造影剂

主要为含碘造影剂。

4.抗肿瘤药物

包括顺铂、甲氨蝶呤、环磷酰胺、亚硝基脲类等。

5.利尿剂

包括渗透性利尿剂、呋塞米及低分子右旋糖酐等。

6.生物制品

α－干扰素,疫苗、血清、免疫球蛋白等。

7.抗惊厥药

苯妥英钠、卡马西平等。

8.止痛剂

吗啡、哌替啶等。

9.免疫抑制剂

环孢素,他可莫司等。

10.抗甲状腺功能亢进药物

丙硫氧咀啶,甲硫咪唑等。

11.重金属

汞、铅、钾、金,砷等。

12.中草药及中药制剂

含马兜铃酸类中药如关木通、广防己、青木香、马钱子、雷公藤、龙胆泻肝丸等。

二、诊断

(一)临床表现分型

1.急性肾衰竭综合征

药物肾毒性所致急性肾衰竭综合征多为非少尿型者,但血肌酐、尿素氮快速升高,肌纤清除率下降,尿比重及尿渗透压下降,可伴代谢性酸中毒及电解质紊乱。重症、病情复杂者,常不可恢复而渐演变成慢性肾功能不全,需依靠透析治疗以维持生命。

2.急性过敏性间质性肾炎综合征

由于药物过敏所致用药后出现各种临床表现。

(1)全身过敏反应,包括药物热、药疹、全身淋巴结大及关节酸痛,血嗜酸性粒细胞升高,血IgE升高。

(2)肾脏过敏反应,表现为无菌性白细胞尿。

(3)肾小管功能损害,重症可致急性肾衰竭。

(4)及时停药,应用泼尼松等免疫抑制剂或脱敏药物,可使肾功能恢复,尿检正常。

3.急性肾炎综合征或肾病综合征

由于药物引起免疫反应导致肾小球肾炎,临床表现呈蛋白尿,血尿,血压升高及水肿,少数病例高度水肿呈肾病综合征表现。

4.急性梗阻性肾病

由于药物引起尿路梗阻,致使突然发生无尿及血尿素氮迅速升高,一旦梗阻解除,尿量增多,血尿素氮可降至正常。

(二)实验室检查

1.尿酶增高和肾小管性蛋白尿

是诊断药物性肾损害早期敏感指标,无法确定时考虑肾活检肾病理学检查。

2.病理学检查

肾小球病变轻,肾小管间质病变重,易致慢性间质纤维化,注意血管病变。

三、鉴别诊断

(一)非药物急性肾小管坏死

药物性肾损害以急性肾小管坏死最为常见,需与其他原因导致的急性肾小管坏死相鉴别。如有明显用药史,用药过程中或用药后肌酐清除率较正常下降50%以上,B超显示双肾增大或正常,在除外肾前性与肾后性氮质血症应考虑药物性肾小管坏死。

(二)急性肾衰竭

药物所致急性肾衰竭应与由急性肾小球肾炎,急进性肾炎、原发性肾病综合征及狼疮性肾炎及小血管炎相关性肾炎所致的急性肾衰竭相鉴别。其鉴别要点是,上述非药物性急性肾衰竭均有肾小球滤过率下降的共同表现,但各自还有原发病的特征性表现,病理变化也具有相应特点。肾脏损害多发生于使用药物之前。

(三)急性间质性肾炎

药物性急性间质性肾炎有可疑的过敏药物应用史,有全身过敏表现,尿检可见无菌性白细胞尿(其中嗜酸性粒细胞占1/3)和(或)蛋白尿,肾功能检查肾小球滤过功能在短期内出现进行性下降,伴近端和(或)远端肾小管功能的部分损伤。血中IgE升高有助于诊断,肾活检有助于确诊。

(四)急性肾小球肾炎

药物性肾损害有时可表现为急性肾炎综合征,出现蛋白尿,血尿、血压升高及水肿,与急性肾小球肾炎临床表现相似,有时难以鉴别。但急性肾炎常出现于感染后,而药物性肾损害多有明确的用药史。

(五)良性小动脉性肾硬化

一些药物如止痛剂的肾损害进展相对缓慢,临床表现有轻度蛋白尿、尿浓缩功能减退和血压升高,与高血压引起的良性小动脉性肾硬化易于混淆。但良性小动脉性肾硬化先有高血压病史,起病缓慢,高血压病史5～10年后才出现肾损害。

四、治疗

(一)停用引起肾损害的药物

一旦疑诊药物性肾损害,应立即减量甚至停药,患儿肾功能常可迅速恢复,尿改变逐渐消失。

(二)饮水利尿

磺胺、抗肿瘤药物形成结晶损害肾脏时可以采用大量饮水,应用呋塞米(每次 2mg/kg)来清除阻塞肾小管的结晶。但表现为肾衰竭的患儿则不宜大量饮水,以免增加容量负荷。

(三)肾上腺皮质激素

对于青霉素类抗生素,抗癌药和 NSAIDs 引起的急性过敏性间质肾炎可以使用糖皮质激素,如泼尼松 $1\sim2mg/(kg \cdot d)$,疗程 $1\sim2$ 周,可明显改善肾功能。对于表现为肾病综合征或肾炎综合征的药物性肾损害也可酌情使用肾上腺皮质激素。

(四)免疫抑制剂

用于由 NSAIDs 所引起的间质性肾炎,且肾上腺皮质激素治疗效果不满意时使用。对马兜铃酸肾病,可阻止肾损害进展,ACEI 及血管紧张素受体抑制剂具有抗感染及抗纤维化作用,对于丙硫氧咜啶、甲硫咪唑引起血管炎,病理表现为新月体肾炎患儿,甲泼尼龙冲击联合霉酚酸酯,有较好疗效。

(五)透析疗法

急性肾衰竭时采用血液净化或腹膜透析治疗,透析还有助于药物的清除。

五、预后

药物性肾损害预后良好。如能及时诊断及正确治疗,多数药物性肾损害患儿肾功能可恢复正常,患儿可完全康复。但个别重症肾衰竭,病情复杂或原有肾功能不全者常难以恢复,表现为进行性肾功能不全,最终发展为终末期肾功衰竭。此外,本病的预后与导致本病的药物有关。

六、护理评估

(一)评估要点

(1)评估患儿病情及生命体征变化,判断肾损害严重程度,同时要注意有无其它损害存在。
(2)评估患者心理状况有无焦虑,恐惧等情绪。

(二)观察要点

(1)严密观察生命体征,如有面色苍白、血压下降、脉搏细速、四肢厥冷,提示病情严重,应及时手术治疗,监测体温,观察全身中毒症状。
(2)每天留取尿标本进行化验,动态掌握病情变化,如血尿颜色加深,说明出血加重。
(3)观察疼痛的性质、部位、程度及腰部肿胀程度变化,了解肾周出血,渗尿情况。

七、护理措施

(一)心理护理

帮助患者及家属了解治愈疾病的方法,讲解手术治疗的重要性,减轻恐惧与焦虑。

(二)卧位

肾损害保守治疗需卧床休息,待病情平稳后才能离床活动,过早活动加重肾脏的损害,卧床期间加强皮肤护理,预防压疮发生。

(三)病情观察

密切观察血压、脉搏、呼吸、体温及全身情况。有无休克表现;每 30min～2h 留取尿液,观察尿色深浅变化,若颜色加深,说明出血加重;观察腰痛是否加剧,腰区肿块是否增大,及有无腹膜刺激征出现,积极做好术前准备。

第六节 急性肾衰竭

急性肾衰竭是指任何原因引起肾功能急剧减退或消失,失去维持机体内环境稳定的能力而表现的临床综合征。由于肾脏不能维持体液电解质,酸碱平衡及排除代谢产物而引起以代谢性酸中毒、高钾血症,氮质血症为主的一系列临床特征。

一、病因

(一)肾前性

任何原因(如脱水、失血、休克、烧伤、心力衰竭等)引起有效循环血量或心搏量急剧减少,导致肾血流灌注不足时均可引起急性肾衰竭。若及时消除病因,肾功能即可恢复。

(二)肾性

肾脏本身有器质性病变或由于致病因子引起肾损害或肾血流动力学改变而导致肾衰竭。

1.各类肾疾病

如各型肾小球肾炎、间质性肾炎、溶血—尿毒综合征、肾发育不良、肾血管病等。

2.肾毒物质

某些重金属、抗生素、生物毒素、化学药物均具肾毒性。

3.引起肾缺血、肾缺氧的各种因素

常见者有严重脱水、大量失血、严重感染、休克、严重创伤或大型手术、急性呼吸或循环衰竭、急性溶血等。

(三)肾后性

任何原因(如结石、泌尿道畸形、肿瘤等)引起急性泌尿道梗阻而产生的急性肾衰竭。梗阻以上部位压力增高,以至于肾小球滤过减少。

急性肾衰竭就广义而言,分为以上 3 类,但一般乃指狭义的,即肾性肾衰竭。

二、诊断

(一)临床表现

1.少尿期

除少数病例外,大多以少尿起病。尿量急剧减少,短时间内可发展为无尿。患儿精神萎靡,乏力,不同程度水肿。常有恶心、呕吐、厌食、心音低钝、心律失常。神经系统症状常表现为意识淡漠、嗜睡伴烦躁、头痛、惊厥、昏迷等。少尿期历时数日或数周不等,病程中可由于严重感染、肺水肿、内脏出血等原因而死亡。

2.利尿期

尿量逐渐或急剧增多,大量水及电解质丢失甚至引起脱水及低钠、低钾血症。尿量增多一般反映肾功能逐渐恢复。随着病情好转,电解质失衡和酸中毒渐消失,精神、食欲随之改善,各种症状减轻而消失。利尿期持续 1~2 周。

3.恢复期

一般情况好转,尿量及血液生化改变恢复正常,但体质仍虚弱,常有贫血,需 2~3 个月方能恢复健康。

(二)辅助检查

(1)尿量少而比重低,常固定在 1.010 左右。

(2)尿常规因病因而异。

(3)血常规示红细胞和血红蛋白减少。

(4)血生化检查可发现血钾、镁、磷增高而钠、钙、氯降低,尿素氮、肌酐、尿酸随病程进展逐日增高。

三、治疗

急性肾衰竭一旦确诊应积极治疗原发病,消除病因,减轻肾脏负担,严密监护直至肾功能恢复。特别加强以下几方面。

(一)严格控制液体摄入量,保持体液平衡

补液过多可导致心力衰竭、肺水肿、脑水肿。每日补液量按以下公式计算:

24h 摄入液量＝(不显性失水量＋前一日尿量＋异常丢失量)－内生水量

不显性失水每日 $300\sim500mL/m^2$。异常丢失量应包括除尿液外的一切体液丢失。内生水量指食物代谢,组织分解所产生的水分,一般每日约为 $100mL/m^2$。不显性失水量以 10％ 葡萄糖液补充;尿及异常丢失量以 $1/4\sim1/2$ 张含钠溶液补充。

(二)纠正电解质紊乱及酸中毒

1.高钾血症

应停止一切来源的钾盐摄入;供给足够热能,控制感染及清除坏死组织。如血钾＞6.5mmol/L,有明显症状或心电图显示高钾血症时应做好透析准备。

2.低钠血症

少尿期血钠降低多为稀释性低钠血症,主要限制摄入和排出过多的水分,不应轻易补钠,如血钠低于 120mmol/L 且有烦躁不安、昏迷、惊厥等症状则可输入 3％ 氯化钠,提高血钠至 130mmol/L。

3.低钙血症

血钙低与高磷有关,应限制蛋白质摄入,减少磷的聚积。口服 10％ 氢氧化铝可减少磷的吸收。有抽搐者可静脉注射 10％ 葡萄糖酸钙。

4.代谢性酸中毒

主要应采取措施防止酸中毒加重。血清碳酸氢盐低于 15mmol/L 时给予 5％ 碳酸氢钠。

(三)热能供应

供给足够热能可减少组织分解从而减轻高钾血症,酸中毒及氮质血症,热能供应每日应达到 $146.4\sim167.4kJ/kg(35\sim40kcal/kg)$。

(四)防治感染

严格无菌操作,隔离患儿。若无感染证据,不主张用抗生素。感染一旦发生,应尽量明确病原体,选用必要的抗生素。明显肾毒性药物禁用。

(五)透析治疗

采用一般措施无效,出现以下情况时采用透析疗法:不能控制的高钾血症,血钾＞6.5mmol/L或心电图显示高钾血症,血尿素氮＞28.6mmol/L 或血肌酐＞$707.2\mu mol/L$;水肿伴心力衰竭,肺水肿或高血压;严重酸中毒。小儿一般采用腹膜透析。

(六)利尿期及恢复期治疗

利尿初期补给尿量的 2/3 液体,以不脱水为原则。待肾功能逐渐恢复,尿排出溶质较多则不必再严格限制入液量,可进食少量蛋白质。至恢复阶段应加强营养以加速康复。仍须注意防止感染并随访肾功能至完全正常。

四、护理问题

(一)体液过多

体液过多与肾功能损害、水钠潴留有关。

(二)营养失调

低于机体营养需要量与长期食欲减退及胃肠道吸收不良有关。

(三)活动无耐力

活动无耐力与贫血、氮质血症、酸中毒有关。

(四)感染

本病有感染的危险与免疫功能下降、贫血、营养失调有关。

(五)其他问题

水、电解质、酸碱平衡紊乱。

五、护理措施

(一)休息

病情危重时绝对卧床休息。

(二)饮食

(1)给予低磷、低蛋白、高热量、富含维生素饮食,蛋白质一般以 1.2～1.5g/418kJ 计算,并选用高生物价的蛋白质,如鸡蛋、牛奶、瘦肉、鱼肉等,因牛奶中含磷高,故可采用低磷奶粉。应尽量少吃植物蛋白,如豆制品,因植物蛋白含必需氨基酸少。

(2)在低蛋白饮食治疗时,应保证供给充足的热量以减少体内蛋白质的消耗,婴幼儿至少需 209～335kJ/(kg·d),年长儿至少保证 126～167kJ/(kg·d),并应补充维生素 C 及 B 族维生素。

(3)无水肿及高血压者一般不严格限钠盐,但小儿一般每天不超过 2g 食盐。因患儿尿浓缩功能差,常有多尿,故一般不必限制水的摄入,以稍有口渴感为宜。有水肿、高血压、少尿者则应控制水、钠的摄入。

(4)有高血钾者应限制含钾丰富的食物摄入,如橘子、香蕉、干果、巧克力、蘑菇等,同时应限制含磷丰富的食物,如动物内脏、无磷鱼类。

(三)病情观察

(1)密切观察患儿的生命体征及神志、精神状态,注意有无水、电解质和酸碱平衡失调的临床表现,有无毒素蓄积引起的中毒症状。

(2)准确记录 24h 出入液量、尿量,并作为饮水量的参考值。每天允许的入量要分次给予,包括服药时的饮水量。每天晨定时测空腹体重以检查水肿的消、长情况,根据病情及医嘱定时测量血压的变化,通过监测出入液量、体重、尿量、血压等指标,控制体液容量的变化。

(四)预防感染

注意皮肤、口腔及会阴部护理,保持皮肤清洁干燥,定时翻身,防止水肿皮肤长时间受压,保持病室空气清新、环境清洁,避免受凉感冒和接触感染患儿,限制病室探访人数和时间。

(五)其他

(1)耐心向患儿及家长讲解本病的有关知识,解释病情、治疗方案和护理计划。

（2）饮食治疗能缓解尿毒症症状，延缓慢性肾衰竭的病情进展，因此应详细向患儿及家长讲解饮食治疗的原则、饮食的种类及摄入量，以配合治疗。

（3）指导家长正确留取尿标本，让患儿及家长明白准确记录 24h 出入液量的重要性，以协助记录工作。

第七节　肾小管酸中毒

肾小管酸中毒是原发性或继发性肾小管功能障碍引起的综合征。以慢性高氯性代谢性酸中毒为特征，根据肾小管受损部位不同，可分为 4 型。原发性者可能与遗传有关，继发性者多继发于全身性疾病。

一、临床表现

（一）原发性远端肾小管酸中毒（Ⅰ型）

由于远端肾小管排泌 H^+ 功能障碍所致。

（1）多在 2 岁后发病，女孩较多。

（2）慢性酸中毒表现，患儿生长发育缓慢、厌食、呕吐、脱水等。

（3）口渴、多饮、多尿。

（4）病程长者可有顽固性佝偻病，年长儿有骨软化，表现骨痛及鸭步态。

（5）半数患儿有肾钙化及结石，表现疼痛及血尿，也有的表现为反复泌尿系感染。

（6）低钾血症和周期性麻痹。

（二）原发性近端肾小管酸中毒（Ⅱ型）

由于近端肾小管重吸收碳酸氢盐功能障碍所致。多于 1 岁半内起病，男性多见。主要表现馒性高氯性代谢性酸中毒及缺钠、缺钾的症状，但症状较轻，可随年龄增长自愈。多无骨骼改变及肾结石。

（三）混合性肾小管酸中毒（Ⅲ型）

是远端及近端肾小管酸中毒的混合型，具有典型的远端肾小管酸中毒表现，但合并尿碳酸氢盐排出增多。

（四）伴高血钾的远端肾小管性酸中毒（Ⅳ型）

因缺乏醛固酮或对醛固酮反应低下致排钾减少。主要特征是高钾血症、高氯血性代谢性酸中毒，尿酸化功能正常，可有轻至中度氮质血症。

二、辅助检查

（一）血生化检查

（1）血 pH、CO_2CP 降低，HCO_3^- 浓度常 <15mmol/L。

（2）血氯明显增高。

（3）血钾降低，多 <3mmol/L。但Ⅳ型表现为高钾血症。

（4）BUN、Cr 一般正常，Ⅳ型可伴有氮质血症。

(二)尿液检查

(1)Ⅰ型尿 pH 常不能低于 6.0,出现血尿酸碱分离现象。Ⅱ型在严重酸中毒时,尿 pH 可<5.5。

(2)尿比重、渗透压降低或正常。

(3)尿 K^+、Na^+、Ca^{2+} 排出增多,24h 尿钙定量常>4mg/kg。

(4)Ⅲ型尿碳酸氢盐排出增多,有的患儿伴有近端肾小管其他功能障碍,出现糖尿、氨基酸尿、磷酸盐尿等。

(三)X 线检查

可见骨质疏松、脱钙及肾钙化等,Ⅰ型较明显。

(四)氯化铵负荷试验

氯化铵 0.1g/kg 在 1h 内服完,服药 2h 后留血和尿,每小时 1 次,共 6 次,测血和尿的 pH,试验前 2d 停服碱性药。若尿 pH 最低仍大于 6.0 考虑为Ⅰ型,若尿 pH 可逐渐降低≤5.5,考虑为Ⅱ型。患儿血 CO_2CP<15mmol/L 者不应做此试验。

(五)碳酸氢盐排出率占滤过总量的百分比

口服碳酸氢钠每日 0.3～0.5gkg,每 3 天增加剂量 1 次,直至酸中毒被纠正,测定血浆和尿的碳酸氢钠和肌酐含量,代入公式:尿碳酸氢钠排出百分比=尿碳酸氢钠×血浆肌酐/血碳酸氢钠×尿肌酐,此值>15%,可诊断为Ⅱ型。

三、诊断

本病临床表现多样,对表现有生长发育落后,无明显原因而出现持续性脱水及酸中毒者应注意检查血 HCO_3^-、尿 pH、尿钙定性。如高氯血性代谢性酸中毒而尿偏碱性或中性,且尿排钙增加,应考虑本病,如烦渴多尿明显、低钾、顽固性活动性佝偻病并伴有肾钙化或结石者可确诊为Ⅰ型。如发病年龄小的男孩,无明显骨病及肾钙化,需大量碱剂方可纠正脱水、酸中毒者应考虑Ⅱ型。伴高钾血症者为Ⅳ型。

四、治疗

(一)碱性药物

常用枸橼酸钠钾混合液(二者各 100g,加水至 1000mL,含 Na^+、K^+ 各 1mmol/L)。Ⅰ型用量为每日 1.5～2mL/kg,分 4 次口服,以后用量可加大,直至血 HCO_3^- 浓度达正常范围。Ⅱ型用量更大,开始为 10mmol/(kg·d),渐可增至 15～25mmol/(kg·d)。若有高钙尿症,可在上述混合液中加枸橼酸 70g,以减少肠道内吸收,防止肾钙化及结石。急性重症酸中毒可静脉滴注碳酸氢钠。

(二)利尿剂

以双氢克尿塞最有效,剂量为 1.5～2mg/(kg·d),分 2～3 次口服,适用于Ⅱ型需碱量过大而不能耐受者。呋塞米可使尿钙排出增加,不宜使用。

(三)补钾

10%枸橼酸钾或枸橼酸钠钾混合液口服,剂量每日 1.5～2mL/kg,维持血钾在正常范围。避免使用氯化钾,严重低血钾患儿,在纠正酸中毒前先补钾。

（四）维生素 D 的应用治疗

骨骼病变可用维生素 D，一般每日给 5000～10000U。治疗过程中最好保持尿钙排出率在每日 2mg/kg 以下，当血钙＞2.5mmol/L，碱性磷酸酶恢复正常时停用。

（五）Ⅳ型的治疗

(1)治疗原发病，低钾饮食。

(2)补充碳酸氢钠纠正酸中毒，每日 1.5～2.0mmol/kg。

(3)应用排钾利尿剂，如呋塞米等。

(4)应用醋酸去氧皮质酮，生理剂量即可。

五、护理问题

（一）体液过多

与肾小球滤过率下降致水、钠潴留有关。

（二）营养失调

与限制饮食、疲乏不适引起厌食有关。

（三）潜在并发症

严重循环充血(与水钠严重潴留有关)、高血压脑病(与高血压引起脑血管痉挛及脑水肿有关)、急性肾功能衰竭(与肾严重受损有关)。

（四）活动耐力降低

与水、钠潴留，高血压有关。

（五）知识缺乏

缺乏本病有关护理知识。

六、护理评估

(1)患儿在 1～2 周内尿量增加，水肿消退，肉眼血尿消失，血压恢复正常。

(2)患儿生活需要得到满足，营养改善，营养摄入量达到正常标准。

(3)患儿住院期间不出现并发症或有并发症时能被及时发现并适当处理。

(4)患儿能按要求参加活动，活动后无心慌、气急。

(5)患儿及家长了解限制活动及饮食调整的重要意义，积极配合治疗及护理。

七、护理措施

(1)肾小管酸中毒严重者需卧床休息。并予以高热量、高蛋白质、多种维生素的清淡饮食。

(2)病室应保持适宜的温湿度，定时通风换气，在进行各种护理操作过程中，既要严格按照无菌操作进行，同时应注意患儿保暖，避免受凉，感冒。

(3)还应准确记录出入量，做好各项化验检查。出入量是反映机体内水、电解质、酸碱平衡的重要指标，可直接反映患儿病情变化，而各项化验检查又为病情诊断提供良好的依据，所以应正确收集血尿等各种标本，及时送检。

第八节　溶血尿毒综合症

溶血尿毒综合征是以溶血性贫血、血小板减少及急性肾衰竭为特征的一种综合征。主要见于婴幼儿,是小儿急性肾衰竭较常见的原因之一。发病可能与感染、遗传及免疫有关。

一、临床表现

(一)前驱期

前驱症状多是胃肠炎,表现为腹痛、呕吐及腹泻,可为血性腹泻,似溃疡性结肠炎。少数前驱症状为呼吸道感染症状,无胃肠炎前驱症状者病死率明显增高。前驱期持续 3～16d,前驱期后经过数日或数周间歇期即急性起病。

(二)急性期

(1)溶血性贫血,严重者呈酱油色尿。

(2)急性肾衰竭。

(3)血小板减少。

(4)出血症状,主要出血部位是胃肠道,出现黑便及呕血,少数患儿并发硬脑膜下血肿或视网膜下出血。

(5)神经系统症状表现为嗜睡、易激惹、性格异常,严重时抽搐、昏迷等。

(三)慢性期

主要为肾脏损害,有的患儿发生慢性肾功能不全及高血压。本病可有复发,复发者预后差。

二、辅助检查

(一)血常规

贫血、外周血涂片有破碎红细胞、网织红细胞增高,白细胞常增高,中性粒细胞核左移,血小板减少。

(二)尿常规

血尿、蛋白尿、管型尿,严重溶血时可出现血红蛋白尿。

(三)肾功能检查

血钾增高、CO_2CP 降低、尿素氮、肌酐升高等。

(四)凝血因子检查

早期可有凝血酶原时间延长、纤维蛋白原降低、纤维蛋白降解产物增高及凝血因子 Ⅱ、Ⅶ、Ⅺ及 Ⅹ 因子减少。

三、诊断

根据前驱症状及突然出现的溶血性贫血、血小板减少及急性肾衰竭三大特征可做出诊断,应与其他原因引起的溶血性贫血、肾衰竭及血小板减少等鉴别。

四、治疗

目前尚无特殊疗法。早期诊断、及时正确处理急性肾衰竭,是降低病死率的关键。

(一)急性肾衰竭

与一般急性肾衰竭治疗相似,当出现以下情况应尽早透析。

(1)24h 无尿。

(2)BUN 迅速升高。

(3)严重水负荷过重,如心力衰竭、高血压对呋塞米无反应者。

(4)电解质及酸碱平衡紊乱对非透析疗法无反应者。

(二)输血

尽量少输血,若 Hb<50g/L,及时输血,应输洗涤 RBC 2.5～5mL/kg,于 2～4h 内缓慢输入。

(三)抗凝治疗

尚无统一有效疗法。

(1)肝素有争议,但应早期给予,宜在严密观察下进行。

(2)抗血小板凝聚药常用潘生丁 5～10mg/(kg·d),分 3 次口服。

(3)前列环素(PG)30～50ng/(kg·min)静脉滴注。

(四)输注血浆

输注新鲜冷冻血浆可补充血浆中缺乏的抑制血小板聚集的因子。初始量按 30～40m/kg,以后改为 15～20mL/kg,直至血小板计数升高达正常,溶血现象停止。

(五)维生素 E 治疗

本病患儿血浆中 PGI 抑制物可能为脂质过氧化物,维生素 E 可消除氧自由基,抑制血小板聚集。有人报道应用大剂量维生素 E(每日 1000mg/m²)治疗 16 例重症患儿,全部获救。

(六)其他肾上腺皮质激素

有促凝作用,现已不用。

五、观察要点

(一)观察病情

避免加重病情的因素,供给足够热量,减少机体蛋白质分解代谢,避免食用含钾高的食物和药物,避免输库存血。

(二)观察有无出血现象

监测出凝血时间、血小板计数。各种穿刺后压迫至出血停止为止并尽量用小针头以减少损伤。中枢神经系统受累者要做好防护措施,以免发生意外。

(三)观察尿量的改变

定时留取尿标本进行尿检,同时测 24h 尿蛋白定量和尿比重。

(四)每日定时测量体重

记录体重,以检查有无水肿加重。根据病情控制液体入量,严格准确记录 24h 出入量。

(五)观察水肿

严重水肿的患儿,应用利尿剂时应特别注意,因患儿循环血量降低,大量利尿可加重血容量不足,有出现低血容量性休克或静脉血栓形成的危险。还应注意有否电解质紊乱的发生。心力衰竭时应用洋地黄制剂,要注意观察毒性反应。对肾脏有毒性的药物尽量不用,并注意监测血药浓度。透析治疗时严格记录用药、出入量。

六、护理评估

(一)健康史

了解患儿有无上呼吸道感染史,近期有无食用未熟的肉类,未经消毒的牛奶等。有无高血压,恶性肿瘤等病史。

(二)症状、体征

腹痛、腹泻、呕吐、呕血、黑便、少尿或无尿,水肿等症状。

(三)社会—心理

评估患儿及家长的心理状态,对疾病的了解程度,家庭环境及经济状况等。

(四)辅助检查

查看辅助检查结果。

1.血液系统检查

有无溶血表现、红细胞形态异常、白细胞高及血小板减少等。

2.凝血因子检查

凝血酶原时间延长、纤维蛋白原降低等。

3.尿常规

有无血尿、蛋白尿等。

以上均为溶血尿毒综合征可能出现的实验室检查结果。

七、护理问题

(一)营养失调低于机体需要量

与食欲减退、呕吐、腹泻等有关。

(二)活动无耐力

与贫血引起全身组织缺氧有关。

(三)焦虑

与患儿病情重、对疾病不了解有关。

(四)有感染的危险

与机体抵抗力降低、溶血性贫血有关。

(五)潜在并发症

充血性心力衰竭、肺水肿、高血压脑病、高钾血症、代谢性酸中毒等。

八、护理目标

(1)患儿腹痛、腹泻、呕吐等症状好转。

(2)患儿溶血性贫血、急性肾衰等症状得到及时观察与处理。

(3)无肺部感染发生,或发生后得到及时处理。

(4)患儿及家长掌握有关疾病的治疗及护理知识,焦虑减轻。

九、护理措施

保持乐观的生活态度,尽量避免暴躁、焦虑等不良情绪的负面影响;同时也要多注意多卧床休息,不要过度劳累,在饮食方面以清淡的饮食结构为主,这样可以加快病情的恢复进程。

(一)水分摄入

控制水分的摄入:溶血性尿毒综合症相对来说是一种比较严重的疾病类型,为此建议大家应该要做好相应的护理措施。在治疗期间,如果患儿出现有少尿或无尿现象,一定要严格控制每天水分的摄入量,否则就可能会引起肢体水肿、心力衰竭等严重后果。

(二)饮食护理

禁食油腻食物:在患病以后,大部分溶血性尿毒综合症患儿还可能会伴有肺、肝等重要器官的感染现象。在这种情况下,在饮食上应该要加以调整,保持清淡的饮食结构和饮食习惯,避免过多食用哪些油腻、油煎、烹炸的食物。这些食物不仅会增加胃肠道功能负担,而且还会导致病情进一步加重。

(三)加强锻炼

溶血性尿毒综合症发生以后,患儿的身体素质较以前相比,大都会出现下降的趋势。为了提高自身的抗病能力,在平时的生活中,应该要加强运动锻炼,做好防寒保暖措施,尽量避免受凉,尤其是在天气突变的情况下,一定要注意及时增减衣服。

(四)其他

对于溶血性尿毒综合症一定要积极的预以干预和治疗。在治疗的同时,还应该加强预后护理工作,密切观察并详细记录患儿的生命体征变化情况。一旦发生异常,在第一时间到医院进行紧急救治。

第八章　小儿内分泌系统疾病

第一节　生长激素缺乏症

生长激素缺乏症(GHD)又称垂体性侏儒症,是由于垂体前叶合成和分泌的生长激素部分或完全缺乏,或由于生长激素分子结构异常、受体缺陷等所致的生长发育障碍性疾病,其身高在同年龄、同性别正常健康儿童生长曲线第3百分位数以下或低于正常儿两个标准差。

一、病因与发病机制

(一)病因

生长激素缺乏症是由于生长激素分泌不足所致,其原因如下。

1.原发性(特发性)

占绝大多数:①遗传因素,约有5% GHD患儿由遗传因素造成。②特发性下丘脑、垂体功能障碍,下丘脑、垂体无明显病灶,但分泌功能不足。③发育异常:垂体不发育或发育异常。

2.继发性(器质性)

继发于下丘脑、垂体或其他颅内肿瘤、感染、放射性损伤、头颅外伤、细胞浸润等病变,其中产伤是中国生长激素缺乏症的最主要原因,这些病变侵及下丘脑或垂体前叶时都可引起生长迟缓。

3.暂时性

体质性青春期生长延迟、社会心理性生长抑制、原发性甲状腺功能减退等可造成暂时性生长激素分泌不足,不良刺激消除或原发疾病治疗后,这种功能障碍即可恢复。

(二)发病机制

生长激素由垂体前叶细胞合成和分泌,其释放受下丘脑分泌的生长激素释放激素(GHRH)和生长激素释放抑制激素(GHRIH)的调节,前者刺激垂体释放生长激素,后者则对生长激素的合成和分泌有抑制作用。垂体在这两种激素的交互作用下以脉冲方式释放生长激素。儿童时期每日生长激素的分泌量超过成人,在青春期更为明显。

生长激素的基本功能是促进生长。人体各种组织细胞增大和增生,骨骼、肌肉和各系统器官生长发育都有赖于生长激素的作用。当生长激素缺乏时,患儿表现出身材矮小。

二、临床表现

(一)原发性生长激素缺乏症

1.身材矮小

出生时身高和体重都正常,1~2岁后呈现生长缓慢,每年身高增长速度<4cm,故随着年龄增长,其身高明显低于同龄儿。患儿头颅圆形,面容幼稚,脸圆胖,皮肤细腻,头发纤细,下颌和颏部发育不良。患儿虽然身材矮小,但身体各部比例正常,体形匀称,与实际年龄相符。

2.骨成熟延迟

出牙及囟门闭合延迟,恒齿排列不整,骨化中心发育迟缓,骨龄小于实际年龄 2 岁以上。

3.伴随症状

生长激素缺乏症患儿可同时伴有一种或多种其他垂体激素的缺乏,从而出现相应伴随症状。若伴有促肾上腺皮质激素缺乏容易发生低血糖;若伴有促甲状腺激素缺乏可有食欲缺乏、不爱活动等轻度甲状腺功能低下的症状;若伴有促性腺激素缺乏,性腺发育不全,到青春期仍无性器官发育和第二性征,男孩出现小阴茎(即拉直的阴茎长度小于 2.5cm),睾丸细小,多伴有隐睾症,女孩表现为原发性闭经、乳房不发育。

(二)继发性生长激素缺乏症

可发生于任何年龄,发病后生长发育开始减慢。因颅内肿瘤引起者多有头痛、呕吐等颅内高压和视神经受压迫等症状和体征。

三、辅助检查

(一)生长激素刺激试验

生长激素缺乏症的诊断依靠生长激素测定。正常人血清 GH 值很低且呈脉冲式分泌,受各种因素的影响,因此随意取血测血 GH 对诊断没有意义,须做测定反应生长激素分泌功能的试验。

1.生理性试验

运动试验、睡眠试验。可用于可疑患儿的筛查。

2.药物刺激试验

所用药物包括胰岛素、精氨酸、可乐定、左旋多巴。由于各种 GH 刺激试验均存在一定局限性,所以必须 2 种以上药物刺激试验结果都不正常时,才可确诊为 GHD。一般多选择胰岛素加可乐定或左旋多巴试验,对于年龄较小的儿童,特别注意有无低血糖症状,以防引起低血糖惊厥等反应。

(二)其他检查

1.X 线检查

常用左手腕掌指骨片评定骨龄。生长激素缺乏症患儿骨龄落后于实际年龄 2 岁或 2 岁以上。

2.CT 或 MRI 检查

对已确诊为生长激素缺乏症的患儿,根据需要选择此项检查,以了解下丘脑和垂体有无器质性病变,尤其对肿瘤诊断有重要意义。

四、鉴别诊断

(一)家族性矮身材

父母身高均矮,小儿身高在第 3 百分位数左右,但骨龄与年龄相称,智力和性发育均正常。父母中常有相似的既往史。

(二)体质性青春期延迟

男孩多见,有遗传倾向。2～3 岁时身高低矮,一般 3 岁后生长速度又恢复至每年＞5cm。GH 正常,骨龄落后,骨龄和身高一致。青春期发育延迟 3～5 年,但最终达正常成人身高。

(三)宫内生长迟缓

出生时身高、体重均低于同胎龄儿第 10 百分位,约 8% 患儿达不到正常成人身高。

五、治疗

(一)生长激素替代治疗

目前广泛使用基因重组人生长激素(r-hGH),每天 0.1 U/kg,每晚睡前皮下注射。治疗后身高和骨龄均衡增长,其最终身高与开始治疗的年龄有关,治疗愈早效果愈好,治疗后第 1 年效果最显著,以后疗效稍有下降。GH 可持续使用至骨骺融合,骨骺闭合后禁用。治疗过程中,密切观察甲状腺功能,若血清甲状腺素低于正常,应及时补充甲状腺激素。

(二)合成代谢激素

可增加蛋白合成,促进身高增长。可选用氧甲氢龙、氟甲睾酮或苯丙酸诺龙。由于此类药可促使骨骺提前融合,反而影响最终身高,故应谨慎使用。疗程不能长于 6 个月。

(三)性激素

同时伴有性腺轴功能障碍的患儿在骨龄达 12 岁时可开始用性激素治疗,促进第二性征发育。男孩用长效庚酸睾酮,女孩用妊马雌酮(一种天然合成型雌激素)。

六、护理措施

(1)保持室内空气流通,空气质量较好时可以开窗通风。

(2)开窗通风时注意保暖,防止受凉。

(3)多吃新鲜蔬菜、水果,以及富含维生素 D、钙的辅助食品。

(4)避免食用生冷、油腻、辛辣刺激性食物,可选择蛋类、瘦肉等食物。

(5)发病期间注意休息,避免劳累,保证充足的睡眠和休息,以减轻体力消耗,促进恢复。

(6)症状好转后,可先从散步等低强度运动开始,逐渐恢复正常活动。

第二节　甲状腺功能亢进症

甲状腺功能亢进症(简称甲亢)是由于甲状腺激素分泌过多,导致全身各系统代谢率增高的一种综合征。临床上包括两种主要病变:弥散性甲状腺肿伴突眼者,又称毒性弥散性甲状腺肿、Graves 病;另一种为甲状腺呈结节性肿大,以后继发甲状腺功能亢进症状,称为毒性结节性甲状腺肿。目前儿童甲亢有增多趋势。

一、病因

Graves 病是一种器官特异性自身免疫性疾病,为自身免疫性甲状腺疾病中的一种。其发病与遗传有关,亲属中可有同样疾病者,且抗甲状腺抗体阳性。另外与免疫系统功能紊乱有关,在环境因素及应激等条件下,激发细胞免疫及体液免疫功能紊乱,其体内有针对甲状腺细胞上 TSH 受体的自身抗体(TRAb),TSH 受体抗体能刺激甲状腺增生,甲状腺素合成和分泌增多而导致甲亢的发生。同时在 Graves 病中还可测出甲状球蛋白抗体(TGAb)、甲状腺微粒体抗体(TMAb)以及甲状腺过氧化物酶抗体(TPOAb)。另外,精神刺激、情绪波动、思想负担过重以及青春发育、感染等均可诱发本病。

二、临床表现

(一)症状

1.基础代谢率增高

产热多,食欲亢进,易饥饿,但体重反而下降。大便次数增多、消瘦、乏力、怕热、多汗。

2.交感神经兴奋症状

常感到心悸,两手有细微震颤,脾气急躁,心率加快,心音亢进,可伴有心律失常。

3.眼球突出

多数为轻、中度突眼,恶性突眼少见。还可伴有上睑退缩、眼睑不能闭合、瞬目减少、辐射反应差,少数伴眼肌麻痹。

4.甲亢危象

常因急性感染、创伤、手术、应激及不恰当停药而诱发,起病突然且急剧进展,表现为高热、大汗淋漓、心动过速、频繁呕吐及腹泻,严重者可出现谵妄、昏迷。常死于休克、心肺功能衰竭及电解质紊乱。

(二)体征

甲状腺肿大,多数为整个腺体弥散性肿大、两侧对称(部分患儿甲状腺肿大可不对称)、质地中等、无结节、无疼痛,在肿大时甲状腺上可闻及血管杂音或扪及震颤。

三、诊断与鉴别诊断

(一)诊断

典型甲亢病例根据病史、症状和体征诊断并不难,如下辅助检查有助确诊。

1.甲状腺功能测定

血清甲状腺激素总 T_3(TT_3)、总 T_4(TT_4)、游离 T_3(FT_3)、游离 T_4(FT_4)均可升高,特别是 FT_4 升高对早期诊断价值更高。TT_3 和 FT_3 升高对 T_3 型甲亢诊断有特殊意义。促甲状腺激素(TSH)水平则明显降低。

2.抗体测定

TRAb、TGAb、TMAb、TPOAb 等抗体升高,提示自身免疫引起的甲亢。

3.RH 兴奋试验

甲亢患儿 TSH 无反应,少数患儿反应减低。

(二)鉴别诊断

1.单纯性甲状腺肿

多发生在青春期前和青春期,女性多于男性,临床除甲状腺轻度肿大外,一般无其他临床表现。甲状腺功能检查大多正常。

2.甲状腺结节及肿瘤

可通过甲状腺功能检测及甲状腺扫描和 B 超检查帮助明确甲状腺结节或肿块的性质。儿童甲状腺癌非常少见。必要时可穿刺活检辅助诊断。

四、治疗

甲亢有 3 种治疗方法,即抗甲状腺药物治疗、甲状腺次全切除术和放射性核素[131]I 治疗,儿科很少应用后两种方法,主要采用抗甲状腺药物治疗。

(一)一般治疗

甲亢急性期注意卧床休息,减少体力活动。加强营养,多食蛋白质、糖类食物,特别是富含维生素的新鲜蔬菜和水果。避免食用含碘高的食物,如海带、紫菜等。最好用无碘盐,若没有无碘盐,可将含碘盐热炒后去除碘再用。

(二)药物治疗

1.咪唑类

常用甲巯咪唑,又名他巴唑,每日 $0.5\sim1.0mg/kg$,治疗 $2\sim3$ 个月待甲状腺功能正常后须减量,逐渐减到维持量,每日 $0.3\sim0.6mg/kg$。注意剂量个体化,以期获得最佳疗效。

2.硫脲类衍生物

常用丙硫氧嘧啶,每日 $4\sim6mg/kg$,维持量每日 $1\sim3mg/kg$。需注意以上药物的不良反应,定期复查血常规、肝功能,遇有皮肤变态反应者,酌情更换药物。大剂量时还需注意对肝、肾功能的损害。一般总疗程在 $2\sim5$ 年。

五、预后

本病为自身免疫性疾病,有一定自限性。儿童应用抗甲状腺药物治疗的永久缓解率报道不一,一般在 $38\%\sim60\%$。

六、护理问题

(一)营养失调(低于机体需要量)

与 T3、T4 分泌过多导致代谢加速有关。

(二)活动无耐力

与基础代谢增加、肌肉萎缩有关。

(三)焦虑

与 T_3、T_4 分泌过多导致过度兴奋、激动有关。

(四)自我形象紊乱

与浸润性突眼和形体改变有关。

(五)有受伤的危险

与浸润性突眼有关。

(六)潜在并发症

甲状腺危象。

七、护理目标

(1)患儿能接受规定饮食,保证足够的热量和营养摄入。

(2)患儿能逐渐增加活动。

(3)患儿情绪稳定,焦虑减轻。

(4)患儿语言或行为上展现出对外表的接受。

(5)患儿并发症得到及时发现和处理或无并发症发生。

八、护理措施

(一)一般护理

保证适当休息,环境要安静,室温要适宜,避免过劳。

（二）合理饮食

给予高能量、富含糖类、蛋白质类和维生素（粗米、杂粮等）的饮食，并多给饮料。但禁用浓茶、咖啡等兴奋饮料。

（三）心理护理

患儿常易情绪激动，烦躁易怒，因此要避免不良的环境和语言的刺激。要主动关心和体贴患儿，多给予鼓励，树立治疗信心。

（四）病情观察

根据病情变化，每日观察体温、脉搏、血压、呼吸、心率、心律的情况，可每日测试 2~3 次。发现异常，如心跳不规则、心慌、呼吸困难、体温升高等，及时到医院就诊。

（五）突眼的护理

"甲亢"伴有眼球突出，眼睑常不能完全闭合者，在空气中暴露太久，可引起角膜损伤、感染与溃疡，故须注意保护角膜和球结膜。预防措施有用眼罩防止光、风、灰尘刺激。若有结膜水肿、眼睑不能闭合，可涂抗生素眼膏或用生理盐水纱布湿敷，抬高头部等使其消肿。适当限制盐和水分摄入，防止眼压升高。

（六）定期复查

定期到医院抽血检查 T_3、T_4，判断治疗效果，根据检查结果，按医生的要求调整用药量，达到合理有效的治疗。

（七）测定基础代谢率

告知患儿及家长检查的意义及注意事项，解除顾虑。检查前一天晚上要睡眠好，但不可服安眠药，直到清晨检查前应禁食，避免任何活动，用推车将患儿送到检查室。

（八）用药护理

抗甲状腺药物治疗，不可过早减量，应坚持不间断服药，有半数轻、中度患儿能获得长期缓解，甚至痊愈，其余多在停药后一年内复发，需重复治疗或改用其他治疗。千万不能自觉症状好转，自行停药，造成"甲亢"复发。服用硫脲类药物时，注意观察有无药物不良反应，如发热、皮疹、咽痛、牙龈肿、中性粒细胞减少等。若药物治疗效果不好，根据病情，可听取医生意见，行手术治疗或进行放射性[131]I 治疗。

九、护理评价

(1)患儿能接受规定饮食，体重维持或有增加。

(2)患儿能逐渐增加活动，完成日常所需。

(3)患儿情绪稳定，了解疾病相关知识，积极配合医务人员的诊治和护理。

(4)患儿能接受自己的外表。

(5)患儿未发生角膜损伤。

(6)患儿未发生甲状腺危象并发症，或发生后及时得到诊断和处理。

第三节　先天性甲状腺功能减低症

先天性甲状腺功能减低症（简称甲减）是由于甲状腺激素合成不足造成的一种疾病。根据病因的不同可分为两类：①散发性甲减，是先天性甲状腺发育不良或异位、甲状腺激素合成途径中酶缺陷、促甲状腺激素缺乏、甲状腺或靶器官反应低下等造成，多为散发病例，少数有家族史，发生率为 1/7000～1/5000。②地方性甲减，多见于甲状腺肿流行区，是由于该地区水、土和食物中碘缺乏所致，随着我国碘化食盐的广泛应用，其发病率明显下降。

一、临床表现

症状出现的早晚及轻重程度与残留甲状腺组织的多少及甲状腺功能低下的程度有关。

（一）新生儿期

患儿常为过期产儿、巨大儿；胎便排出延迟，腹胀，便秘，脐疝，生理性黄疸期延长；少吃多睡，对外界反应低下，肌张力低，呼吸慢，哭声低且少，体温低，四肢冷，皮肤出现斑纹或有硬肿现象等。

（二）典型症状

（1）特殊面容和体态：头大，颈短，皮肤粗糙，面色苍黄，毛发稀疏、无光泽，面部黏液水肿，眼睑水肿，眼距宽，鼻梁低平，唇厚，舌大而宽厚、常伸出口外。

（2）身材矮小，躯干长而四肢短小，上部量/下部量＞1.5。

（3）腹部膨隆，常有脐疝。

二、相关检查

（一）新生儿筛查

出出生后 2～3d 的新生儿干血滴纸片检测 TSH 浓度作为初筛，结果大于 20mU/L 者，再检测血清 T_4、TSH 以确诊。

（二）血清 T_4、T_3、TSH 测定

如 T_4 降低、TSH 明显升高即可确诊。血清 T_3 浓度可降低或正常。必要时测定游离 T_3、游离 T_4 及甲状腺素结合球蛋白。

三、诊断与鉴别诊断

（一）诊断

1.新生儿筛查

TSH＞20mU/L 时，抽静脉血检测 T_4、TSH 以确诊。这是诊断的重要手段，可早期诊断，以便早期治疗，避免神经精神发育缺陷。

2.血清 T_4、TSH 检测

若血清 T_4 降低、TSH 明显升高即可确诊。若血清 T_4、TSH 均低，应行 TRH 刺激试验以确定是否垂体或下丘脑病变所致。

（二）鉴别诊断

应与先天性巨结肠、21－三体综合征、佝偻病、骨骼发育障碍等疾病鉴别。

四、治疗

(1)一旦诊断确立,用甲状腺制剂从小量开始,逐步增加到足量,然后用维持量终身服用。治疗越早,对脑发育越有利。一般出生后 3 个月内开始治疗,预后较佳。如果未能及时诊断,出生后 6 个月后才开始治疗,智能常受到损害。

常用甲状腺制剂有两种:①L－甲状腺素钠,是首选药物,半衰期较长,血清浓度较稳定,每日服一次即可,用量:0～6 个月为 25～50μg(8～10μg/kg);6～12 个月为 50～70μg(6～8μg/kg);1～5 周岁为 75～100μg(5～6μg/kg);12 岁以上为 150～200μG(2～3μg/kg)。②甲状腺片,动物甲状腺制剂,含 T_3、T_4,不稳定,若长期服用,可使 T_3 升高。开始量应从小至大,间隔 1～2 周加量一次,直至临床症状改善,血清 T_4、TSH 正常,即作为维持量使用。一般每日参考剂量:1 岁以内 4.2～9.0mg/kg;2～5 岁为 3.0～4.4mg/kg;6 岁以上为 1.8～3.0mg/kg。

(2)治疗开始之后,定期复查甲状腺功能、骨龄,监测身高、体重,指导调整剂量。

(3)一旦诊断确立,必须终身服用甲状腺制剂,不能中断。

五、护理问题

(一)体温过低

与新陈代谢减低、活动量减少有关。

(二)婴儿喂养困难

与食量小、吞咽缓慢有关。

(三)便秘

与肌张力降低、肠蠕动减慢、活动量减少有关。

六、护理目标

(1)患儿能维持正常体温,自感舒适感增加。

(2)患儿能摄入充足营养,维持机体需要量。

(3)患儿主诉便秘症状减轻或消失。

七、护理措施

(一)保暖、防止感染

患儿因基础代谢率低下,活动量少致体温低而怕冷。因机体抵抗力低,易患感染性疾病。注意室内温度,适时增减衣服,避免受凉。勤洗澡,防止皮肤感染。避免与感染性或传染性疾病患儿接触。

(二)保证营养供应

对吸吮困难、吞咽缓慢者要耐心喂养,提供充足的进餐时间,必要时用滴管喂奶或鼻饲。经病因治疗后,患儿代谢增强,生长发育加速,故必须供给高蛋白、高维生素、富含钙及铁剂的易消化食物,保证生长发育需要。

(三)保持大便通畅

早餐前半小时喝 1 杯热开水,可刺激排便;每日顺肠蠕动方向按摩腹部数次,增加肠蠕动;适当引导患儿增加活动量,促进肠蠕动;养成定时排便习惯,必要时使用大便软化剂、缓泻剂或灌肠。

(四)加强训练,促进生长发育

患儿由于智力发育差,缺乏生活自理能力。加强患儿日常生活护理,防止意外伤害发生。体力训练,以促进生长发育,使其掌握基本生活技能。对患儿多鼓励,不应歧视。

(五)用药护理

注意观察药物的反应。对治疗开始较晚者,虽智力不能改善,但可变得活泼,改善生理功能低下的症状。甲状腺制剂作用较慢,用药1周左右方达最佳效力,故服药后要密切观察患儿食欲、活动量及排便情况,定期测体温、脉搏、体重及身高。用药剂量随着小儿年龄加大而增加。用量小疗效不佳,过大导致甲状腺功能亢进,消耗多,造成负氮平衡,并促使骨骼成熟过快,导致生长障碍。药物发生不良反应时,轻者发热、多汗、体重减轻、神经兴奋性增高,重者呕吐、腹泻、脱水、高热、脉速,甚至心力衰竭。此时应立即报告医生并及时酌情减量,给予退热、镇静、供氧、保护心功能等急救护理。

八、护理评价

(1)患儿维持正常体温,自感舒适感增加。

(2)患儿摄入充足营养,维持机体需要量。

(3)患儿主诉便秘症状减轻或消失。

第四节 先天性肾上腺皮质增生症

先天性肾上腺皮质增生症是肾上腺性征综合征中的一种。主要由于肾上腺皮质激素生物合成过程中必需的酶存在先天缺陷,致使皮质激素合成不正常,糖皮质激素、盐皮质激素不足而激素合成过程中前身物及雄性激素过多,故临床上出现不同程度的肾上腺皮质功能减退,伴有女孩男性化,而男孩则表现为性早熟,此外尚可有低血钠或高血压等多种症候群。

一、病因与病理生理

在各种酶的作用下,皮质醇等的前身胆固醇转变为皮质醇、醛固酮、性激素等。本病患儿由于合成以上激素的过程中有不同部位酶的缺陷,以致皮质醇、皮质酮合成减少,而在阻断部位以前的各种中间产物随之在体内堆积起来,致使肾上腺产生的雄激素明显增多。由于血中皮质醇水平降低,通过反馈抑制减弱,下丘脑促肾上腺皮质激素释放因子(CRF)和ACTH分泌增多,致肾上腺皮质增生,从而皮质醇的合成量得以维持生命的最低水平,但网状带也随之增生,产生大量雄激素引起男性化。由于不同酶的缺陷,如21-羟化酶缺陷、17-羟化酶缺陷、3β-羟类固醇脱氢酶缺陷者及20、22碳链酶缺陷者,还可伴有低血钠。11β-羟化酶缺陷者,由于盐皮质激素过多可伴有高血压等症状,并在患儿体内出现阻断部位以前各种中间代谢产物如17-羟孕酮、17-酮类固醇、孕三醇、17-羟孕烯醇酮等堆积。

造成肾上腺皮质激素生物合成过程中酶缺陷的根本原因,是由于控制这些酶合成的基因的缺陷。21-羟化酶缺陷型患儿的发病基因位于第6号染色体短臂HLA-B位点,隐匿型21-羟化酶缺乏者以及表型正常的同胞及双亲的基因也与HLA-B位点紧密连锁。本病通过常染色体隐性基因传递,在两个携带致病的基因同时存在时(即纯合子)发病,仅有一个致病的基因存在时(杂合子)不发病。一个家庭成员中一般只出现同一类型的缺陷。

二、临床表现

本病以女孩为多见,男性与女性之比约为 1∶4。由于酶缺陷的部位和缺陷的严重程度不同,临床上本病分为 6 种类型。较多见的为 21－羟化酶缺陷(占患儿总数的 90％以上)和11β－羟化酶(约占患儿总人数的 5％)的缺陷。其他如 17－羟化酶、3β－羟类固醇脱氨酶、18－羟化酶、20,22 碳链酶等缺陷则非常少见。

三、诊断

本病若能早期诊断及早开始治疗,可防止两性畸形或男性性早熟的发展,患儿得以维持正常生活及生长发育。

诊断主要根据临床表现,参考家族史,对可疑病例可测定其 24h 尿 17－酮类固醇排出量。正常婴儿出生后 3 周内尿 17－酮类固醇排出量较多,每天可达 2.5mg,以后减少,1 岁以内＜1mg,1～4 岁＜2mg,4～8 岁＜3mg,青春期前＜5mg,患儿可高达 5～30mg,并随年龄而增加。

四、治疗

(一)盐皮质激素

失盐型先天性肾上腺皮质增生症患儿除应用糖皮质激素外,需应用适量盐皮质激素替代。常采用醋酸去氧皮质酮(DOCA)1～2mg/d 肌内注射,或 9α 氟氢皮质素 0.05～0.1mg/d,晚上一次口服。肌内注射 DOCA 1mg 相当于口服 9α 氟氢皮质素 0.05mg。

(二)其他治疗

失盐危象时常需静脉补充氯化钠以纠正脱水及低血钠,补钠量可根据血钠及脱水程度计算。轻型失盐者,可不用盐皮质激素,每天加用 2～3g 食盐即能维持电解质平衡。经补钠及激素治疗,高钾血症常可自行缓解,很少需用胰岛素降低血钾。对出现性早熟者可加环丙氯地孕酮或黄体生成素释放激素类似物(LHRH－a)治疗。

五、护理措施

(一)一般护理

1.观察病情

给予多功能心电监护仪每日动态监测心率、呼吸、血压、血氧饱和度;按时检测血气分析结果、尿量等;观察患儿前囟门、皮肤弹性及精神变化情况;准确记录 24h 出入量,每天测体重,为临床治疗提供依据。做好保暖、皮肤护理,尤其早产儿。

2.喂养护理

鼓励母乳喂养。少量多次喂奶,避免剧烈哭闹时喂奶,以免造成呕吐加重脱水症状。对于常见的失盐型患儿,可在奶粉中适当加盐或喂温盐水。

(二)症状护理

1.脱水的护理

入院后遵医嘱补液,高血钾明显者,静脉应用葡萄糖酸钙和碳酸氢钠以拮抗高血钾可能引起的毒性反应;呕吐严重或进食少导致严重低血钾者,在短时间内适当补钾。监测电解质,留取各种标本。

2.呕吐的护理

注意呕吐物的性质和量,做好记录。及时清除呕吐物,避免误吸引起窒息。保持衣被清洁干燥,防止受凉和皮肤损伤。

3.腹泻的护理

本组有11例CAH患儿表现有持续腹泻伴发热症状。入院后指导家长合理喂养,遵医嘱补液、抗感染治疗,给予药物或物理降温,注意肛周及臀部皮肤。

(三)用药护理

1.静脉用药护理

由于CAH患儿的肾上腺储备有缺陷,其治疗原则在于补充适量激素。CAH患儿一经确诊应立即早期治疗。氢化可的松是肾上腺糖皮质激素类药物的首选,补液速度不可过快;静脉输注氢化可的松时切记补钾盐;严格执行查对和交接班制度,防止发生肾上腺皮质危象等不良反应。

2.口服用药护理

指导患儿家长掌握患儿给药方法,准确、定时给药;溶解药物的水量不宜过多,每次给药确保药物全部吃完;如出现呕吐,须根据呕吐量予以适当补充。告知家长药物过量或不足症状的观察,如发生肾上腺皮质危象,立即送医院紧急处理。

(四)健康教育

1.心理护理

CAH患儿需终身激素替代治疗,且女性性征异常需要手术治疗,大部分家长担心孩子病情反复及预后,以及使用激素后出现副作用,出现焦虑情绪甚至考虑放弃治疗等。应主动与家长交流,给予关心和安慰,强调早期治疗及手术矫正畸形对患儿生理及心理健康的重要性,研究认为最佳手术时间为2~6个月,让家长对本病有科学、理性的认识,疏导家长的心理困惑。

2.预防感染的护理

关注患儿基础护理。①保持全身皮肤清洁、干燥,特别是颈部、耳后、腋窝、腹股沟、臀部等处的皮肤要经常查看,并给予温水清洗;衣物柔软、舒适、宽大,经常更换保持清洁;勤剪指甲,防止抓伤皮肤。②注意患儿口腔护理,两餐之间可喂适量温开水;有口腔黏膜溃疡者,可用维生素E或鱼肝油直接涂在口腔内糜烂部位以止痛,使溃疡面早日愈合。③保持房间通风,温度、湿度适宜,避免接触呼吸道感染的患者。④严格无菌操作,避免交叉感染。⑤发热合并感染者,遵医嘱使用抗生素治疗,现配现用,准确及时给药,维持有效血药浓度,达到最佳疗效。⑥免疫力极度低下的CAH患儿,病情不稳定,生存能力差,有猝死风险,要密切观察生命体征的变化。

六、出院指导

向家长强调按医嘱坚持正确服用激素和定期复查的重要性,药物服用的时间、剂量、药物不良反应及复查时间,要求家长清楚掌握。患儿母亲如有再次妊娠时,要告知做产前诊断,新生儿需要进行遗传代谢病筛查。

七、定期随访

对家庭用药的CAH患儿定期随访,初次用药的患儿,每周随访1次;一月后病情稳定每月随访 1 次,做好记录。随访内容:包括患儿服药后有无不良反应和异常情况;嘱家长仔细观察患儿皮肤色素有无较前加深、乏力或男性化体征呈现或加重,如嗓音低沉、体毛增多、阴茎增大等等;遵医嘱对患儿身高、体重、骨密度等项目进行监测,应用儿童体格发育衡量表计算身高标准差分值,观察患儿有无线性生长速度和骨龄进展加快,为主管医生对患儿体格指标和青春发育的判断提供相关数据。

第五节　儿童糖尿病

糖尿病(DM)是由于胰岛素绝对或相对缺乏造成的糖、脂肪、蛋白质代谢紊乱,致使血糖升高、尿糖增加的一种疾病。糖尿病可分为 1 型、2 型和其他类型糖尿病,儿童糖尿病大多为 1 型糖尿病。

一、病因与发病机制

(一)病因

1 型糖尿病的发病机制目前尚未完全阐明,认为与遗传、自身免疫反应及环境因素等有关。其中,环境因素可能有病毒感染(风疹、腮腺炎、柯萨奇病毒)、化学毒素(如亚硝铵)、饮食(如牛奶)、胰腺遭到缺血损伤等因素的触发。机体在遗传易感性的基础上,病毒感染或其他因子触发易感者产生由细胞和体液免疫参与的自身免疫过程,最终破坏了胰岛 G 细胞,使胰岛分泌胰岛素的功能降低以致衰竭。

(二)发病机制

人体中有 6 种涉及能量代谢的激素:胰岛素、胰高糖素、肾上腺素、去甲肾上腺素、皮质醇和生长激素。胰岛素是其中唯一降低血糖的激素(促进能量储存),其他 5 种激素在饥饿状态时均可升高血糖,为反调节激素。1 型糖尿病患儿胰岛 B 细胞被破坏,致使胰岛素分泌不足或完全丧失,是造成代谢紊乱的主要原因。

二、临床表现

(一)儿童糖尿病特点

起病较急剧,部分患儿起病缓慢,表现为精神不振、疲乏无力、体重逐渐减轻等。多数患儿表现为多尿、多饮、多食和体重下降等"三多一少"的典型症状。学龄儿可因遗尿或夜尿增多而就诊。

约有 40% 患儿首次就诊即表现为糖尿病酮症酸中毒,常由于急性感染、过食、诊断延误或突然中断胰岛素治疗等而诱发,且年龄越小者发生率越高。表现为恶心、呕吐、腹痛、食欲缺乏等胃肠道症状及脱水和酸中毒症状:皮肤黏膜干燥,呼吸深长,呼吸中有酮味(烂苹果味),脉搏细速,血压下降,随即可出现嗜睡、昏迷,甚至死亡。

(二)婴幼儿糖尿病特点

遗尿或夜尿增多,多饮多尿不易被察觉,很快发生脱水和酮症酸中毒。

三、鉴别诊断

(一)婴儿暂时性糖尿病

病因不明。多数在出出生后 6 周左右发病。表现为发热、呕吐、体重不增、脱水等症状。血糖升高,尿糖和酮体阳性。经补液等一般处理后即可恢复。

(二)非糖尿病性葡萄糖尿症

Fanconi 综合征、肾小管酸中毒等患儿都可发生糖尿,鉴别主要靠空腹血糖测定,肾功能检查,必要时行糖耐量试验。

(三)与酮症酸中毒昏迷相鉴别的疾病

如重度脱水、低血糖、某些毒物的中毒等。可根据原发病及病史鉴别。

四、治疗

(一)治疗原则与目标

①消除糖尿病症状。②防止酮症酸中毒,避免低血糖。③保证患儿正常生长发育和青春期发育,防止肥胖。④早期诊断与预防急性并发症,避免和延缓慢性并发症的发生和发展。⑤长期、系统管理和教育,包括胰岛素的应用、计划饮食、身体锻炼和心理治疗,并使患儿和家属学会自我管理,保持健康心理,保证合理的学习生活能力。

(二)胰岛素的应用

1 型糖尿病患儿必须终身使用胰岛素治疗。

1.常用制剂及用法

常用制剂有短效的普通胰岛素(RI),中效的珠蛋白胰岛素(NPH)和长效的鱼精蛋白锌胰岛素(PZI)三类制剂。PZI 在儿童中很少单独使用。

2.胰岛素笔

为普通注射器的改良,用喷嘴压力和极细的针头将胰岛素推入皮下,操作简便,注射剂量准确。

(三)饮食管理

合理饮食是治疗糖尿病的重要环节之一,制订饮食计划时,既要使血糖控制在正常范围,又要满足小儿生长发育的需要。每日所需热量(kcal)为 $1000+[年龄×(80\sim100)]$。饮食供热量按蛋白质占 $15\%\sim20\%$,糖类占 $50\%\sim55\%$,脂肪占 30%。蛋白质宜选用动物蛋白,脂肪应以植物油为主,糖类最好以米饭为主。全日热量分 3 餐供应,分别占 1/5、2/5、2/5,并由每餐中留少量食物作为餐间点心。

五、护理问题

(一)营养失调(营养摄入低于机体需要量)

与胰岛素缺乏致体内代谢紊乱;儿童偏食,短期无法接受糖尿病类饮食;食物偏好、食欲的变化有关。

(二)体液不足

与血糖升高致渗透性利尿有关。

(三)执行治疗方案无效

与知识缺乏及患儿的自控能力差有关。

（四）潜在并发症

酮症酸中毒、低血糖或低血糖昏迷等。

六、护理目标

（1）患儿能接受规定饮食，保证足够的热量和营养摄入。

（2）患儿能增加液体摄入量。

（3）患儿能配合接受治疗膳食。

（4）患儿并发症得到及时发现和处理或无并发症发生。

七、护理措施

（一）饮食护理

因为患儿正处于长身体的时候，在饮食治疗方面提倡用计划饮食来代替控制饮食，以保持正常体重，减少血糖波动，维持血脂正常为原则，指导患儿合理饮食。多食富含蛋白质和纤维素的食物，限制纯糖和饱和脂肪酸。鼓励患儿多食用粗制米、面和杂粮，饮食需定时定量。为患儿计算每日所需的总热量：全日能量＝1000＋年龄×（80～100），能量略低于正常儿童，不要限制太严，避免影响儿童生长发育，并予以合理分配。全日量分 3 餐，1/5、2/5、2/5，每餐留少量食物作为餐间点心。详细记录患儿饮食情况，游戏、运动多时给少量加餐（加 20g 糖类）或减少胰岛素用量。

（二）药物护理

指导患儿正确服药，并尽量避免或纠正药物的不良反应。正确抽吸胰岛素，采用 1mL OT 注射器，以保证剂量绝对准确。长、短效胰岛素混合使用时，应先抽吸短效胰岛素，再抽吸长效胰岛素，然后混匀。切不可逆行操作，以免将长效胰岛素混入短效内，影响其速效性。掌握胰岛素的注射时间：胰岛素于饭前半小时皮下注射，鱼精蛋白锌胰岛素在早餐前 1h 皮下注射。根据病情变化，及时调整胰岛素的用量。

（三）病情观察

密切观察患儿血糖、尿糖、尿量和体重的变化。必要时通知医生，予以处理。监测并记录患儿的生命体征，24h 液体出入量、血糖、尿糖、血酮、尿酮，以及动脉血气分析和电解质变化，防止酮症酸中毒发生。

（四）预防感染

定期为患儿洗头、洗澡，勤剪指甲。保持患儿的口腔清洁，指导患儿做到睡前、早起要刷牙，必要时可给予口腔护理。每天为患儿清洗外阴部，并根据瘙痒的程度，酌情增加清洗次数。做好会阴部护理，预防泌尿道感染。预防外伤，告之患儿不可赤脚走路，不可穿拖鞋外出。要求患儿尽量不使用热水袋，以防烫伤。做好瘙痒部位的护理，以防抓伤。做好保暖工作，预防上呼吸道感染。对于已发生感染的患儿，应积极治疗。

（五）劳逸结合

在保证充分休息的前提下，鼓励患儿进行适量的运动，例如步行。

（六）定期和父母去医院复诊

平时有任何不适，应立即告诉父母并及时去医院就诊。每周测量 1 次体重，若体重改变＞2kg，也应立即告诉父母并及时去医院就诊。

(七)心理护理

关心患儿,耐心讲解疾病相关知识,认真解答患儿提出的问题,帮助患儿树立起生活的信心。教会患儿随身携带糖块及卡片,写上姓名、住址、病名、膳食治疗量、胰岛素注射量,以便救治。

(八)酮症酸中毒患儿的护理

1.绝对卧床休息

确诊酮症酸中毒后,绝对卧床休息,应立即配合抢救治疗。

2.快速建立二条静脉通路

一条为纠正水、电解质及酸碱平衡失调,以及酮症酸中毒症状,常用生理盐水 20mL/kg,在 30~60min 内输入,随后根据患儿的脱水程度继续输液。另一条静脉通路遵医嘱输入小剂量胰岛素降血糖,应用时抽吸剂量要准确,最好采用微泵调节滴速,保证胰岛素均匀输入。在输液过程中随酸中毒的纠正、胰岛素的输入,钾从细胞外进入细胞内,此时可出现致死性低钾血症,因此在补液排尿后应立即补钾。对严重酸中毒患儿(pH<7.1)可给予等渗碳酸氢钠溶液静脉滴注。静脉输液量及速度应根据患儿年龄及需要调节并详细记录出入水量,防止输液不当引起的低血糖、低血钾、脑水肿。

3.协助处理诱发病和并发症

严密观察生命体征、神志、瞳孔(见昏迷护理常规),协助做好血糖的测定和记录。每次排尿均应检查尿糖和尿酮。

4.饮食护理

禁食,待昏迷缓解后改糖尿病半流质或糖尿病饮食。

5.预防感染

必须做好口腔及皮肤护理,保持皮肤清洁,预防褥疮和继发感染,女性患儿应保持外阴部清洁。

(九)低血糖患儿的护理

1.病情监测

低血糖发生时患儿常有饥饿感,伴软弱无力、出汗、恶心、心悸、面色苍白,重者可昏迷。睡眠中发生低血糖时,患儿可突然觉醒,皮肤潮湿多汗,部分患儿有饥饿感。

2.低血糖的紧急护理措施

包括进食含糖食物,大多数低血糖患儿通过进食含糖食物后 15min 内可很快缓解。补充葡萄糖:静脉推注 50%葡萄糖 40~60mL 是紧急处理低血糖最常用和有效的方法。胰高血糖素 1mg 肌内注射,适用于一时难以建立静脉通道的院外急救或自救。

3.健康教育

教育患儿及家长知道发生低血糖的常见诱因。胰岛素用量过大是最常见的原因。低血糖多发生在胰岛素最大作用时间内,如短效胰岛素所致低血糖常发生在餐后 3h;晚餐前应用中、长效胰岛素者易发生夜间低血糖。此外,还见于注射胰岛素同时合用口服降糖药,或因运动使血液循环加速致注射部位胰岛素吸收加快,或胰岛素种类调换如从动物胰岛素转为人胰岛素时,或胰岛素注射方法不当:①中、长效胰岛素注射前未充分混匀,剂量错误等;②磺脲类口服降糖药剂量过大;③饮食不当,包括忘记或延迟进餐、进食量不足或食物中糖类过低,运动量增大的同时未相应增加食物量、减少胰岛素或口服降糖药物的剂量,以及空腹时饮酒过量等。

4.预防

应按时按剂量服用口服降糖药或注射胰岛素,生活规律化,定时定量进餐,延迟进餐时,餐前应少量进食饼干或水果。运动保持恒定,运动前适量进食或适当减少降糖药物的用量。经常测试血糖,尤其是注射胰岛素者及常发生夜间低血糖者。

(十)健康指导

(1)告知患儿父母糖尿病是终生疾病,目前尚不能根治。但若血糖控制良好,则可减少或延迟并发症的发生和发展,生长发育也多可不受影响。

(2)正确饮食是控制血糖的关键,与疾病的发展有密切的关系。要教会父母为患儿计算每日饮食总量并合理安排。每餐中糖类是决定血糖和胰岛素需要量的关键。注意食物的色、香、味及合理搭配,督促患儿饮食定时定量。当患儿运动增多时,应给予少量加餐或减少胰岛素用量。

(3)注意防寒保暖,及时为孩子添加衣服。注重孩子的日常清洁,勤洗澡,勤洗头,勤换衣,勤剪指甲。预防外伤,避免孩子赤脚走路,以免刺伤;避免孩子穿拖鞋外出,以免踢伤。使用电热毯或热水袋时,应避免孩子烫伤。若孩子已有感染,则应积极治疗。

(4)监督并指导孩子正确使用药物。抽吸胰岛素时应采用1mL注射器以保证剂量绝对准确。根据不同病期调整胰岛素的用量,并有计划地选择注射部位,注射时防止注入皮内致组织坏死。每次注射需更换部位,注射点至少相隔1～2cm,以免局部皮下脂肪萎缩硬化。注射后应及时进食,防止低血糖。

(5)有自动血糖仪者,应每天测血糖4次,至少测2次。无血糖仪者,每次餐前及睡前测尿糖共4次。24h尿糖理想应<5g/24h,最多<20g/24h,每年检测血脂1次,包括胆固醇、三酰甘油、HDL、LDL,血脂增高时需改进治疗。每次复诊应测量血压。每年检查眼底一次。

(6)应定期(出院后1～2周1次,稳定后2～3个月1次)带孩子去医院复诊,复诊前检查当天餐后2h血糖,前一天留置24h尿量做尿糖定量检查。有条件的医院每次应测定糖化血红蛋白(hba1c或hba1),使hba1<10.5%,平均血糖<11.2mmol/L。

(7)学会用班氏试剂或试纸法作尿糖检测。每周为孩子测一次体重。若体重改变>2kg,应及时去医院就诊。

(8)指导孩子健康生活,让孩子进行适量的运动,如步行,以利于降低血糖,增加胰岛素分泌,降低血脂。

(9)指导家长学会观察低血糖和酮症酸中毒的临床表现,以便及时发现孩子的异常,同时掌握自救的方法,并给予积极的处理。

(10)为孩子制作一张身份识别卡,并随时提醒孩子携带糖块和卡片外出。

(11)给予孩子足够的关心,帮助孩子树立生活的信心,使孩子能正确面对疾病,并积极配合治疗。

第六节　持续低血糖症

低血糖是指某些病理或生理原因使血糖下降至低于正常水平。低血糖症的诊断标准是血糖在婴儿和儿童<2.8mmol/L,足月新生儿<2.2mmol/L,当出生婴儿血糖<2.2mmol/L就应开始积极治疗。

正常情况下,血糖的来源和去路保持动态平衡,血糖水平在正常范围内波动,当平衡被破坏时可引起高血糖或低血糖。葡萄糖是脑部的主要能量来源,由于脑细胞储存葡萄糖的能力有限,仅能维持数分钟脑部活动对能量的需求,且不能利用循环中的游离脂肪酸作为能量来源,脑细胞所需要的能量几乎全部直接来自血糖。因此,持续时间过长或反复发作的低血糖可造成不可逆性脑损伤,甚至死亡,年龄越小,脑损伤越重,出现低血糖状态时需要紧急处理。

一、诊断

(一)采集病史

1.起病情况

临床症状与血糖下降速度、持续时间长短、个体反应性及基础疾病有关。通常血糖下降速度越快,持续时间越长,原发病越严重,临床症状越明显。

2.主要临床表现

交感神经过度兴奋症状:恶心、呕吐、饥饿感、软弱无力、紧张、焦虑、心悸、出冷汗等。

急性脑功能障碍症状:轻者仅有烦躁不安、焦虑、淡漠,重者出现头痛、视物不清,反应迟钝,语言和思维障碍,定向力丧失,痉挛、癫痫样小发作,偶可偏瘫。婴儿低血糖的症状不典型,并且无特异性,常被忽略。

(二)体格检查

面色苍白、血压偏高、手足震颤,如低血糖严重而持久可出现意识模糊,甚至昏迷,各种反射消失。

二、治疗

(一)治疗原则

(1)一经确诊低血糖,应立即静脉给予葡萄糖。

(2)针对病因治疗。

(二)治疗计划

1.尽快提高血糖水平

静脉推注25%(早产儿为10%)葡萄糖,每次1~2mL/kg,继以10%葡萄糖液滴注,按5~8mg/(kg·min)用输液泵持续滴注,严重者可给15mg/(kg·min),注意避免超过20mg/(kg·min)或一次静脉推注25%葡萄糖4mL/kg。一般用10%葡萄糖,输糖量应逐渐减慢,直至胰岛素不再释放,防止骤然停止引起胰岛素分泌再诱发低血糖。

2.升糖激素的应用

如输入葡萄糖不能有效维持血糖正常,可以使用皮质激素增加糖异生,如氢化可的松

5mg/(kg·d),分 3 次静脉注射或口服,或泼尼松 1～2mg/(kg·d),分 3 次口服。效果不明显时改用胰高糖素 30μg/kg,最大量为 1mg,促进肝糖原分解,延长血糖升高时间。肾上腺素可阻断葡萄糖的摄取,对抗胰岛素的作用,用量为 1∶2000 肾上腺素皮下注射,从小量渐增,每次＜1mL。二氮嗪 10～15mg/(kg·d)分 3～4 次口服,对抑制胰岛素的分泌有效。

3.高胰岛素血症的治疗

(1)糖尿病母亲的婴儿由于存在高胰岛素血症,输入葡萄糖后又刺激胰岛素分泌可致继发性低血糖,因此葡萄糖的输入应维持到高胰岛素血症消失才能停止。

(2)非糖尿病母亲的婴儿或儿童的高胰岛素血症时应进行病因的鉴别,建议按以下步骤进行治疗,静脉输入葡萄糖急救后开始服用皮质激素,效果不明显时试用人生长激素每日肌内注射 1U,或直接改服二氮嗪,连服 5d。近年报道长效生长抑素治疗能抑制胰岛素的释放和纠正低血糖。药物治疗效果不明显时需剖腹探查,发现胰腺腺瘤则切除,如无胰腺瘤时切除85％～90％的胰腺组织。

三、护理问题

(一)营养失调,低于机体需要量

与摄入量不足、消耗增加有关。

(二)潜在并发症

呼吸暂停。

四、护理措施

(一)科学喂养

正确哺乳,按需喂养,定时测量体重,了解患儿增长情况。尽可能母乳喂养,哺乳前应用毛巾将乳房擦干净,一次喂奶大多需要 30～40 min。人工喂养着请注意奶具的清洁及消毒,喂奶后将宝宝抱起轻拍背部,使吸入的空气溢出,然后放于床上,头偏向一侧,喂奶后半小时内请勿剧烈晃动宝宝。

(二)合理保暖

保持体温在 36～37℃之间,以宝宝的手脚温暖为宜,房间内的温度一般保持在 24～26℃,相对湿度在 55％～65％,以防失水过多。空气要保持新鲜,每日通风 2～3 次,避免对流风直吹宝宝。限制探望人数,防止交叉感染。

(三)环境要求

减少噪声的刺激,减少光线的刺激。我们应降低室内光线,营造一个类似子宫内的幽暗环境。

(四)日常护理

保持皮肤清洁干燥,特别是皮肤褶皱及臀部,及时更换尿布,大小便后用温水洗净或湿巾擦净臀部,避免因大小便刺激引起臀红或尿布性皮炎。如已发病涂护臀霜或儿肤康,并保持臀部干燥。给予脐部护理 2 次/d。婴儿沐浴后脐带未脱落者,用无菌棉签蘸 75％的酒精涂抹脐带根部及脐周,保持干燥,直至脐带脱落无分泌物为止。多晒太阳,预防佝偻病的发生。

(五)预防感染

房间应定期消毒,接触新生儿前应洗手,减少探视,并加强皮肤、脐部护理,以防感染。

(六)预防接种

定时去预防接种。

(七)预防窒息措施

选择合适的喂养方法,每次喂养量不宜过多,速度不宜过快,喂养后轻拍背部,并给予右侧卧位。

(八)母亲的心理指导

授乳期间保持心情舒畅、愉快,防止过度疲劳,给予合理营养及饮食量,保证充足的睡眠,多晒太阳,呼吸新鲜空气,生活规律,定时排空乳房,保证乳腺分泌。

(九)婴儿抚触

抚触给孩子带来的触觉上的刺激会在孩子大脑形成一种反射,这孩子的眼睛、手脚跟着活动起来,当这种脑细胞间的联系和活动较多时,就可促进智力发育;抚触还可以减少孩子的哭闹,可以更好的睡眠;而腹部的按摩,可以使孩子的消化吸收功能增强。

(十)定时复诊

定时到儿童保健门诊复诊,按时预防接种。

第七节 尿崩症

尿崩症是指患儿尿浓缩功能减低或丧失,临床以多饮、多尿(排低张尿)为特征。以抗利尿激素分泌不足所致多见(中枢性尿崩症),少数为因肾小管对抗利尿激素不敏感(原发性肾性尿崩症)。

一、抗利尿激素分泌的生理调节

抗利尿激素(ADH 或称精氨酸加压素,AVP)在下丘脑的视上核和室旁核的神经元内合成后,沿视上-神经垂体束的神经轴向下运至神经垂体储存备用。

AVP 与受体结合后,激活受体使肾小管上皮细胞对水的通透性增加,促进水和尿素的重吸收,使尿浓缩,尿量减少。AVP 分泌主要受血浆渗透压和血容量的影响。渗透压感受器位于视上核渴觉中枢附近。血浆渗透压的维持(正常 $280\sim290\text{mmol/L}$)主要依靠 AVP 的张力性分泌。血浆渗透压为 280mmol/L 是 AVP 分泌的阈值,当其在 $290\sim292\text{mmol/L}$ 时尿液达最大浓缩。血 AVP 每升高 1ng/L 可使尿液渗透压升高 200mmol/L。容量对 AVP 的调节依赖于容量感受器或压力感受器,它们位于左心房、大血管壁和静脉壁。当血压下降 $5\%\sim10\%$ 和(或)血容量下降 $8\%\sim10\%$ 时刺激 AVP 分泌。

二、病因

(一)中枢性尿崩症

1.原发性

①编码 AVP 的基因突变,AVP 不能转录合成,合成 AVP 的神经元继发性退行性变。

②颅脑中线结构发育缺陷,下丘脑视上核和室旁核神经元发育不全或退行性变,可伴垂体发育不良、视神经发育异常。呈散发性为多,少数为遗传性,或是某些遗传综合征的一部分。

2.继发性

下丘脑、垂体柄或神经垂体的器质性病损均可引起中枢性尿崩症。

(1)原发颅内肿瘤或其他浸润性病变:如颅咽管瘤、神经胶质瘤或胚胎组织瘤;浸润性病变见于朗格汉斯细胞组织细胞增生症、生殖细胞瘤或白血病。

(2)外伤:颅脑外伤、产伤、手术损伤或缺血缺氧性脑病后。

(3)颅内感染:如结核、病毒性脑炎或放线菌感染。

(二)肾性尿崩症

1.家族遗传性

X－性连锁遗传的为AVP的U型受体基因突变,常染色体隐性遗传的AQP2基因突变。

2.获得性

药物所致,如锂、利福平和顺铂;代谢异常所致高钙尿症、低钾血症。

三、临床表现

起病年龄取决于病因,原发性的可在婴儿期即起病。症状主要为多饮、多尿,尿为低张尿,每日尿量可达3～4L。因大量饮水与尿量相近,患儿往往食欲差伴生长迟缓、少汗、皮肤干燥,多饮为多尿的结果,但需注意有两种情况虽多尿但无多饮。其一为继发于中枢性尿崩症,当原发病变同时损害了渴觉中枢,使多尿所致水分丢失不能及时主动摄入;其二为遗传性肾性尿崩症,因出生后早期即发病,多尿未能被及时发现而脱水,但患儿又不会表示口渴,而似无多饮。两种情况都可致高渗性脱水并继发脑损害,年龄越小继发脑损害越重。

四、诊断与鉴别诊断

(一)中枢性尿崩症

按临床和实验室检查确诊为中枢性尿崩症者,无论是完全性或部分性AVP缺乏,均需做鞍区CT或MRI努力寻找可能的原发病灶,后者敏感性高。无中枢器质性病变依据可循时考虑为特发性或先天性遗传性病变。

(二)原发性肾性尿崩症

禁水－垂体后叶素试验显示禁水和垂体后叶素均不能使尿浓缩时考虑为肾性尿崩症。肾性尿崩症是指肾小管对AVP无应答状态。原发性的为家族性遗传基因缺陷病,但也有获得性的,包括肾小管－肾间质性病变(多囊肾、髓质海绵肾、肾淀粉样变)或电解质紊乱(低钾性肾病、高钙尿症),以及药物损害(锂、两性霉素、长春新碱和利福平)。

五、治疗

主要指对中枢性尿崩症和原发性肾性尿崩症的治疗,包括病因治疗、AVP替代治疗以及水、电解质紊乱的处理。对原发性中枢性尿崩症需判断是否同时有腺垂体功能异常而给以相应处理,继发性的则分别对病因处理。如有脱水、高钠血症时应积极处理,尤其是AVP抵抗者,以防止中枢损害,但处理需按高渗性脱水原则,以防脑水肿。

(一)AVP替代治疗

主要用于中枢性尿崩症,用外源AVP补充替代以改善尿浓缩,其制剂常用的有两类。

1.鞣酸加压素混悬液

鞣酸加压素混悬液是动物神经垂体的抽提物,制品应在 4℃条件保存,用前置于室温内复温或稍加热至 20℃左右,并充分摇匀后抽吸。每次 0.1～0.3mL 深部肌内注射(从 0.1mL 开始),当天即发生作用,剂量合适者疗效可维持 3～7d,至多尿症状重现时注射第 2 次,如次日仍未见尿量减少则可逐步加量至起效。开始阶段因患儿多饮已呈惯性,故当见尿量减少时应限制饮水量以防水中毒。此外,过量会致高血压和水中毒,需监测。

2.去氨加压素

1-脱氧-8-D-精氨酸加压素 DDAVP:是人工合成的 AVP 类似物,作用时间 8～24h,缩血管作用弱。本品有 3 种制剂,一种为口服片剂,每日 0.1～0.2mg,分 2 次服,按病情轻重及治疗应答调整剂量。另两种为其鼻喷雾剂(每喷 10μg)和滴鼻剂(0.1mg/mL),婴儿每次 0.5μg,儿童 2.5μg 起逐步加量至出现满意疗效时为合理剂量。需注意水中毒和高血压不良反应。

(二)其他非激素药物治疗

对部分性 AVP 缺乏者选用以下药物能增加内源性 AVP 分泌或增强肾髓质腺苷酸环化酶对 AVP 的反应:①氯磺丙脲每日 150mg/m², 分 2 次口服,需注意低血糖反应。②卡马西平每日 10～15mg/kg。③氯贝丁酯每日 15～25mg/kg,分次口服,可有胃肠反应或肝功能损害。

六、护理要点

(1)准确记录出入液量,观察体重变化。

(2)观察饮食情况。

(3)观察有无食欲不振、便秘、发热、皮肤干燥、倦怠、睡眠不佳等症状。

(4)观察有无头痛、恶心、呕吐、胸闷、虚脱、昏迷、脱水等症状。

(5)了解患者实验室检查结果。如尿比重、渗透压等。

(6)密切观察患者的心理变化情况,因其大量饮水、大量排尿,使其恐惧、焦虑、情绪波动较大。

七、护理措施

(1)适当休息,多饮、多尿症状严重时应卧床休息。

(2)给予低盐、易消化及营养丰富的饮食,保证足够的饮水,忌用浓茶、咖啡等。

(3)遵医嘱给予激素替代及其他治疗,注意药物的疗效和不良反应。应用激素时,严格遵医嘱,切勿自行减量或停药。应用氢氯噻嗪时,应注意有无低血钾、高尿酸血症。应用氯磺丙脲时,应防止低血糖及水中毒。

(4)密切观察病情变化,预防高钠血症。当患者未能及时补充水分,出现极度软弱、发热、精神症状时,应高度警惕,及时通知医生进行抢救,以免发生谵妄甚至死亡。

(5)准确测量尿量、饮水量、体重,从而监测液体出入量,正确记录,并观察尿色、尿比重等。

(6)协助患者完成禁水、禁水加压素等试验,及时采集血、尿标本和送检。

(7)给予心理支持,鼓励积极治疗。

八、健康指导

(1)告知患者多饮水,外出时准备足够的饮用水。

（2）休息，适当活动，预防感染。

（3）指导患者记录尿量及体重变化。

（4）遵医嘱准确用药，不自行停药。特殊药品保存按照说明书要求。

（5）定期门诊随访。

第八节　性早熟

性早熟是一种生长发育异常；表现为青春期特征提早出现。一般认为女孩在 8 岁以前、男孩在 9 岁以前出现第二性征，或女孩月经初潮发生在 10 岁以前即属性早熟。女孩发生性早熟较男孩多 4～5 倍。

一、病因与分类

（一）真性性早熟

由下丘脑—垂体—性腺轴提前发动、功能亢进所致，可导致生殖能力提前出现，其中非器质性病变所致者称为特发性或体质性性早熟。

（二）假性性早熟

由于内源性或外源性性激素的作用，导致第二性征提早出现，在女孩甚至引起阴道出血，但血中存在的大量性激素对下丘脑—垂体产生显著的抑制作用，故患儿并不具备生殖能力。

（三）部分性性早熟

乳房或阴毛提早发育，但不伴有其他性征的发育。第二性征与遗传性别一致者为同性性早熟，相矛盾时则为异性性早熟，如男孩出现乳房发育等女性化表现，或女孩出现阴蒂肥大、多毛、肌肉发达等男性化表现。

二、临床表现

（一）真性性早熟

1.特发性性早熟

以女孩多见，占女孩性早熟的 80% 以上，占男孩性早熟的 40%。部分患儿有家族性。绝大多数在 4～8 岁出现，但也有婴儿期发病者。发育顺序与正常青春发育相似，但提前并加速。女孩首先出现乳房发育，可有触痛，继而外生殖器发育、阴道分泌物增多及阴毛生长，然后月经来潮和腋毛出现。开始多为不规则阴道出血，无排卵，以后逐渐过渡到规则的周期性月经，故有妊娠的可能。男孩首先出现睾丸及阴茎增大，以后可有阴茎勃起及排精，并出现阴毛、痤疮和声音低沉，体力较一般同龄儿强壮。

2.颅内肿瘤

男孩远多于女孩。往往先出现性早熟表现，病情发展至一定阶段方出现中枢占位性症状，故应警惕。肿瘤多位于第三脑室底、下丘脑后部，故常可伴有多饮、多尿、过食、肥胖等下丘脑功能紊乱的表现。常见者为下丘脑错构瘤、胶质瘤、颅咽管瘤、松果体瘤等。

(二)假性性早熟

1.卵巢肿瘤

因瘤体自律性分泌大量雌激素所致。患儿乳房发育,乳晕及小阴唇色素沉着,阴道分泌物增多并可有不规则阴道出血。恶性肿瘤有卵巢颗粒细胞瘤及泡膜细胞瘤,良性的多为卵巢囊肿。切除后阴道出血停止,第二性征可完全消退。有的卵巢囊肿也可自行消退。

2.先天性肾上腺皮质增生症

在男孩引起同性性早熟,但睾丸不增大,女孩则为异性性早熟(假两性畸形)伴原发性闭经。因肾上腺皮质 21-羟化酶或 11β-羟化酶缺陷引起脱氢异雄酮分泌过多所致。男性患儿用皮质激素替代治疗开始过晚者,往往发展为真性性早熟。

三、诊断与鉴别诊断

对性征过早出现的患儿,首先确定是同性还是异性,其次确定性征发育程度及各性征是否相称,再次区分真性还是假性,最后则区分其病因是特发性还是器质性。

详细询问病史,全面体格检查,并选择下列有关的实验室检查进行鉴别诊断。

(一)骨龄

骨龄代表骨骼的成熟度,能较准确地反映青春发育的成熟程度。真性性早熟及先天性肾上腺皮质增生症骨龄往往较实际年龄提前,单纯性乳房早发育骨龄不提前,而原发性甲状腺功能减低则骨龄显著落后。

(二)盆腔 B 超

可观察子宫的形态,测定子宫、卵巢体积,卵泡直径,了解内生殖器官发育情况,并可确定卵巢有无占位性病变。

四、治疗

(一)药物治疗

1.促性腺激素释放激素拟似剂(GNRH agonist)

促性腺激素释放激素拟似剂是目前治疗真性性早熟最有效的药物。这类药物是将天然的 GNRH 的肽链序列进行化学改变后产生,可引起对受体的亲和力增加,并增强对酶降解的抵抗力,从而使活性增高,半衰期延长。用药后最初 2～3 周内刺激促性腺激素分泌,但接着便引起垂体促性腺细胞的 GNRH 受体发生降调节,造成受体位点显著减少,使垂体对内源性 GNRH 失敏,促性腺激素分泌减少,从而使性激素水平下降,性征消退,并能有效地延缓骨骼的成熟,防止骨骺过早融合,有利于改善最终身高,这种抑制作用是高度可逆的。

2.甲孕酮

能反馈抑制垂体分泌促性腺激素,使性激素水平下降,从而使性征消退,但不能控制骨骼生长过速,故不能防止身材矮小。口服剂量为 20～60mg/d,分次服用,或肌内注射 100～150mg,每 2 周 1 次。甲地孕酮效价较高,疗效较好,剂量为 4～8mg/d,分次服用。出现疗效后减量。

(二)手术治疗

(1)颅内肿瘤所致的真性性早熟,可采用立体定向放射外科技术治疗。经头颅 MRI 将肿瘤准确定位后,由计算机自动控制的射线或高能粒子束聚焦在病灶部位。经照射治疗后肿瘤显著缩小、机化,性征明显消退,而对病灶周围正常的中枢神经组织损伤很小。由于这种手术安全、不良反应小、并发症少而疗效肯定,因此使此类患儿的预后大为改善。

(2)确诊性腺、肾上腺肿瘤所致的假性性早熟,应尽早手术切除。

五、护理问题

(一)生长发育改变

与下丘脑－垂体－性腺轴功能失调有关。

(二)自我概念紊乱

与性早熟有关。

六、护理措施

(一)健康教育及生活指导

针对特发性中枢性性早熟女童,在日常生活过程中指导家长带领女童多参加一些健康文化的教育熏陶,在文化教育过程中培养女童科学的伦理道德观念,陶冶情操,培养高尚的品格,减少女童看电视节目的机会,现阶段大多数电视节目、电视剧甚至动画片内均涉及性色内容,女童通过视听觉会导致肾上腺类物质增生,改变甲状腺功能造成性腺轴提前启动,指导女童在日常生活中多阅读中外名著,参与各种儿童活动;针对女童家长实施针对性健康教育,对于性早熟发生的原因,生活过程中哪些行为可能导致性早熟等进行普及,提高女童家长对性早熟的正确认识,指导家长在日常生活中规范女童的行为,指导家属在生活中向女童普及性知识。

(二)心理护理

针对女童及女童家长实施针对性心理疏导,告知女童身体变化的原因、影响等,引导家长多关注女童情绪、行为等方面的变化及波动,并给予针对性处理,采用视觉及听觉转移的方式转移女童对自身身体变化的关注程度,给予其安慰、鼓励、引导及支持,缓解女童负面情绪及自卑情绪。

(三)饮食护理

告知女童家长性早熟最主要的原因之一就是饮食,在日常生活过程中应改变以往荤素搭配不合理的饮食习惯,减少激素食品中激素在孩子体内蓄积,代谢不完善导致的早熟现象,监督女童每天食用安全不含激素的新鲜蔬果,实施均衡营养搭配合理的饮食。叮嘱女童家长尽量不要给孩子吃保健品及补品,长期服用补品会导致人体血液中激素水平的提高,导致性早熟,告知女童日常生活过程中积极锻炼及运动,转变不良生活习惯,减轻体重,控制体重的增长,预防早熟。

参考文献

[1]李冬.儿科医生处方手册[M].郑州:河南科学技术出版社,2020.

[2]赵小然,代冰.儿科常见疾病临床处置[M].北京:中国纺织出版社,2021.

[3]胡荣.现代儿科护理学精粹[M].西安:陕西科学技术出版社,2021.

[4]单既利,王广军.实用儿科诊疗护理[M].青岛:中国海洋大学出版社,2019.

[5]孙荣荣.临床儿科诊疗进展[M].青岛:中国海洋大学出版社,2019.

[6]范玲,于新颖.辽宁省儿科护理规范[M].沈阳:辽宁科学技术出版社,2020.

[7]王雁,杜宏等.儿科护理[M].济南:山东人民出版社,2021.

[8]夏琳琳.现代儿科护理思维[M].长春:吉林科学技术出版社,2019.

[9]刘伟.临床儿科护理实践[M].广州:华南理工大学出版社,2020.

[10]蔚秀丽.临床儿科护理规范与实践指导[M].赤峰:内蒙古科学技术出版社,2021.

[11]陈轶洁.儿科护理学学习指导[M].北京:世界图书出版公司,2020.

[12]蔡威.儿科临床营养支持[M].上海:上海交通大学出版社,2019.

[13]张春梅.儿科护理实践[M].长春:吉林科学技术出版社,2019.

[14]张华.实用临床儿科护理[M].长春:吉林科学技术出版社,2020.

[15]顾莺.儿科护理评估工具[M].北京:世界图书出版公司,2019.